Inhalt

Einleitung 4

Grundlagen 7
Grünkraft zum Trinken 8
Phytotherapie und Smoothies 10
Ein paar Worte zum Sammeln der Pflanzen 16
Was mache ich im Winter? 18
Was tun, wenn ich in der Stadt wohne? 20
Zur Rohkostfrage 21
Von der Süße des Lebens 26
Wasser – das Lebenselixier 27
Zur Zubereitung 30

Rezepte 33
Smoothies zur hormonellen Regulation 34
   Estrogenia 37 ~ Alchemillas Geheimnis 38 ~ Adebars Nestbereiter 40

Smoothies zur Entgiftung 42
   Metall-Detox 44 ~ Ein Freund für die Leber 46

Smoothies rund um die Menstruation 48
   Die besten Tage 50 ~ Irony 52

Smoothies in der Schwangerschaft 54
   Grünkraft für zwei 55 ~ Magenfreund 56 ~ Feuerlöscher 58 ~
   Aus Sandmännchens Beet 60 ~ Pfad-Finderin 62 ~ Im Fluss des Lebens 64

Smoothies für die Geburt 66
   Die perfekte Welle 67 ~ Ginger High 68

Smoothies für Wochenbett und Stillzeit 70
   Die Kraft des Augenblicks 71 ~ Am Busen der Natur 72 ~ Abstiller 74

Smoothies bei Blasenentzündungen 76
   Sonnengold 77 ~ Beerenkraft 77

Smoothies für das Klimakterium 78
   Hitzefrei 79 ~ Knochenfreund 80

Smoothies für die ur-weibliche Kraft 82
   Amazonen-Drink 83 ~ Charisma 84 ~ Im Garten der Lust 85

Smoothies für die Seele 86
   Sonnenschein für die Seele 88 ~ Traumblüten 89

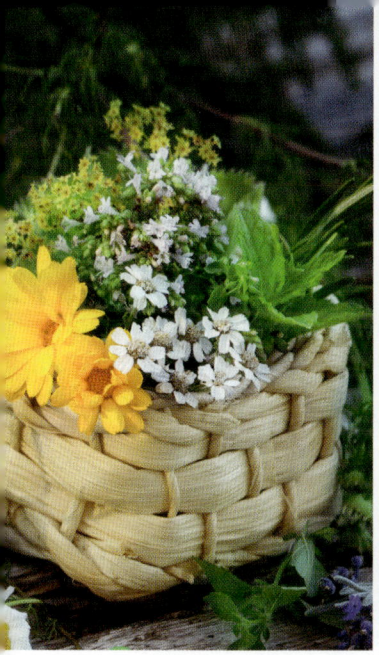
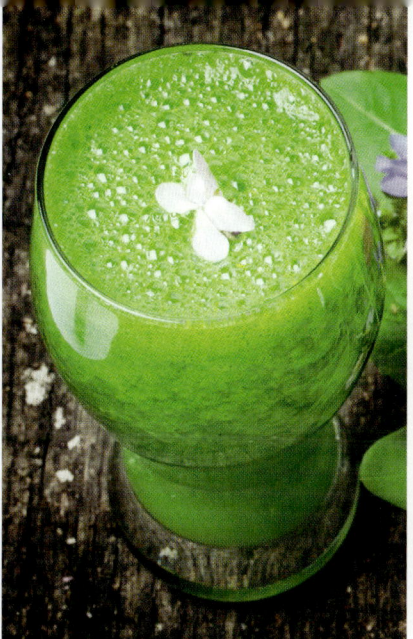
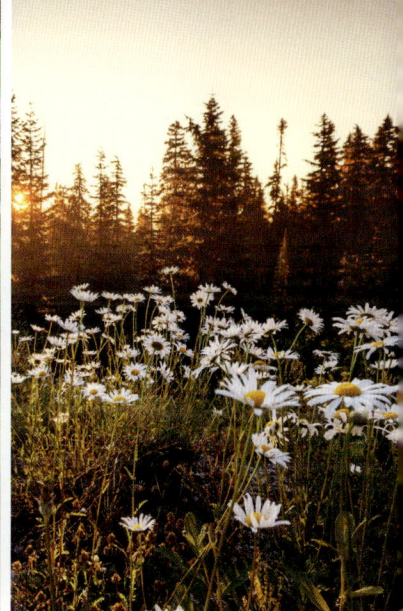

Heilpflanzenkunde 91

Ackerschachtelhalm 92 ~ Ananas 92 ~ Apfel 93 ~ Apfelbeere 94 ~ Aprikose 95
Avocado 95 ~ Baldrian 96 ~ Basilikum 97 ~ Beifuß 97 ~ Beinwell 98 ~ Berberitze 99
Bertram 100 ~ Birke 100 ~ Borretsch 101 ~ Brennessel 102 ~ Cashewnuss 103
Chiasamen 103 ~ Chlorella 104 ~ Damiana 104 ~ Eisenkraut 105 ~ Engelwurz 106
Feige 106 ~ Fenchel 107 ~ Fichte 108 ~ Flohsamen 108 ~ Franzosenkraut 109
Frauenmantel 110 ~ Gänseblümchen 110 ~ Gänsefingerkraut 111 ~ Gelbwurz 112
Gerstengras 112 ~ Giersch 113 ~ Goldrute 114 ~ Granatapfel 115 ~ Gundelrebe 115
Hafer, grüner 116 ~ Hagebutte 117 ~ Hexenkraut 118 ~ Himbeere 119
Hirtentäschelkraut 119 ~ Holunder 120 ~ Ingwer 121 ~ Johannisbeere, schwarze 121
Johanniskraut 122 ~ Kamille 123 ~ Kapuzinerkresse 124 ~ Kardamom 124
Kartoffel 125 ~ Koriander 126 ~ Lavendel 127 ~ Lein 127 ~ Linde 128 ~ Löwenzahn 129
Mädesüß 130 ~ Malve 131 ~ Mandel 131 ~ Mango 132 ~ Mariendistel 133 ~ Melde 133
Minze 134 ~ Möhre 135 ~ Muskatnuss 135 ~ Papaya 136 ~ Preiselbeere 137 ~ Rose 137
Rosmarin 138 ~ Rote Bete 139 ~ Rotklee 139 ~ Salbei 140 ~ Schafgarbe 141
Schaumkraut, behaartes 142 ~ Sesam 142 ~ Spitzwegerich 143 ~ Stiefmütterchen 144
Storchenschnabel, stinkender 145 ~ Taubnessel, weiße 145 ~ Vanille 146
Vogelmiere 146 ~ Walnuss 147 ~ Weizengras 148 ~ Zimt 148 ~ Zitronenmelisse 149

Sammel- und Erntekalender 150

Schlusswort 152
Danksagung 153
Adressen für Kräuterwanderungen und -seminare 154
Bezugsquellen 155
Literaturverzeichnis 156
Impressum 157
Sach- und Pflanzenregister 158

Einleitung

Willkommen, du wundervolle Frau!

*Schön, dass du da bist,
dass du deine Schritte hierhergelenkt hast!
Magst du dich setzen?
Ja, mach es dir bequem. Ein Kissen vielleicht noch?
Rücke es dir ruhig noch ein wenig zurecht,
sodass du wirklich bequem sitzt. Gut so?*

Und nun erlaube dir erst einmal, wirklich hier anzukommen; du warst so lange unterwegs. Erlaube dir anzukommen, in diesem Raum, in deinem Körper. Vielleicht magst du für einen Moment deine Augen schließen. Lass vor deinem inneren Auge noch einmal vorbeiziehen, was vorher war, wie du hierhergekommen bist … und nun bist du ganz da … in diesem Moment … in deinem Körper … in diesem Kreis. Ja, in diesem Kreis von Frauen.

Hier sitzen wir miteinander und haben dies vielleicht schon seit Urzeiten getan. Der Kreis hat keinen Anfang, und er endet nicht. Er war und ist und wird ewig sein. Und so reihen wir uns ein in eine uralte Tradition.

Damals, als das Jahr noch dreizehn Monde hatte, saßen Frauen – Schwestern, Töchter, Mütter, Großmütter, Ur-Großmütter – beisammen und haben ihr Wissen, vor allem ihr Heilwissen, ihr Pflanzenwissen, ihr Fühlen und Empfinden, ihre Erfahrungen und Geschichten miteinander geteilt. So ist es gewesen, und so möge es auch heute wieder sein. Die Formen haben sich vielleicht gewandelt, doch ich freue mich, dass wir nun beisammensitzen. Fühle dich herzlich eingeladen. Denn die Tradition ist ungebrochen, was auch immer die Menschen erzählen mögen. Der Kreis endet nicht … er existiert jenseits aller Zeit.

Ja, liebe Schwester, auch du bist Teil, hast teil daran. Du bist nicht getrennt.

Ah, sie haben dir so viele Lügen erzählt!

Nun ist es an der Zeit, wieder deiner eigenen Wahrheit zu lauschen. Es ist Zeit, dich zu erinnern, wer du bist. Die Pflanzen unterstützen dich dabei. Und wir unterstützen dich dabei. Doch dieses Erinnern ist nichts Aktives – du brauchst hier nichts zu tun. Hier geht es nur um das Sein. Und genau so, wie du bist, brauchen wir dich. Ohne dich wäre unser Kreis nicht vollständig.

*Nun lehne dich erst einmal zurück.
Darf ich dir einen Zaubertrank reichen?
Aus dem Großen Kessel in unserer Mitte stammt er.
Ja, trink erst einmal! Koste!
Lass ihn dir auf der Zunge zergehen!*

Er wird dir deine Kraft zurückbringen. Da sind so viele Pflanzen drin. Sie schenken dir ihre Grünkraft, ihre Vitalstoffe … und so viele Geschichten.

Und sie helfen deiner Erinnerung ein wenig auf die Sprünge. Der Erinnerung an die Kraft deiner AhnInnen, an deine Wurzeln, die bis heute ungebrochen und tief in die saftige Erde reichen. Sie schenken dir die Erinnerung an deine Schönheit, die Erinnerung an dein Eingebundensein in den großen Kreis des Lebens, die Erinnerung an deine urweibliche Kraft.

Sie balancieren sanft, was balanciert werden möchte.

Sie bringen dir Heilung, wo du sie brauchst. Sie zeigen dir Wege auf, dein Gleichgewicht auch da wiederzufinden, wo du aus dem Einklang mit der Natur herausgetreten sein magst. Dein Körper ist sehr weise, er macht dich darauf aufmerksam mit seinen Symptomen, die der grüne Zaubertrank zu lindern vermag.

Sie sind Freunde an deiner Seite, deine grünen Geschwister. Sie lieben es, dich durch ein ganzes Frauenleben zu begleiten. Und darüber werden sie dir im Folgenden noch viel erzählen.

Ja, du wirst noch viel über den grünen Zaubertrank erfahren, über seine vielen verschiedenen Rezepturen, die Zubereitung, die Kräfte, die die Pflanzen offenbaren.

Doch nun ist es an der Zeit zu genießen.
Lass es dir munden.
Endlich angekommen.

Es ist an der Zeit, Dank zu sagen! All jenen wundervollen Frauen, die vor uns waren und in deren Tradition wir stehen und wirken dürfen, all jenen Frauen, die durch die Jahrtausende so viel Heil- und Pflanzenwissen zusammengetragen und bewahrt haben.

Es ist an der Zeit, auch dir selbst Dank zu sagen! Dass du genau jetzt hier bist, dass du bereit bist, dich von der grünen Welt rufen zu lassen, dich an deine Schönheit, deine Kraft als Frau zu erinnern und der Fülle in deinem Leben gewahr zu werden. Denn genau so, wie du bist, bist du vollkommen!

Es ist an der Zeit, Dank zu sagen! Auch und vor allem jenen Wesen, die noch viel älter sind als wir, die lange vor uns und unseren Ur-AhnInnen waren. Jenen Wesen, die uns den Weg ins Leben bereiteten und diese wundervolle Welt für uns bewohnbar machten, jenen Wesen, die uns lehren und nähren, die uns Häuser, Kleidung und ihre Heilkräfte schenken: den
grünen Pflanzen.

Ihnen sei dieses Buch gewidmet.

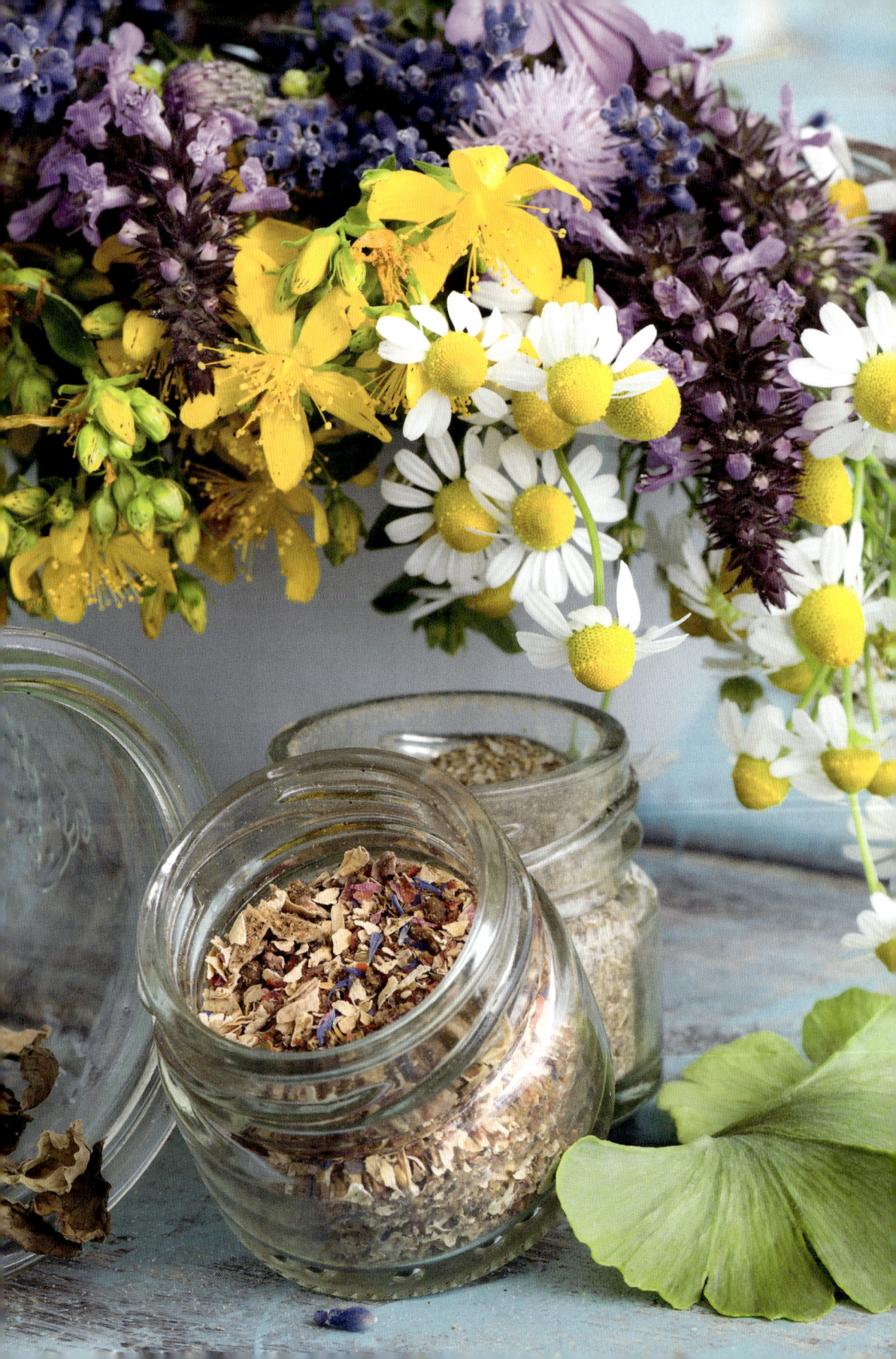

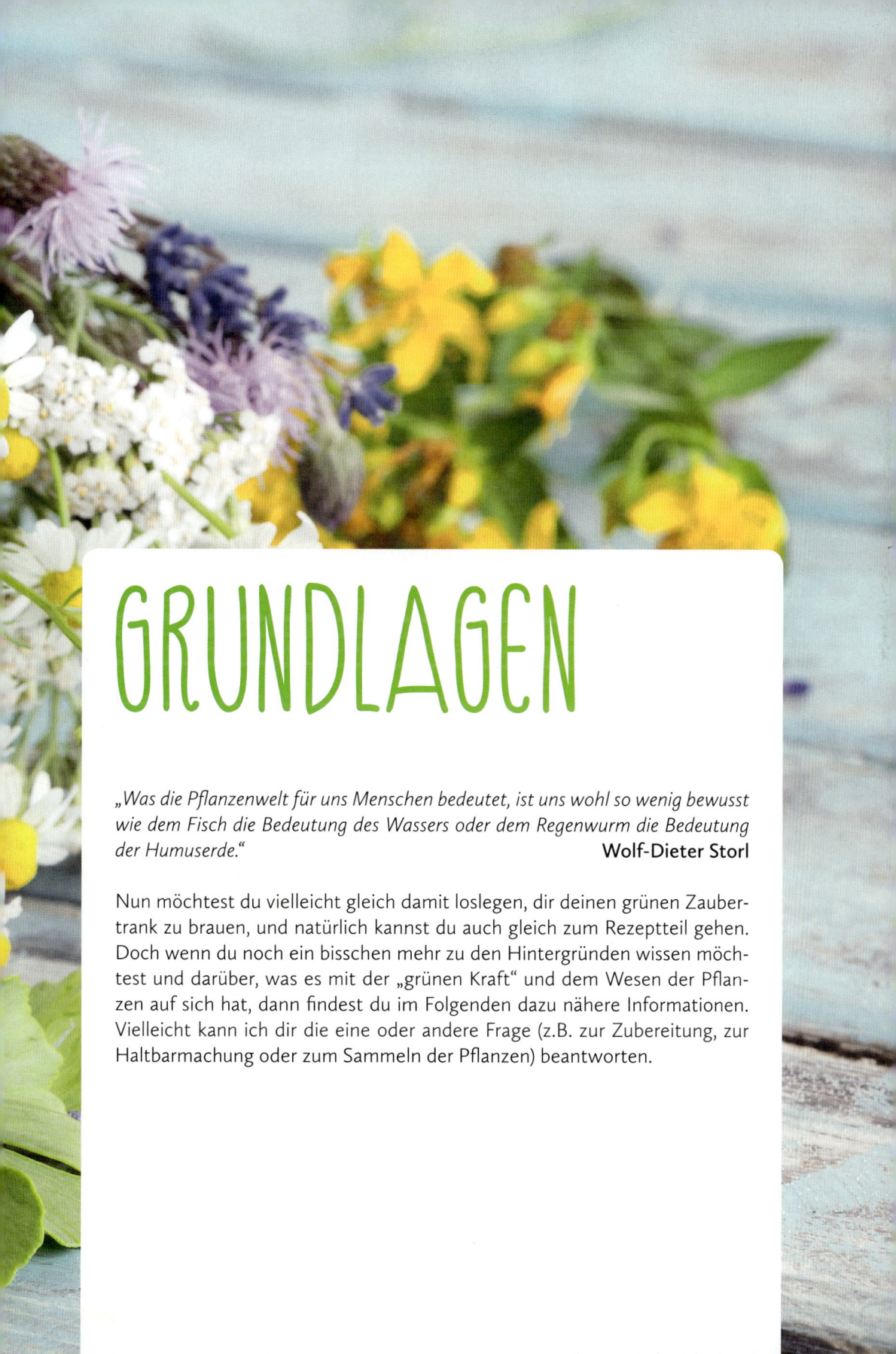

GRUNDLAGEN

„Was die Pflanzenwelt für uns Menschen bedeutet, ist uns wohl so wenig bewusst wie dem Fisch die Bedeutung des Wassers oder dem Regenwurm die Bedeutung der Humuserde."
Wolf-Dieter Storl

Nun möchtest du vielleicht gleich damit loslegen, dir deinen grünen Zaubertrank zu brauen, und natürlich kannst du auch gleich zum Rezeptteil gehen. Doch wenn du noch ein bisschen mehr zu den Hintergründen wissen möchtest und darüber, was es mit der „grünen Kraft" und dem Wesen der Pflanzen auf sich hat, dann findest du im Folgenden dazu nähere Informationen. Vielleicht kann ich dir die eine oder andere Frage (z.B. zur Zubereitung, zur Haltbarmachung oder zum Sammeln der Pflanzen) beantworten.

Grünkraft zum Trinken

Viel ist bereits zum Thema Smoothies – und insbesondere zum Thema „grüne Smoothies" gesagt worden. Und vielleicht hat der Genuss der schmackhaften grünen Kraftpakete auch dir schon zu mehr Vitalität und Gesundheit, zu einer klareren Haut und Ausstrahlung, besserer Verdauung, Lebensfreude und vielem mehr verholfen. In der Farbe der grünen Kraftgetränke liegt ein ganz besonderes Geheimnis:

Grün verkörpert ein Lebensgefühl.

Der Genuss grüner Smoothies, ganz besonders wenn diese aus Wildpflanzen hergestellt werden, ist weniger eine Modeerscheinung als ein Ausdruck eines neuen Gesundheitsbewusstseins, das geprägt ist von einer neu gewonnenen Mündigkeit, der Übernahme von Verantwortung für dich und deinen Körper, die auch die Verantwortung für die uns umgebende Welt und knapper werdenden Ressourcen mit einbezieht. Sie ist Ausdruck eines auf Nachhaltigkeit gründenden Lebensstils, einer (Rück-)Besinnung auf die heilenden Kräfte der Natur und die Verbundenheit allen Lebens, der (Rück-)Verbindung mit deinen Wurzeln. Und sie sind kraftvoll, diese Wurzeln. Möge daraus der Baum der Zukunft wachsen!

Die heilende Kraft des Chlorophylls

Grün ist die Farbe des Lebens und der Fülle, die Farbe der Harmonie und des Einklangs mit der Natur – auch mit deiner eigenen. Diesen Einklang wiederzufinden und zu bewahren, sind wir heute wohl mehr denn je aufgerufen.

Bereits die weise Äbtissin *Hildegard von Bingen* (1098–1179), die sich im frühen Mittelalter in die uralte Tradition Kräuter kundiger SeherInnen einreihte, beschrieb eine übergeordnete grüne Kraft („Viriditas"), welche die gesamte Schöpfung durchdringe und von der Sonne selbst, von Gott geschenkt werde. Und diese Grünkraft wirke auch in uns, im Menschen. So bezeichnet sie die „Seele als die grünende Kraft des Leibes".

Anders als in der christlichen Tradition des Mittelalters üblich, sah *Hildegard von Bingen* die stoffliche Welt und unseren Körper nicht als sündig an, sondern erkannte in allem, was ist, einen Ausdruck göttlicher Liebe, durchdrungen von jener grünen Kraft. Diese sei das Lebensfeuer, der Funken, der das Leben entzündet, sie leuchtet in den Schönheiten der Natur und brennt in den Sternen, der Sonne und dem Mond. Sie ist das Fundament des Universums, auf dem das Leben beruht.

Die grüne Kraft zeigt sich uns ganz besonders offenkundig in den Pflanzen, deren Farbstoff, das Chlorophyll, tatsächlich als Stoff gewordenes Sonnenlicht bezeichnet werden kann. Heute wissen wir, dass das Chlorophyll chemisch beinahe identisch mit unserem roten Blutfarbstoff (Hämoglobin) ist. Beide unterscheiden sich nur in einem Atom: Magnesium im Blattgrün und Eisen im Hämoglobin. Ansonsten ist ihre Molekülstruktur gleich.

So ist es auch nicht weiter verwunderlich, dass Chlorophyll die Blutbildung anregt und Sauerstoff in deine Zellen befördert. Auf diese Weise reguliert Chlorophyll auch deinen Säure-Basen-Haushalt, reinigt das Blut und spült Ablagerungen und Gifte aus den Blutgefäßen und aus dem gesamten Körper hinaus. Zudem verbessert es den Geruch des Körpers. Es hemmt Entzündungen und fördert die Heilung von Wunden. Es aktiviert die Schilddrüse und reduziert den Insulinbedarf. Obendrein schenkt das Chlorophyll dir eine Fülle an Vitalstoffen, reichlich Vitamine und Folsäure (Quelle: Rose-Marie Nöcker „Das große Buch der Sprossen und Keime").

Doch die Beschreibungen der Grünkraft Hildegards reichen ja noch sehr viel weiter. Es handelt sich eben nicht einfach um eine Farbe oder ein Gemisch an Vitalstoffen, sondern um ein übergeordnetes Wirkprinzip in allem Lebendigen, welches dem Prana der Inder, der Lebenskraft selbst entspricht.

Eines ist gewiss: Wir brauchen Grün zum Atmen und Leben. Wir brauchen Chlorophyll, und wir brauchen lebendige Nahrung. Beides ist in der allgemein üblichen Ernährung eher Mangelware, was zu einem wahren Heißhunger führt, der viel zu oft und viel zu reichlich mit degenerierten Nahrungsmitteln zu stillen versucht wird. Dabei kann es ganz einfach sein: Im grünen Smoothie liegt dir die grüne Kraft des Chlorophylls in einer Form vor, wie sie besser gar nicht vom Körper aufgenommen werden könnte. Wenn du diesen aus frisch gesammelten Pflanzen zubereitest, schenkt er dir zudem eine Fülle an Biophotonen. So wird jeder grüne Smoothie zu einem wahren Lebenselixier, welches deine Gesundheit und Lebensqualität deutlich verbessern kann.

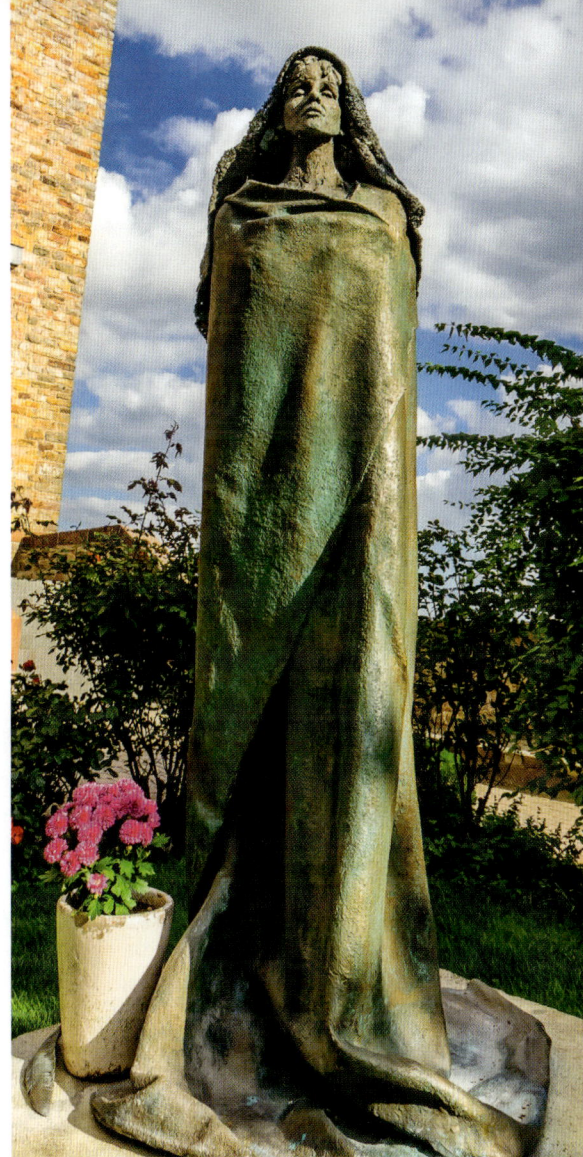

„Wie die sprossende Grüne der Erde will ich wirken." Hildegard von Bingen, Scivias

Phytotherapie und Smoothies

Und doch ist das Potenzial, welches die nahrhaften, grünen Getränke in sich bergen, noch bei Weitem nicht ausgeschöpft. Denn sie helfen dir nicht nur, gesund zu bleiben, deinen Körper kontinuierlich und regelmäßig zu entgiften und mit Vitalstoffen zu versorgen, sondern sie lassen sich auch gezielt einsetzen, wenn dein Gleichgewicht bereits gestört ist und es zu manifesten Erkrankungen kommt.

Dieses Buch ist der Bereitung von schmackhaften Smoothies auf der Basis von Heilkräutern gewidmet, welche auf eine lange Tradition in der Begleitung von Frauen zurückblicken. Hierbei handelt es sich um Pflanzen, die uns an unsere ur-weibliche Kraft erinnern und darin bestärken, diese zum Ausdruck zu bringen. Es handelt sich auch um Pflanzen, die ihre Heilkräfte großzügig zur Behandlung frauenspezifischer Erkrankungen und deren Vorbeugung zur Verfügung stellen, um Pflanzen, die uns durch ein ganzes Frauenleben begleiten.

Die Phytotherapie, die Therapie mit Heilpflanzen, ist vermutlich schon so alt wie die Menschheit beziehungsweise noch viel älter. Die Pflanzen sind sozusagen die Erstgeborenen von Mutter Erde und Vater Sonne. Sie waren schon lange vor uns hier und haben uns – Geburtshelfern gleich – den Weg in die Existenz bereitet. Das wussten die Alten, wenn sie im Rigveda, dem ältesten indoeuropäischen Schriftstück (welches wahrscheinlich zwischen 1.500 und 2.000 vor Christus niedergeschrieben wurde), die Pflanzen als Urmütter anrufen, die bereits drei Zeitalter vor den Göttern geboren seien.

Da die Pflanzen oft widrigen Überlebensbedingungen ausgesetzt sind und nicht wie wir einfach davonlaufen können, wenn es ihnen zu extrem wird, haben sie eine Vielzahl schützender, heilender Faktoren in ihrem Erdenkörper angereichert, insbesondere wenn es sich um Wildpflanzen handelt. Und damit beschenken sie sich sogar gegenseitig, denn selbst unter den Pflanzen lässt sich beobachten, dass eine Pflanze von den Heilkräften einer anderen profitiert und gehäuft in deren Nähe wächst. Wir können eine regelrechte Solidarität in der Natur beobachten. Mitunter helfen sich Bäume sogar gegenseitig und versorgen sich gezielt mit Nährstoffen. Bäume und Pilze leben in einer Symbiose, die deren Leben erst möglich macht (Quelle: Peter Wohlleben „Das geheime Leben der Bäume").

Auch im Tierreich ist die gezielte Therapie mit Pflanzen verbreitet: Erkrankte Tiere nehmen oft genau die Heilpflanze zu sich, die sie brauchen, um sich zu kurieren. So entdeckten Forscher beispielsweise, dass manche Affen bitter schmeckende Blätter mit einer Erreger abtötenden Wirkung zu sich nehmen, wenn sie krank sind.

Dieses instinktive Wissen, welche Pflanze uns in einer bestimmten Lebenslage guttut, steckt auch in uns, wenngleich es oft von unserem rationalen Denken überdeckt wird und viele Menschen meinen, den Zugang dazu verloren zu haben.

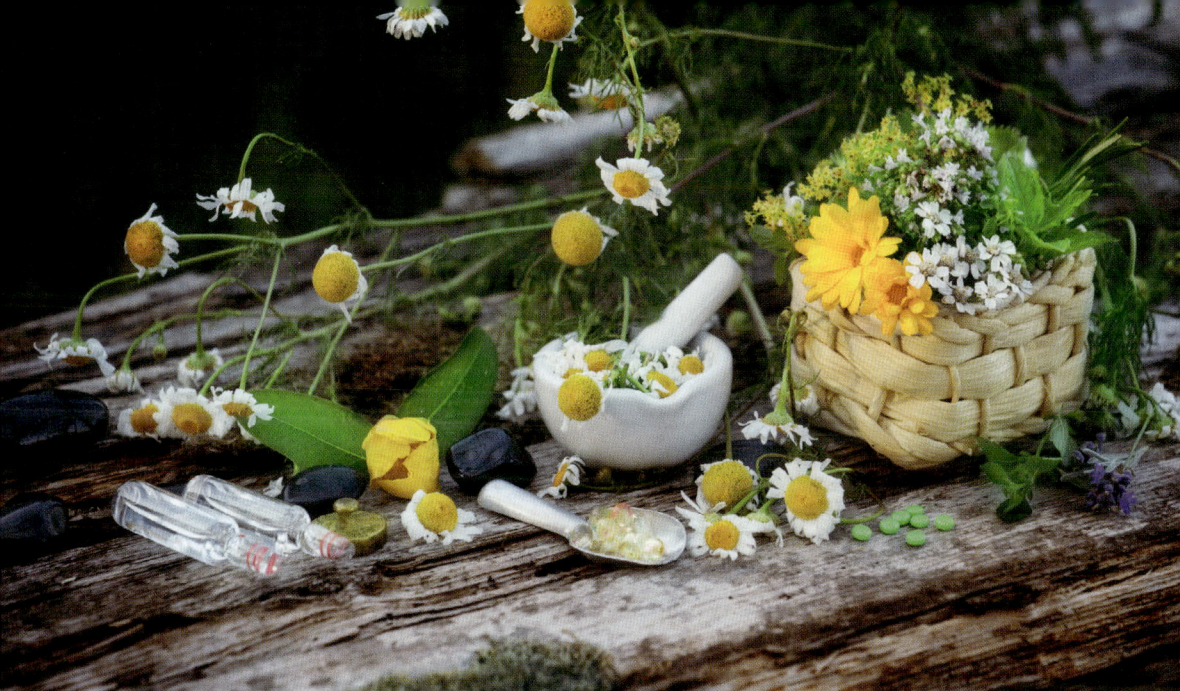

Die Phytotherapie ist so alt wie die Menschheit.

Pflanzenwissen ist weiblich

Doch nichts ist wirklich verloren. Wir müssen einfach wieder lauschen, schauen und fühlen lernen, denn oft ist es so, dass genau die Pflanzen, die wir genau jetzt brauchen, uns rufen, sich uns regelrecht anbieten. Und diese Gabe, uns fühlend mit den Pflanzenwesen zu verbinden und ihr Heilwissen in die Gemeinschaft der Menschen zu tragen, ist uns Frauen quasi in die Wiege gelegt worden. Es ist unser kulturelles Erbe, an das wieder anzuknüpfen wir aufgerufen sind. Viele Frauen (und auch Männer) wurden für ihr Pflanzenwissen gefoltert und hingerichtet, und die Angst sitzt uns als Kollektiv immer noch im Nacken.

Wir haben in der Folge gelernt, die Verantwortung für unsere Gesundheit abzugeben. Und wir haben gelernt, uns an männlichen Werten und einer männlichen Weltsicht zu orientieren – aktiv, rational und nach außen gerichtet, erfolgreich unseren Weg in einer linear denkenden und handelnden Gesellschaft zu gehen und unseren Platz zu behaupten. Da war es für eine Zeit vielleicht gut und richtig, als Kollektiv der Frauen aufzustehen, unsere Opferrolle abzulegen und uns aktiv und kämpferisch für unsere Rechte einzusetzen, doch kämpften wir dabei nicht selten mit männlichen Methoden gegen „die Männer".

Das Yin und das Yang aber gehören zusammen, männliche und weibliche Energien ergänzen einander perfekt zu einem Ganzen, und jede Einseitigkeit ist vor allem eins: einseitig. Heute leben wir in einer Zeit des Wandels, in der die Qualität des „Weiblichen" wieder mehr an die Oberfläche des Seins dringen und

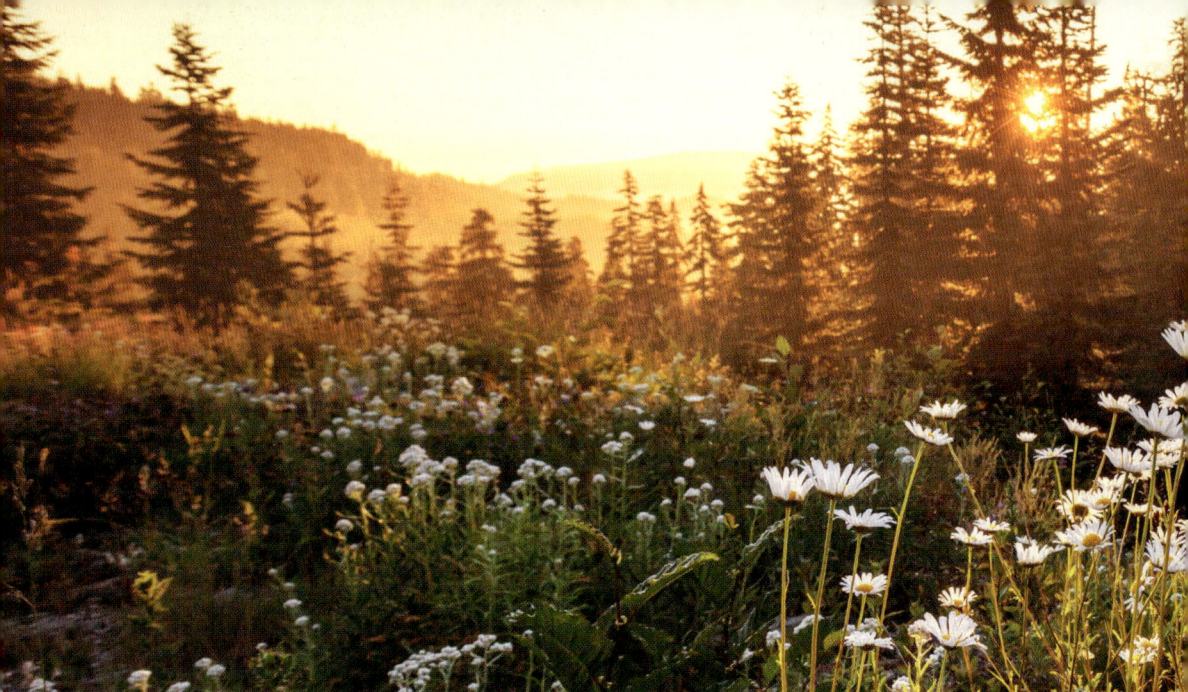

Lass dich rufen von der grünen Welt.

sich in der Welt entfalten darf. Die sinnliche Begegnung mit der Pflanze und deren Anwendung vor dem Hintergrund einer ganzheitlichen Phytotherapie ist ein Ausdruck dieses Prozesses. Uns wieder auf eine weiblich-intuitive Art mit den Pflanzen zu verbinden, bedeutet auch, den Verrat an unseren Schwestern, die der Inquisition zum Opfer fielen, den Verrat an weiblichen Werten und, vor allem, den Verrat an uns selbst zu heilen.

„Kräuterkunde ist kein aktiv erkämpftes Wissen. Es wird empfangen. Es ist eine Gabe, ein Geschenk der Anderswelt. Es kann nicht gegen den Willen der Göttin mit Gewalt erobert und in Besitz genommen werden. (…) Der menschliche Geist muss sich, wie der weibliche Schoß, entspannt und wonnevoll der Eingebung öffnen, um mit Heilintuitionen schwanger zu werden. Kräuterkunde ist feminin, weil das Finden und Sammeln von Nahrungs- und Heilpflanzen während der Steinzeit – die immerhin 98 Prozent unserer Entwicklungsgeschichte als Menschen ausmacht – Frauenangelegenheit war (…)" (Quelle: Wolf-Dieter Storl „Pflanzen der Kelten").

Es bedeutet, uns an unsere ur-weibliche Kraft und Macht zu erinnern und diese lebendig und voller Grünkraft in die Welt zu tragen. Und so wussten die Alten auch noch darum, dass die Heilpflanzen, die ein Mensch braucht, meist in dessen Nähe wachsen. Mit feinen Sinnen lauschten sie tief in ihr Herz und vernahmen dort die Geschichten, die die Pflanzen ihnen zuraunten. Mit klarem Verstand integrierten sie dieses Wissen in ihr tägliches Leben. Die Heilkräfte der Pflanzen wurden nicht, wie oft behauptet, nach dem Zufallsprinzip entdeckt. In der Regel brauchen wir gar nicht weit zu gehen, um die Pflanzen, die uns jetzt guttun, zu finden. Lassen wir uns – wie unsere AhnInnen – wieder einladen und rufen von der grünen Welt. Sie hat uns so vieles zu erzählen!

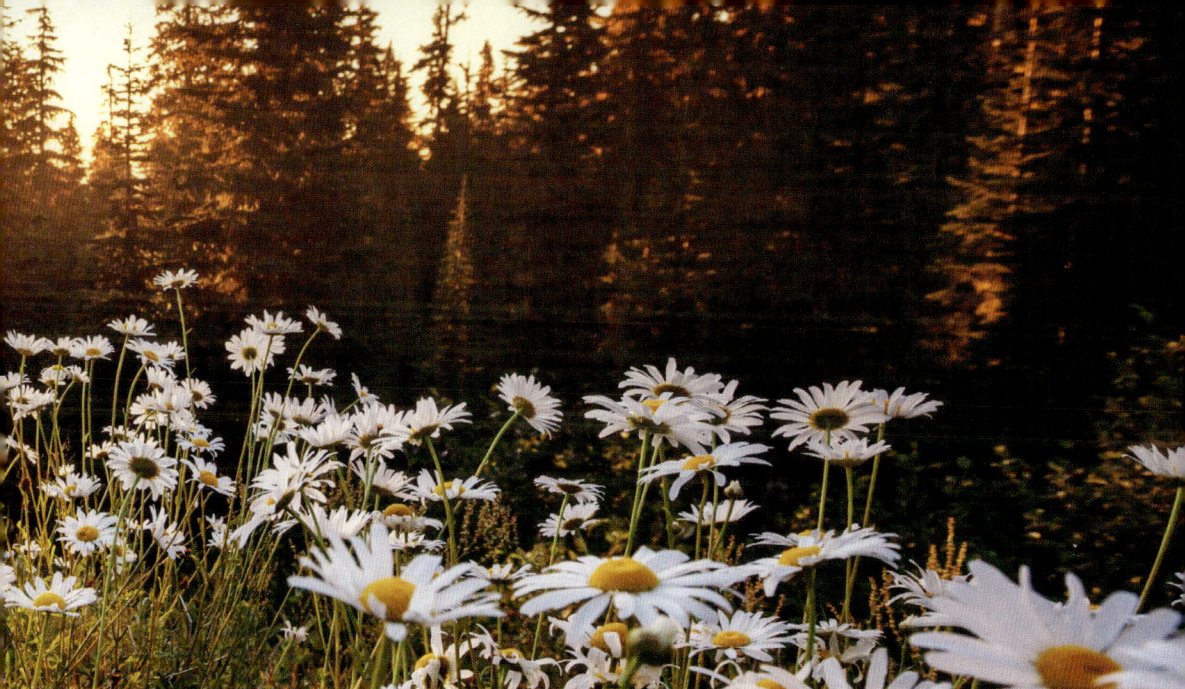

Pflanzenbegegnung als phytotherapeutischer Wirkfaktor

Während die rationale Phytotherapie Heilpflanzen auf ihre Inhaltsstoffe reduziert, einzelne Wirkstoffe aus dem Gesamtverbund der Pflanze löst und im Labor untersucht, geht eine ganzheitliche Pflanzenheilkunde andere Wege. Die Pflanze selbst vermag uns sehr viel mehr zu lehren, als ein einzelner Laborbericht dies kann (wenngleich auch dieser natürlich seine Berechtigung hat und einen Teilbereich einer ganzheitlichen Herangehensweise darstellt, niemals aber die Pflanze als Ganzes erfasst).

So möchte ich dich in diesem Buch dazu einladen, hinauszugehen in die grüne Welt und in weiblich-intuitiver Fühligkeit dem Pflanzenwesen zu begegnen, dich einzulassen auf eine echte Kommunikation. Natürlich ist diese nicht allein den Frauen vorbehalten. Wenn ich von „männlichen Werten und Eigenschaften" spreche, meine ich damit nicht „die Männer". Sowohl Männer als auch Frauen verfügen über „männliche" und „weibliche" Anteile, linke und rechte Gehirnhälfte, Sympathikus und Parasympathikus. Es ist alles eine Frage des Gleichgewichtes.

Auch möchte ich nicht die rationale Phytotherapie per se schlecht machen, denn sie hat sehr viel Heilwissen zusammengetragen beziehungsweise erklärbar gemacht, welches uns ebenso von Nutzen ist wie die weiblich-intuitive Schau einer Pflanze. In der modernen Phytotherapie arbeiten wir zumeist mit alkoho-

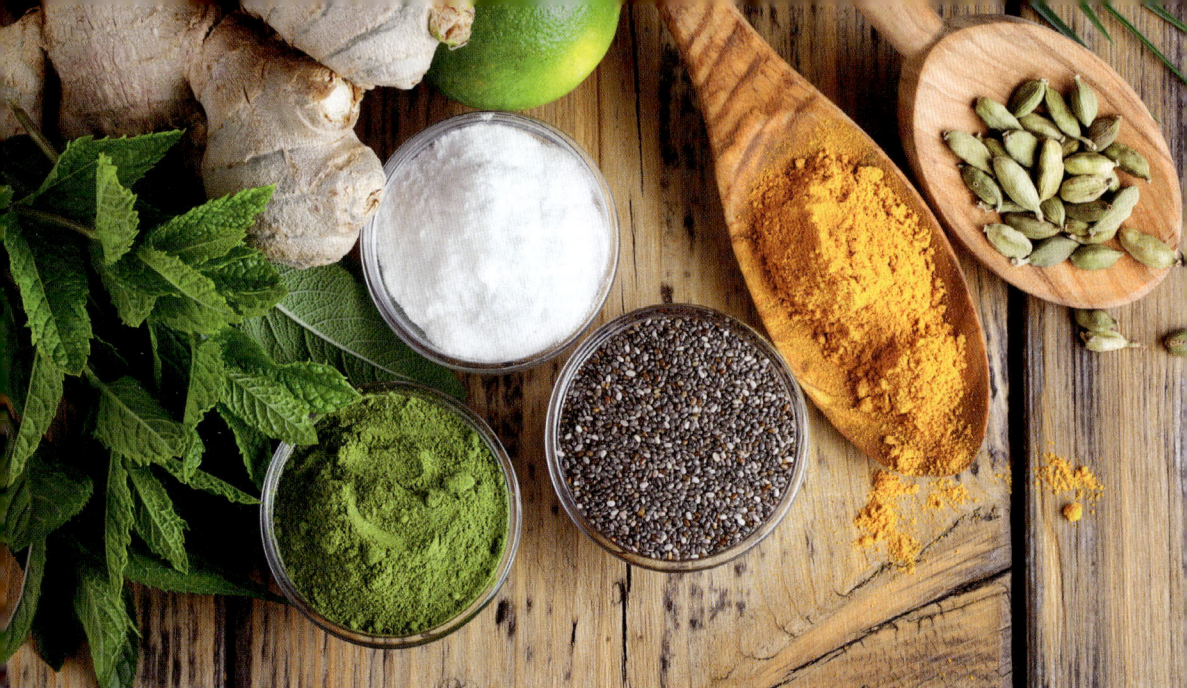

„Superfoods" als Ergänzung heimischer Wildpflanzen

lischen Auszügen von Pflanzen (mit Tinkturen), mit Ölauszügen, getrockneten Pflanzen (Teedrogen, Pulver oder Presslingen), Destillaten oder auch seltener mit Frischpflanzensäften. Wenngleich es hervorragende, dynamisierte Ur-Tinkturen gibt, mit denen ich sehr gerne in meiner Praxis arbeite, die uns sowohl die Wirkstoffe einer Pflanze schenken als auch an deren Wesensqualitäten teilhaben lassen, so ist es doch etwas anderes, eine Pflanze frisch zu ernten.

Hinauszugehen, sich von einer Pflanze rufen zu lassen, sich mit dieser zu verbinden und sie zu ernten, kann bereits Teil eines therapeutischen Prozesses sein. Diese sogleich zu einem Smoothie zu verarbeiten und als Ganzes zu sich zu nehmen, birgt eine ganz andere Kraft und Lebendigkeit als dies jede noch so gute Tinktur, die ich fertig in der Apotheke gekauft habe, vermag.

Natürlich habe ich in meinem Smoothie keinen standardisierten Wirkstoffgehalt und nehme mitunter sehr viel geringere oder auch höhere Dosierungen zu mir, als dies in einer Fertigarznei der Fall wäre, doch nehme ich sehr viel unmittelbarer Fühlung mit der lebendigen Qualität einer Pflanze und derem Wesen auf. Aus diesem Grund greife ich in meinen Smoothie-Rezepturen so wenig wie möglich auf zusätzliche Ingredienzien zurück, die zugekauft werden müssen – von den Früchten einmal abgesehen, die nicht alle direkt vor unserer Haustür wachsen. Manchmal empfehle ich ein paar Zutaten, die zu Lebensmitteln zählen, die unter der Bezeichnung „Superfood" (z.B. Moringa, Chia, Acai, Gojibeeren, Chlorella, usw.) derzeit einen reißenden Absatz finden, da sie in sehr geballter Konzentration viele Vitalstoffe enthalten. Deren Verwendung kann in unserem Zeitalter der degenerierten Nahrung und großen Mengen qualitativ minderwertiger, toxisch belasteter und hoch problematischer sogenannter Nahrungsmittel durchaus sinnvoll sein.

Doch auch die als Superfood bezeichneten Lebensmittel wurden in der Regel weiterverarbeitet, mindestens getrocknet und oft über weite Strecken um die halbe Welt transportiert. Mich empört immer wieder, wenn selbst biologisch angebaute Lebensmittel nicht „ganzheitlich ökologisch" angebaut werden, da weite Transportwege das ökologische Gleichgewicht belasten, zudem in vielen Ländern die Bestrahlung mit Gamma-Strahlen praktiziert wird und die sozialen Bedingungen, unter denen die Lebensmittel angebaut werden, oft sehr zu wünschen übrig lassen – angefangen dabei, dass den Menschen vor Ort, die darauf angewiesen sind, ihre Lebensmittel selbst anzubauen, das Wasser abgegraben wird bis hin zum Landraub und zur Ausbeutung und regelrechten Versklavung regionaler Bauern.

Dass die Anbieter von „Superfood"-Produkten zumeist auf die Wahrung ethischer und ökologischer Richtlinien achten, versteht sich von selbst und soll an dieser Stelle nicht infrage gestellt werden. Doch „ökologischer" als vor der eigenen Haustüre gepflückt und direkt verarbeitet, geht wohl kaum. Eine Pflanze, die länger gelagert, verarbeitet und transportiert wird, verliert viele ihrer wertvollen Inhaltsstoffe. Doch damit nicht genug: Noch mehr verliert sie an der oben beschriebenen Kraft, die die Alten „Prana" nannten.

Deswegen schätze ich Smoothies, die – wenn möglich – überwiegend aus frisch gesammelten Pflanzen zubereitet werden. Dabei sollen meine Rezepte nicht als feste Vorgaben angesehen werden, die 1:1 nachzumachen sind, sondern wollen vielmehr dazu anstiften, spielerisch in Kontakt zu gehen mit der grünen Welt und eigene Rezepturen zu kreieren. „Spielerisch" beschreibt in diesem Kontext ein unvoreingenommenes und absichtsloses Tun, in dem du vollkommen gegenwärtig und intuitiv sowie fein und offen in deiner Wahrnehmung bist.

Zum Umgang mit den Rezepten

Es müssen auch nicht immer alle der genannten Pflanzen in den Smoothie wandern, um eine entsprechende Wirkung zu erzielen. Du kannst zum Beispiel eine einzige Pflanze aus dem jeweiligen Rezept sammeln, dazu die Pflanzen, die dir gerade begegnen (und die du eindeutig bestimmen kannst). Wenn beispielsweise massig Goldrute vor meiner Türe wächst, doch nicht eine andere der genannten Pflanzen, dann spricht gar nichts dagegen, bei einer Blasenentzündung einen Smoothie zu bereiten, der lediglich Goldrute und eine Frucht meiner Wahl enthält. Ich bin immer wieder erstaunt, wie oft genau die Pflanzen zu einer aktuellen Indikation passen, die ich absichtslos gesammelt habe.

Erinnere dich an Kindertage, in denen du nicht spieltest,
sondern selbst zum Spiel wurdest und vollkommen eintauchtest
in den gegenwärtigen Moment.
Erinnere dich an das Kind, das du einst warst
und das auch jetzt noch lebendig ist in dir.

Ein paar Worte zum Sammeln der Pflanzen

Natürlich solltest du immer nur die Pflanzen sammeln, die dir bekannt sind. Die meisten unserer heimischen Pflanzen sind tatsächlich essbar, doch es gibt einige sehr giftige Pflanzen, deren Genuss fatale, ja sogar tödliche Folgen haben kann. Du solltest also niemals eine Pflanze sammeln, die du nicht hundertprozentig sicher bestimmen kannst! Am besten ist die Teilnahme an entsprechenden Seminaren oder Kräuterwanderungen, dazu findest du Adressen im Anhang.

Im so gesteckten Rahmen möchte ich dich einladen, dich rufen zu lassen von den Pflanzenwesen. Nicht stur nach Rezept zu sammeln, sondern tief zu fühlen, welche Pflanze nun wirklich in welcher Menge gut für dich ist. In spielerisch träumerischer, meditativer Gesinnung hinauszugehen, dir bewusst die Zeit zu nehmen, dich zu verbinden mit dem Pflanzenwesen – mitunter hat es eine wichtige Botschaft, die wesentlich zum Genesungsprozess beiträgt!

Viele unserer sogenannten Erkrankungen gehen ja gerade darauf zurück, dass wir uns die Zeit nicht mehr nehmen, dass wir glauben, die Zeit nicht mehr zu haben, raus in die Natur zu gehen. Viele Krankheiten beruhen darauf, dass wir uns von der Natur – auch von unserer eigenen – abgeschnitten haben oder glauben, uns abgeschnitten zu haben.

Wir nehmen unsere natürlichen, lebenswichtigen Bedürfnisse oft gar nicht wahr, wenn wir gehetzt in einer Kantine irgendein Fast Food in uns reinstopfen. Dies nun, ebenso gehetzt, mit grünen Smoothies kompensieren zu wollen, ist ein fataler Irrtum, wenngleich dies im Rahmen der aktuellen „Smoothie-Welle" ja mitunter sogar propagiert wird! Ich kann die Grünkraft der Pflanzen nicht einfach konsumieren wie das abendliche Fernsehprogramm.

Echte Kommunikation mit dem Pflanzenwesen und die Erkenntnis, welche Heilkräfte ich jetzt wirklich brauche, setzt voraus, dass ich innehalte und diese wahrnehme. Und wenn es nur ein paar Minuten sind, die ich mir erlaube, aus meinem Hamsterrad auszusteigen, durchzuatmen und meine Sinne wieder fein werden zu lassen, kann dies das entscheidende Fundament auf meinem Weg zur Heilung sein.

Dabei ist eine Haltung der Dankbarkeit grundlegend. Selbst, wenn du es (noch oder gerade) nicht fühlen kannst, wie reich du beschenkt wirst, aus welch einer Fülle du hier schöpfen darfst, so ist es doch hilfreich, dir dies – zunächst kognitiv – immer wieder bewusst zu machen. Viel zu lange haben wir die Erde ausgebeutet und sind ihren Früchten mit einer Haltung der Gier begegnet,

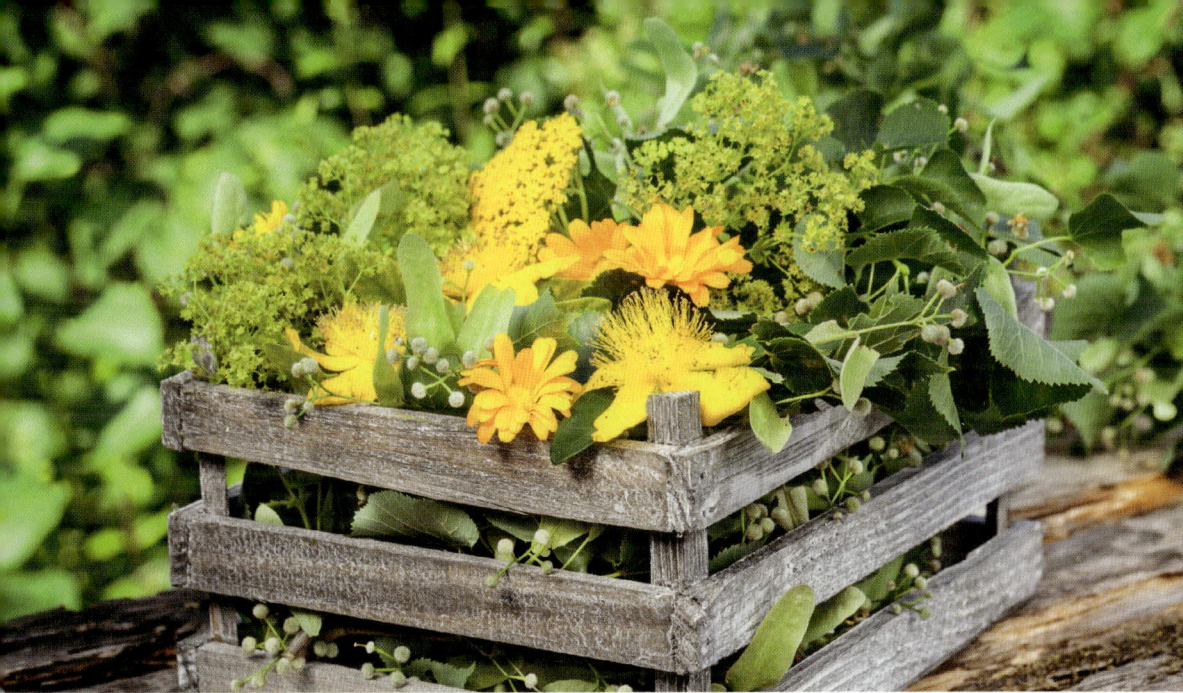

Die Natur hält reichhaltige Geschenke für dich bereit.

doch Mutter Erde schenkt uns ohne Unterlass, lässt uns weiterhin teilhaben an dieser Fülle. Wir sind ihre Kinder.

„Schnell noch ein paar Blätter Löwenzahn, damit meine Leber – ebenfalls schnell – gesund wird", entspringt einer Haltung des Habenwollens. Davon kann ich mich natürlich selbst auch nicht immer frei machen, und ich möchte hier niemanden (ver-)urteilen. Vielmehr geht es mir um einen Prozess der Bewusstwerdung.

In Kulturen und unter Menschen, die auch heute noch mehr (oder wieder) im Einklang mit der Natur und in tiefer Anbindung leben, ist es bis heute üblich, dem Pflanzenwesen Dank dafür darzubringen, dass es sich schenkt. Dies kann eine kleine Gabe, etwas Kupfer, ein paar Samenkörnchen, das können ein paar deiner Haare, es kann aber auch ein Lied sein, welches du für die Pflanze anstimmst, ein kleines Gebet oder einfach die Schwingung der Dankbarkeit, die du natürlich auch energetisch aussendest.

Selbstverständlich ernten wir nur dort Pflanzen, wo genügend wachsen und niemals ganze Bestände. Wenn wir nicht die gesamte Pflanze ernten, sollten wir pro Pflanze immer nur so viele Blättchen oder Blüten nehmen, dass sie nicht zu sehr geschwächt wird und gut weiter gedeihen kann. Bei vielen Wurzeln ist es gut, jeweils ein Wurzelstückchen in der Erde zu lassen, sodass daraus eine neue Pflanze wachsen kann.

> Vor der Ernte verbinde ich mich mit der Pflanze
> und bitte um Erlaubnis.

Was mache ich im Winter?

Leider ist auch das Sammeln auf Vorrat für Frischpflanzen-Smoothies schwierig. Den Vorrat für ein paar Tage kann ich mir sammeln – und dann? Wenn ich die Pflanze in irgendeiner Weise „haltbar" mache, handelt es sich ja nicht mehr um eine frische Pflanze. Doch das ist immer noch besser als gar nichts!

Es gibt verschiedene Möglichkeiten, dir bereits im Frühjahr und Sommer einen Vorrat für den Winter anzulegen. Wenn du die Pflanzen auf dem Höhepunkt ihrer Kraft sammelst und haltbar machst, nimmst du dir auf diese Weise ein wenig Licht und Fülle des Sommers mit in die dunkle Jahreszeit. Traditionelle Sammelzeiten findest du im Anschluss an den Sammelkalender am Ende dieses Buches (siehe Seite 150).

Auf welche Weise du deine Smoothie-Pflanzen konservierst, richtet sich nach deinen persönlichen Vorlieben:

Die meisten Vitalstoffe und ein nahezu unveränderter Geschmack bleiben beim *Einfrieren* erhalten. Der Prozess des Einfrierens ist allerdings ein Kälteprozess, während unsere Verdauung ein Wärmeprozess ist. Das heißt, es ist unserem Verdauungsprozess konträr gegenübergestellt. Aus dem gleichen Grund verwende ich auch kein Eis in meinen Smoothies, wenngleich ich mit gecrushtem Eis die

Einfrieren der Pflanzen

Dazu püriere ich die Pflanzen vorher mit etwas Wasser im Mixer und friere sie portionsweise, zum Beispiel in Eiswürfelformen ein.

Trocknung der Pflanzen

Das machst du am besten in einem Dörrapparat oder im Backofen bei niedriger Temperatur (max. 50°C; da fängt bei den meisten Backöfen erst die Temperaturskala an). Dazu werden die Pflanzen lose auf einem Backblech ausgebreitet und die Klappe etwas geöffnet, damit die Feuchtigkeit entweichen kann. Auch die Ausbreitung auf einem frei hängenden Baumwoll- oder Seidentuch in einem warmen, gut gelüfteten Raum oder die Trocknung auf einem Holz befeuerten Grundofen ist möglich.

Herstellung von Pflanzenpulvern

Manche Pflanzen lassen sich gut von Hand in einem Mörser pulverisieren. Diese Möglichkeit bevorzuge ich, da ich auf diese Weise in Fühlung mit der Pflanze gehe und dem Pulver meine liebevolle Aufmerksamkeit und die Energie meiner Handarbeit gebe. Das ist allerdings etwas mühsam und braucht Zeit. Einfacher und schneller geht das Pulverisieren im Mixer. Das Pulver wird dann feiner und kratzt später im fertigen Smoothie nicht im Hals. Die meisten Mixer haben einen Aufsatz, der sich besonders zum Pulverisieren von Pflanzen, aber auch von Nüssen und Samen, eignet. Das Pulverisieren in einer Kaffeemühle oder Getreidemühle ist ebenfalls möglich (hier keine ölhaltigen Nüsse oder Samen verwenden, da sie das Mahlwerk mit einer Fettschicht zusetzen).

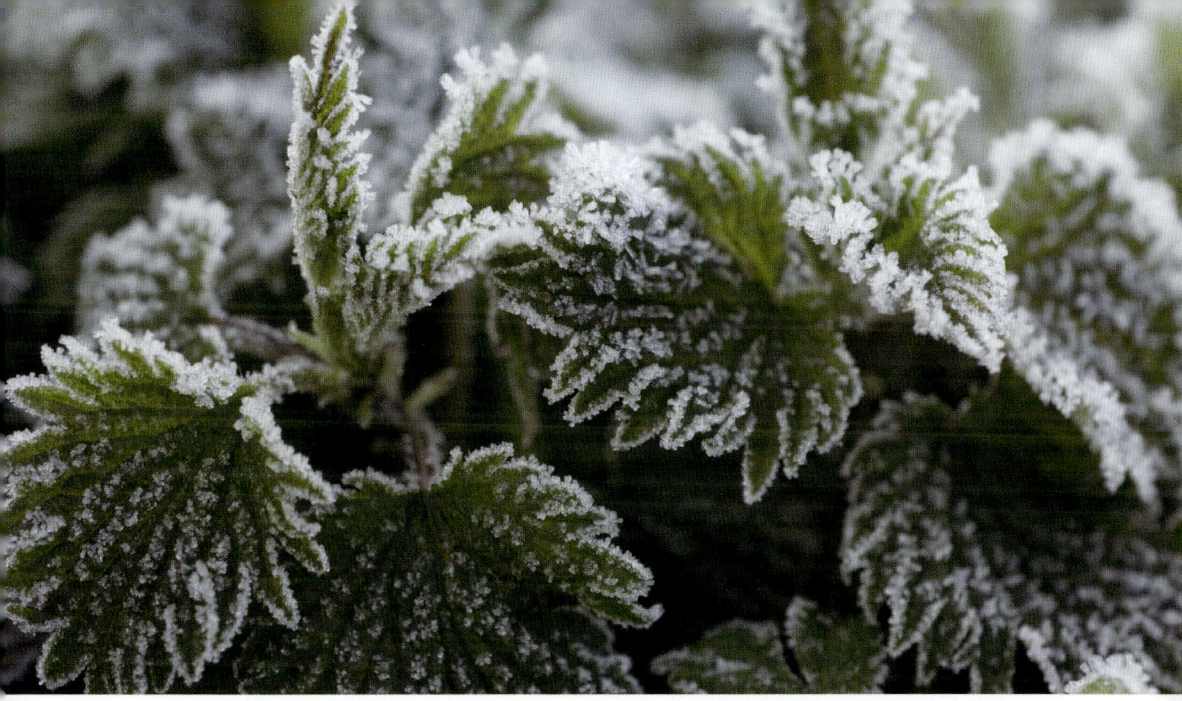

Auch im Winter können Pflanzen gesammelt werden.

Konsistenz verbessern kann. Smoothies sind an sich leicht verdaulich, doch Eis in jeder Form „löscht" unser Verdauungsfeuer, was dann in der Folge zu entsprechenden Schwierigkeiten bei der Verdauung bis hin zu Gärungsprozessen führen kann. In der alten indischen Medizin Ayurveda wird die Verdauungskraft als Verdauungsfeuer (Agni) bezeichnet. Eine andere Möglichkeit, die ich eher bevorzuge, ist die *Trocknung* der Pflanzen und das Herstellen von *Pflanzenpulvern* (siehe linke Seite). Auf diese Weise kannst du dir einen kleinen Wintervorrat anlegen.

Viele Pflanzen kannst du aber auch im Winter (selbst unter der Schneedecke) frisch sammeln, wie Vogelmiere, Feldsalat oder Kressearten. Ich ergänze sie dann gerne mit Pflanzen- oder Algenpulvern (z.B. Gersten- oder Weizengras, Chlorella- oder Spirulinaalge) oder auch gesammelten und getrockneten Samen (z.B. Brennnesselsamen sind ein hervorragendes Tonikum im Winter und geben eine feine, nussige Note!).

Die Samen enthalten die Essenz einer Pflanze; ihre Reifung bildet den Höhepunkt und die Vollendung des Pflanzenjahres. Viele Samen kann ich auch auf der Fensterbank keimen lassen, um so im Winter frische Keimlinge und Pflanzengrün zu erhalten.

Getrocknete Pflanzen einkaufen

Du kannst für die Smoothie-Herstellung im Winter, wenn keine frischen Wildkräuter zur Verfügung stehen, auf getrocknete Kräuter oder auf diverse Smoothie-Pulver zurückgreifen. Solltest du diese nicht selbst gesammelt und pulverisiert haben, kannst du die benötigten Zutaten auch in Bioläden, Apotheken oder im Kräuterfachhandel beziehen.

▶ Weitere Bezugsquellen findest du im Anhang auf Seite 155.

Was tun, wenn ich in der Stadt wohne?

Dies ist eine Frage, die mir auf meinen Kräuterwanderungen oft gestellt wird. Und sie ist gar nicht leicht zu beantworten. Auch in der Stadt finden sich Plätze, an denen sich die eine oder andere Wildpflanze tapfer in gepflegten Parkanlagen behauptet. Doch die Verwendung dieser Pflanzen ist nicht immer unproblematisch, denn die Pflanzen stellen sich uns nicht nur in unserem Körper hilfreich zur Seite, sondern sie heilen auch den Boden.

Die Gundelrebe ist zum Beispiel eine Pflanze, die uns unterstützt, Schwermetalle aus dem Körper auszuleiten – doch sie entgiftet auch die Erde, auf der sie wächst. Wenn sie nun an einer mit Schwermetallen verseuchten Stelle wächst, reichern sich diese toxischen Substanzen in der Pflanze an und sie eignet sich nicht mehr für den Verzehr oder einen therapeutischen Einsatz.

Unsere grünen Geschwister in der Stadt verfügen über ein hohes Maß an Grünkraft. Somit kann hier keine pauschale Antwort gegeben werden, sondern hier bist du in deiner „Spürigkeit" gefragt; in deiner Gabe, dich mit der Pflanze zu verbinden und deine Intuition zu befragen. Besser ist es, der Stadt hin und wieder den Rücken zu kehren und einen Ausflug zum Kräutersammeln aufs Land zu machen. (Vorsicht vor überdüngten Böden und gespritzten Feldern!)

Wildpflanzen behaupten sich sogar an den unwirtlichsten Stellen.

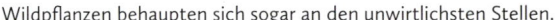

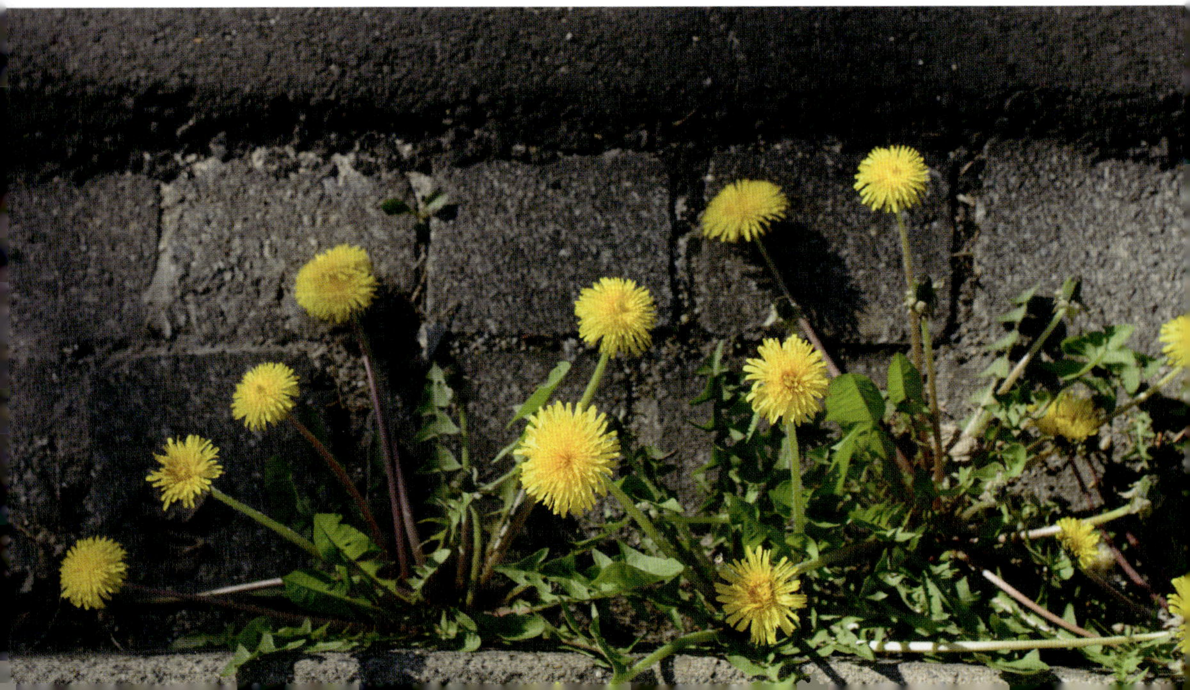

Zur Rohkostfrage

Natürlich handelt es sich bei den grünen Heilkräuter-Smoothies um Rohkost. Für die einen gilt eine Ernährung, die auf Rohkost basiert, als Universalheilmittel. Anders als bei gekochten Lebensmitteln, sind in frisch geernteter Rohkost noch alle Vitamine, Enzyme und andere Vitalstoffe enthalten, die durch den Kochvorgang ganz oder teilweise verloren gehen. Auch energetisch hat die frische Pflanze eine ganz andere Ausstrahlung, als wenn sie weiterverarbeitet und lange gelagert wird und versorgt uns mit reichlich Prana (immer vorausgesetzt, sie durfte unter guten Bedingungen wachsen und gedeihen und wird mit Respekt und Dankbarkeit, am besten von Hand geerntet). Rohkost ist in vielerlei Hinsicht also ein Quell der Gesundheit für uns – wenn wir sie verdauen können!

Da Rohkost generell schwerer zu verdauen ist als gekochte Nahrung, setzt deren Verzehr eine starke Verdauungskraft voraus. Unverdaut gärt sie im Darm vor sich hin, wodurch Fuselalkohole entstehen, die eine erheblich Belastung für die Leber darstellen und zu vielen gesundheitlichen Problemen führen können. Aus diesen Gründen stellt eine reine Rohkosternährung aus der Sicht vieler Gesundheitsexperten sogar ein gesundheitliches Risiko dar.

Bei *Hildegard von Bingen* gibt es sogar ein „Rohkostverbot", und auch im Ayurveda wird diese nur bestimmten Konstitutionen beziehungsweise zu bestimmten Jahreszeiten empfohlen. Wieder andere warnen vor der Rohkost, weil aus ihrer Sicht auf jedem frisch geernteten Kräutchen gefährliche Mikroorganismen und Parasiten lauern, die nur darauf warten, uns zahlreiche Krankheiten zu bescheren.

Paradigmenwechsel in der Medizin

Leider hat sich in unserer Zeit eine Angst breitgemacht vor allem, was „wild" ist. (In vielen anderen Kulturen und Sprachen gibt es gar kein Wort für „Wildnis".) Wir haben eher Angst vor der „ungezähmten" Natur als vor degenerierten, toxisch belasteten Nahrungsmitteln aus Alu- und Plastikverpackungen. Viele von uns haben aufgehört, sich als Teil der Natur zu begreifen und betrachten die Natur als irgendetwas Fremdes, Ungezügeltes, Gefährliches „da draußen". Die Angst versuchen wir zu kompensieren, indem wir vermeintlich die Natur beherrschen anstatt im Einklang mit ihr zu leben.

Dies hat vor vielen Jahren auch in der allopathischen Medizin zu einem Paradigmenwechsel geführt, der den „Feind" im Außen und mit kriegerischen Mitteln zu bekämpfen sucht. Die „Waffen" dieses Paradigmas richten sich gegen das Leben (anti-bios) und führen nicht selten zu einem ewig währenden Kampf gegen die sogenannten Erreger, der nicht zuletzt die Kassen der Pharmafirmen klingeln lässt.

In der traditionellen und der modernen Naturheilkunde gehen wir jedoch davon aus, dass nicht der Erreger die Ursache einer Erkrankung ist, sondern ein geschädigtes Milieu. Dahinter kann ein verschobenes Gleichgewicht von Säuren und Basen im Körper stecken. Oft finden wir in der Praxis auch eine Belastung mit Giftstoffen (vor allem Schwermetall- und Aluminiumbelastungen spielen hier eine übergeordnete Rolle), sowie das Fehlen von Nährstoffen und „gesunden" Symbionten. (Beachte, dass allein die Bakterien unserer physiologischen Darmflora ein Gewicht von 1,5 kg haben!)

Wenn ich also beispielsweise unter einer Infektion leide, arbeite ich aus naturheilkundlicher Sicht daran, ein Milieu zu schaffen, in dem sich pathogene Keime gar nicht wohlfühlen und vermehren können. Damit möchte ich natürlich nicht abstreiten, dass es in Einzelfällen sinnvoll und notwendig sein kann, ein Antibiotikum einzunehmen, sondern auch hier an die Selbstverantwortung eines jeden appellieren, statt als Opfer nach einem Sündenbock, der für unsere Befindlichkeit verantwortlich sein soll, zu suchen.

Auf den frischen Pflanzen sitzen in der Tat viele Mikroorganismen, die uns unterstützen und daran mitwirken, ein Milieu zu kreieren, welches unserer Gesundheit dienlich ist; wir brauchen sie sogar zum Leben! Rohkost aus diesem Grund abzulehnen, resultiert aus einer das Leben verneinenden Sichtweise und aus einer Angst, aus einer Illusion, von der Natur getrennt zu sein.

Ebenso wenig, wie es die einzig richtige Lehrmeinung bezüglich der Rohkost geben kann, gibt es eine Ernährungsform, die jede Krankheit bei jedem Menschen zu heilen vermag. Generell gilt auch hier: Jeder Mensch ist anders. Dies wird in der ayurvedischen Medizin und anderen ganzheitlichen, traditionellen Heilsystemen immer auch berücksichtigt. Zudem kann niemand, kein noch so guter Heiler, besser wissen, was für einen anderen Menschen das Beste ist.

*Der größte Spezialist für dich und deine Gesundheit
bist immer noch du selbst!*

Über viele Generationen ist uns nun seitens der allopathischen Medizin eingetrichtert worden, dass wir keine Ahnung haben, weder von Krankheit noch von Gesundheit, geschweige denn von unserem eigenen Körper und dessen Bedürfnissen und dem für uns richtigen Heilmittel.

Doch am Ende des Antibiotikazeitalters, angesichts multiresistenter Keime und des aufgeblasenen Wirtschaftsapparates der Pharmaindustrie sind wir aufgerufen, die Verantwortung für uns und unsere Gesundheit wieder selbst in die Hand zu nehmen.

Jede Krankheit kann bei jedem Menschen ganz unterschiedliche Ursachen haben – meistens kommen viele verschiedene Faktoren zusammen. Und jeder Mensch ist absolut einzigartig. Ein und dasselbe Rezept kann bei einer Person

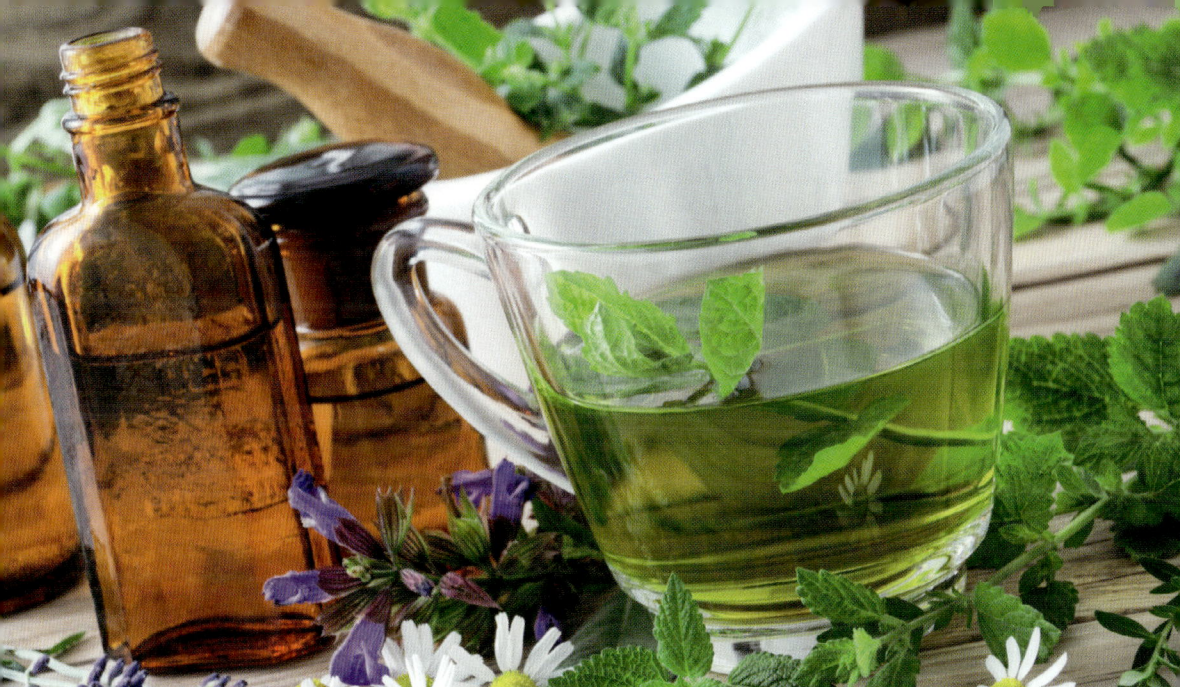

Es gibt in der Phytotherapie vielfältige Zubereitungsformen.

bahnbrechende Heilungserfolge bringen und bei der nächsten Person absolut wirkungslos sein. So möchte ich auch an dieser Stelle wieder dazu einladen, innezuhalten und fühlen zu lernen:

Was brauchst du jetzt, um voll in deiner Kraft zu sein, um Krankheiten zu heilen und Gesundheit zu kultivieren? Natürlich kann es durchaus ein Ausdruck der Selbstverantwortung sein, sich professionelle Unterstützung bei der Klärung dieser Fragen zu holen.

Im Einklang mit den Jahreszeiten

In der Regel sind die grünen Smoothies leicht verdaulich und bekömmlich. Da sie aufgrund der starken Zerkleinerung der Pflanzen und des damit einhergehenden Aufbrechens ihrer Zellen quasi schon vorverdaut sind, hätte vielleicht selbst *Hildegard von Bingen* sie gar nicht als Rohkost bezeichnet.

Zudem habe ich den Rezepturen teilweise erwärmende Kräuter und Gewürze hinzugefügt, die den kühlenden Effekt der Rohkost sanft ausbalancieren, zum Teil auch Öle und andere Ingredienzien, die die Aufnahme der Nährstoffe abrunden. Hier sind den eigenen Ideen und Impulsen (fast) keine Grenzen gesetzt. Hinzu kommt, dass uns die frischen Kräuter überwiegend in der wärmeren Jahreshälfte begleiten, während der sie auch besser verdaut werden können. In der kälteren Jahreszeit haben wir oft eher das Bedürfnis nach warmen, gekochten Speisen und Kräutern in Form von Tees.

Die Natur schenkt uns meistens genau das, was wir gerade brauchen. Wie bereits erwähnt, gingen die Alten, die weisen Kräuterfrauen und Wurzelsepps, die Pflanzenkundigen unterschiedlicher Epochen, stets davon aus, dass das Kraut, welches ein Mensch braucht, auch in dessen Nähe wächst.

Genauso verhält es sich mit den Jahreszeiten: Dich mit den Kräutern zu verbinden, bedeutet auch, wieder tief einzutauchen in den zyklischen Tanz des Jahreskreises, das Werden, Vergehen und neue Werden, welches die Grundlage des Lebens bildet. So schenkt dir die Natur zum Beispiel im Frühjahr genau die Kräuter, die du brauchst, um die Schlacken und Gifte des Winters loszuwerden und Vitaminmängel auszugleichen, im Herbst die Wurzeln und Früchte, die dich auch im Winter nähren.

Ich habe für die Rezepte bewusst Pflanzen ausgewählt, die sehr häufig und auf unterschiedlichsten Böden vorkommen, in Europa (zumindest seit ein paar Jahren) heimisch und den meisten Menschen bekannt sind. Zugleich handelt es sich um Pflanzen, die du über einen langen Zeitraum im Jahreskreis ernten kannst. Diese werden in der Regel gut vertragen.

Grundsätzlich ist es sinnvoll, die hier beschriebenen Smoothies nicht in großen Mengen und über lange Zeiträume, sondern kurmäßig beispielsweise über 1–2 Wochen zu sich zu nehmen beziehungsweise die Inhaltsstoffe immer mal wieder zu variieren (je nachdem, welche Pflanze dich gerade ruft …).

Wie so oft gilt auch hier der berühmte Ausspruch des Arztes *Paracelsus* (1493–1541): „Alles ist Gift. Alles ist Medizin. Allein die Dosis macht es aus."

Manche Heilpflanzen enthalten Inhaltsstoffe, die – in großen Mengen und über lange Zeiträume konsumiert – problematisch sein können. So enthält zum Beispiel Beinwell die oft verteufelten und als gefährlich eingestuften Pyrrolizidinalkaloide. Beifuß und Salbei, die in ihrem Gebrauch als Heil- und Gewürzpflanze ebenfalls auf eine lange Tradition zurückblicken, enthalten Thujon, welches in

Mögliche Nebenwirkungen

Vorübergehend kann es zu Verdauungsproblemen wie leichten Krämpfen, Flatulenz (Blähungen) und/oder leichten Durchfällen kommen, wenn dein Verdauungssystem noch nicht an den Genuss von grünen Heilkräuter-Smoothies und an die geballte Ladung an Mikroorganismen gewöhnt ist.

Zudem können starke Reinigungs- und Heilungsprozesse angestoßen werden (was sich dann ebenfalls in oben genannten Symptomen, sowie Kopfschmerzen, psychischen Verstimmungen unter anderem zeigen kann).

In diesem Fall empfehle ich, die Kräuter in den Smoothies einfach etwas niedriger zu dosieren (und zum Beispiel einen Teil der Heilpflanzen durch Blattsalat zu ersetzen) und die Menge ganz allmählich zu steigern. Es kann auch manchmal sinnvoll sein, einen solchen Prozess als Ausdruck des Heilungsgeschehens zu akzeptieren oder gar willkommen zu heißen. Im Zweifelsfall ziehe eine erfahrene Heilpraktikerin/einen erfahrenen Heilpraktiker zurate. Unter Umständen macht die Einbindung der Smoothies in ein umfassendes Therapiekonzept Sinn.

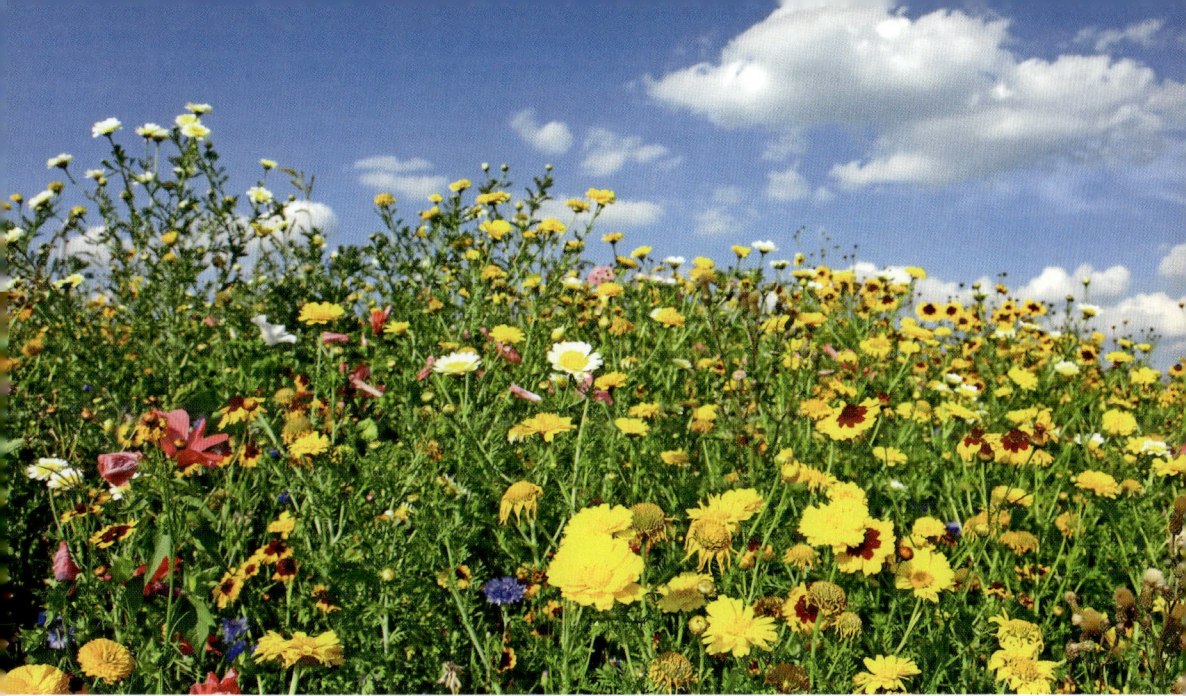
Fühle dich verbunden mit der Natur, sie hat dir so vieles zu geben.

größeren Mengen ebenfalls toxisch wird. Wenn die Toxizität von Heilpflanzen untersucht wird, dann werden in der Regel einzelne Inhaltsstoffe (statt der gesamten Pflanze) in ihren Auswirkungen getestet. Diese werden dann in deutlich größeren als den üblicherweise konsumierten Mengen armen Laborratten eingeflößt, die daran schwer erkranken oder zugrunde gehen, womit sich gewisse Lobbyisten einmal mehr darin bestätigt sehen, dass die wilde und uns umgebende Natur gefährlich ist. Trotz meiner kritischen Sicht auf dieses Prozedere und meiner Empörung ob des Umgangs mit unseren tierischen Geschwistern, rate ich ausdrücklich davon ab, große Mengen einzelner Pflanzen über einen längeren Zeitraum zu konsumieren, habe aber selbst gute Erfahrungen damit gemacht, z.B. Beinwell gelegentlich in kleinen Mengen zu mir zu nehmen.

Gleiches gilt im Übrigen für unsere Kulturpflanzen. So wird zum Beispiel oft in Rezepten für grüne Smoothies die Verwendung von Spinat empfohlen – in Maßen ist das kein Problem. Doch auch der Babyspinat enthält schon in geringer Menge Oxalsäure (während des Kochvorgangs geht diese in das Kochwasser über, welches weggegossen werden sollte, oder sie bindet sich an die traditionell hinzugefügte Sahne). Oxalsäure, regelmäßig und in hohen Dosen genossen, begünstigt nicht nur die Entstehung von Nierensteinen, sondern kann dazu führen, dass Haare und Nägel brüchig und die Zähne wacklig werden, da das Kalzium sich an die Säure bindet.

Oxalsäure ist beispielsweise auch in Sauerampfer, Sauerklee und Melde in höherer Dosierung enthalten – ein paar Blättchen davon sind jedoch unbedenklich, versorgen uns mit reichlich Vitalstoffen und geben jedem Smoothie eine angenehm frische Geschmacksnote.

Von der Süße des Lebens

Als Süßungsmittel verwende ich in meinen Smoothies bevorzugt (regional produzierten) Honig. Dieser findet schon seit alters her medizinische Verwendung in den Heiltraditionen vieler Völker. In Tibet gilt er als „Medizinpferd", welches andere Heilmittel transportiert beziehungsweise deren Wirkung verstärkt (Quelle: Margret Madjesky/Olaf Rippe „Heilmittel der Sonne").

Auch bei unseren germanischen Ahnen war es üblich, Heilpflanzen in Met (Honigwein) zu sieden. Neben verschiedenen Zuckern enthält Honig antibiotische Inhaltsstoffe, Vitamine, Enzyme und Mineralien und diente schon den Göttern als Nahrung, weshalb er auch in vielen Kulturen bis heute als Opfergabe dargebracht wird. Als Inbegriff der sommerlichen Blütenfülle lässt der Genuss dich teilhaben an der Süße des Lebens und schenkt jedem Smoothie eine Extraportion Sonnenschein.

Leider geht es in unserer Zeit den Bienen schlecht. Viele Wildbienenarten sind vom Aussterben bedroht oder bereits verschwunden – in welchem Ausmaß, lässt sich kaum erforschen. Noch immer werden wider besseres Wissens viele Pestizide und Herbizide auf unseren Feldern ausgebracht, die den Bienen (und uns natürlich ebenfalls) schaden. Die asiatische Varroamilbe macht den Bienen ebenfalls zu schaffen, und sie sind auf deren Behandlung durch den Imker angewiesen. Wenn das Summen verstummt, bleiben zahlreiche Nahrungs- und Heilpflanzen ohne Bestäubung.

Dem berühmten Physiker *Albert Einstein* (1879–1955) wird die Prophezeiung in den Mund gelegt, dass vier Jahre nach den Bienen der Homo sapiens ebenfalls aussterben würde. Jeder Imker sollte allein für die Bestäubungsleistung seiner Bienen vom Staat Subventionen erhalten. Mit dem Genuss von heimischem Honig unterstützt du die Imker und damit auch unsere geflügelten Gefährten in ihrer Arbeit.

Solltest du eine vegane Ernährung bevorzugen, kannst du alternativ Agavendicksaft, Vollrohrzucker, Ahornsirup oder auch Stevia verwenden – natürlich in Maßen. Unser Empfinden von süß ist sehr stark durch unsere Ernährungsgewohnheiten geprägt, und zumeist nehmen wir viel zu viel Zucker zu uns. Oft kommen die Smoothies ohne zusätzliche Süßungsmittel aus.

Die Bitterstoffe in den Pflanzen sind vielleicht für den Gaumen erst einmal gewöhnungsbedürftig, langfristig reduzieren sie aber sogar das Bedürfnis nach Süßem, welches oft ein Ausdruck davon ist, dass es in unserer Ernährung an Vitalstoffen fehlt, nach denen der Körper nun ruft. Das mitunter diffuse Gefühl, dass „etwas" fehlt, versuchen wir nur allzu oft mit dem Genuss von Süßem zu kompensieren.

Wasser – das Lebenselixier

Unser Körper besteht – wie übrigens auch der Körper unserer grünen Geschwister – zu circa 75 Prozent aus Wasser. Auch die Erdoberfläche ist fast zu 75 Prozent mit Wasser bedeckt (welches übrigens denselben Gehalt an Kochsalz besitzt wie unsere Körperflüssigkeiten). Ohne Wasser wäre kein Leben auf der Erde und in diesem Körper möglich.

Du bist, was du isst. Dieser Ausspruch ist sicherlich wahr, doch vor dem beschriebenen Hintergrund sollten wir vielleicht eher sagen: *Du bist, was du trinkst,* da es zum größten Teil das Wasser ist, welches für die Bildung unseres Körpers verantwortlich ist. Dass das Wasser auch Träger von vielen löslichen Stoffen (wie z.B. Mineralien) und zugleich von Informationen ist, wissen wir spätestens seit den Veröffentlichungen des berühmten Wasserforschers *Masaru Emoto* (1943–2014). Der Qualität des Wassers, welches wir zu uns nehmen, kommt also eine große Bedeutung zu – sowohl grobstofflich als auch feinstofflich. Es macht einen Unterschied, ob wir von einer natürlichen Quelle trinken, deren Wasser sich durch viele Schichten mineralischen Gesteins seinen Weg gesucht hat und während seines freien Flusses natürliche Verwirbelungen bildet, oder ob wir Wasser zu uns nehmen, welches mit einem Druck von vier Bar durch statisch geformte Leitungen gepresst wurde, die oft aus problematischen Stoffen (Blei, Kupfer und Kunststoff) bestehen.

Gekaufte Wässer werden zudem häufig entmineralisiert oder enteisent und enthalten mitunter nicht weniger Problemstoffe als das Leitungswasser. Unser

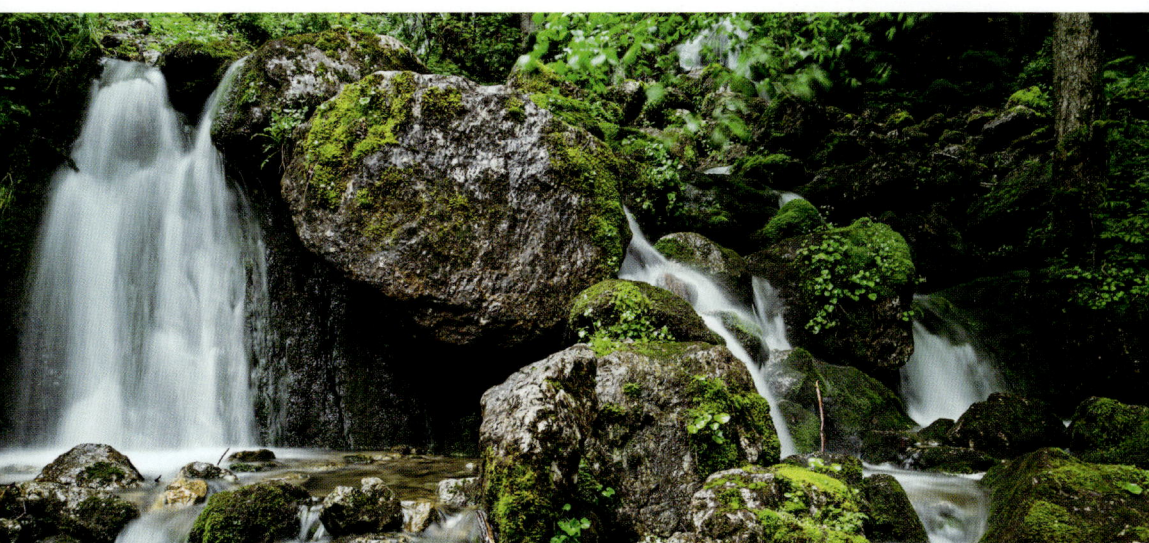

Wasser ist pure Lebenskraft.

Wasser enthält zahlreiche Rückstände von Medikamenten, sowie Nitrat, Hormone, Schwermetalle, Weichmacher (z.B. aus PET-Flaschen, vor allem, wenn diese in der Sonne standen), Chlor und andere, für unsere Gesundheit schädliche Stoffe. Manche dieser Stoffe befinden sich bereits flächendeckend im Grundwasser und werden in den Kläranlagen nicht herausgefiltert. Andere Problemstoffe werden sogar durch die Trinkwasserversorgungsunternehmen noch hinzugefügt, wie beispielsweise Chlor oder Aluminiumsulfat. Daran sollten wir natürlich ursächlich etwas ändern, doch auch im Kleinen können wir schon viel tun, um die Qualität unseres Wassers zu verbessern.

Es gibt inzwischen wirklich gute Trinkwasserfilter bzw. -anlagen für das gesamte Haus. Weiterhin können wir das Wasser energetisieren, zum Beispiel mit Technologien, die das Wasser verwirbeln. Sein eigenes Wasser zu filtern, spart zudem das Schleppen von Kisten, das Herstellen, Recyceln und Entsorgen von Verpackungsmaterialien und damit eine Menge Ressourcen, Energie und Müll.

Edelsteinwasser

Eine weitere, sehr einfach durchzuführende Möglichkeit, unserem Wasser heilsame Inhaltsstoffe wie Mineralien und Spurenelemente sowie harmonisierende Informationen mitzugeben, ist die Herstellung von Edelsteinwässern. Hierzu werden entsprechende Heilsteine in einen Wasserkrug gegeben und einen Tag lang (gegebenenfalls im Sonnenlicht) stehen gelassen. Die entsprechenden Steine können intuitiv oder auch gezielt nach Indikationen und persönlichen Erfahrungen ausgewählt werden. Die in den jeweiligen Smoothie-Rezepten genannten Steine gelten als Anregung, hier spielerisch auszuprobieren.

Die Praxis der Heilkunde mithilfe von Steinen beziehungsweise Edelsteinen ist wahrscheinlich – ähnlich der Phytotherapie – so alt wie die Menschheit. Doch sollten wir auch hier achtsam sein und schauen, aus welchen Quellen die Heilsteine kommen. Unsere heutige Profitgier hat leider dazu geführt, dass die Steine oft im großen Stil maschinell der Erde entrissen werden und tragen somit auch die Energie von Zerstörung in sich. Ich ziehe es manchmal vor, einen Stein, der mich auf einer Wanderung „gerufen" hat, mitzunehmen und – ungeachtet seiner mir nicht bekannten Inhaltsstoffe – mit diesem Stein und seinen Informationen zu arbeiten.

Allgemein verwende ich in meinen Smoothies als flüssige Ingredienz natürliches, reines und energetisch hochwertiges Wasser, nur in Ausnahmefällen andere Flüssigkeiten. Milch und deren Produkte halte ich für ungeeignet, da wir sie in den seltensten Fällen gut verdauen können. Kuhmilch ist Nahrung für Jungtiere, nicht aber für erwachsene Wesen einer völlig anderen Gattung. Dabei liegt mir jede Form von Dogmatismus fern, und ich möchte niemandem sein heiß geliebtes Käsebrot ausreden. Doch die Smoothies bereiten wir uns schließlich als Lebens- und Heilmittel zu, die der Gesunderhaltung beziehungsweise dem Gesundwerden dienen.

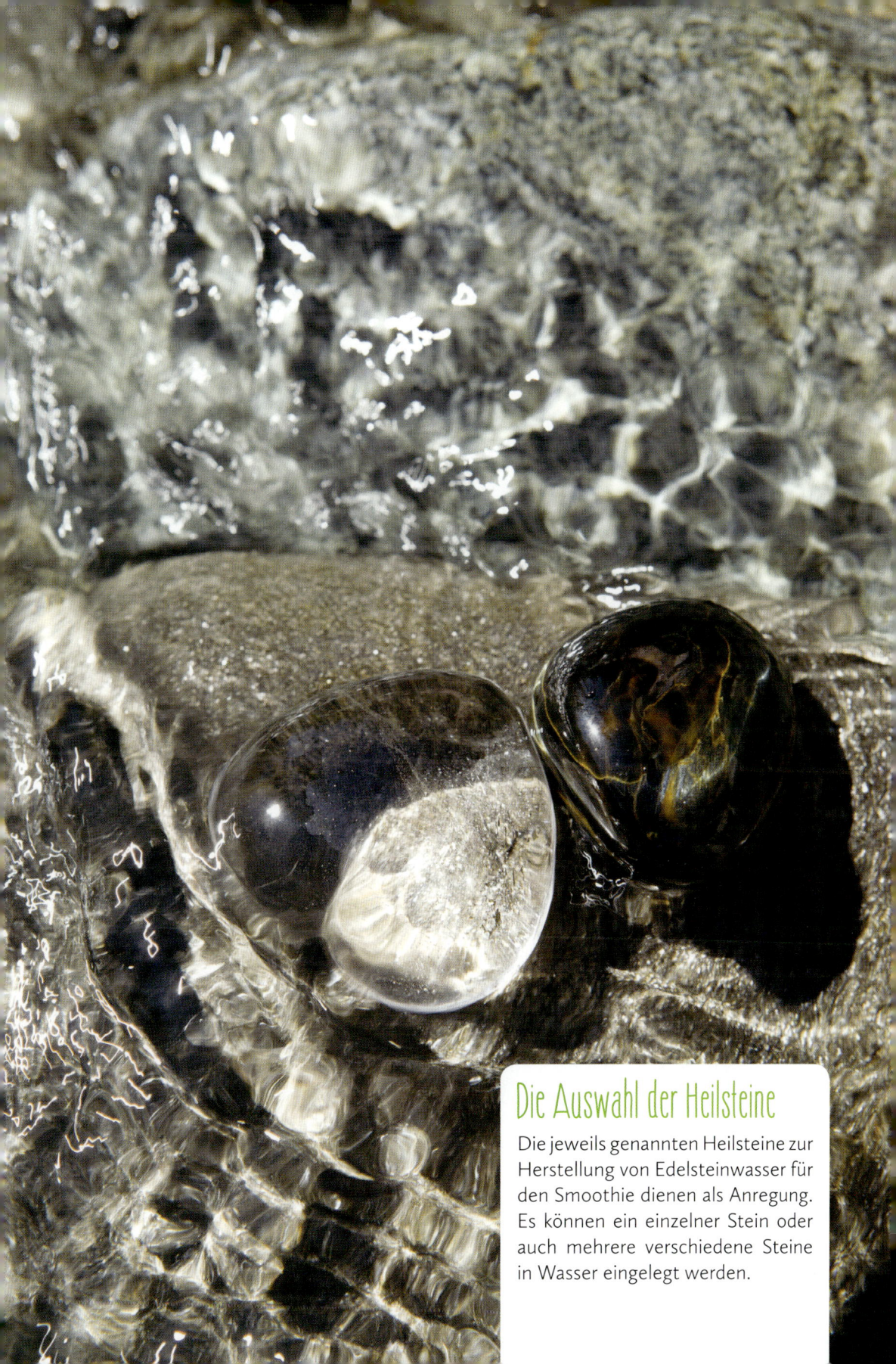

Die Auswahl der Heilsteine

Die jeweils genannten Heilsteine zur Herstellung von Edelsteinwasser für den Smoothie dienen als Anregung. Es können ein einzelner Stein oder auch mehrere verschiedene Steine in Wasser eingelegt werden.

Zur Zubereitung

Die Zubereitung der grünen Kraftgetränke ist, der Technik sei Dank, sehr einfach.

Du brauchst dafür:
- einen Mixer,
- ein Schneidebrett,
- ein scharfes Küchenmesser.

Die Qualität des Mixers ist entscheidend für die Art und Dauer der Zubereitung. Davon hängt ab, wie sehr ich im Vorfeld die Zutaten zerkleinern und wie lange ich diese mixen muss.

Zu den Mengenangaben

Alle Mengenangaben beziehen sich jeweils auf eine Portion. Je nach gewünschter Konsistenz des Smoothies und entsprechend ergänzter Flüssigkeit können dies zwischen 250 und 500 ml sein.

Die Reihenfolge

1. Bei Smoothies, in denen Nüsse, Samen, Gewürze oder getrocknete Pflanzen enthalten sind (z.B. Cashewnüsse, Chiasamen, Sesamsamen), pulverisiere ich diese als Erstes im Mixer.

2. Dann kommen Wurzeln und Rhizome (z.B. Ingwer oder Kurkuma) hinzu, die vorher gesäubert und zerkleinert werden.

3. Schließlich füge ich die gesäuberten und gegebenenfalls etwas zerkleinerten Pflanzen mit etwas Flüssigkeit hinzu und mixe diese für ein paar Sekunden.

4. Ganz am Schluss gebe ich dann das zerkleinerte Obst dazu. Je nach Mixer können auch alle Zutaten gleichzeitig gemixt werden.

5. Gemeinsam mit Wasser wird nun der Smoothie fertig gemixt. Die Dauer variiert je nach Mixer zwischen 15 Sekunden und zwei Minuten.

Für zweifarbige Smoothies (siehe Seite 72 *Am Busen der Natur*) mixe ich zuerst die Früchte (hier Aprikosen und Möhre), stelle ein wenig davon auf die Seite und füge dann die übrigen Zutaten hinzu. Über den fertig gemixten Smoothie gebe ich das auf die Seite gestellte Fruchtpüree. Wenn du die Flüssigkeitsmenge reduzierst, kannst du jeden Smoothie auch in ein außergewöhnliches Dessert verwandeln. Mit ein paar Blättern oder Blüten der entsprechenden Pflanzen dekoriert wird dies nicht nur zum Gaumenschmaus, sondern zu einem echten Hingucker.

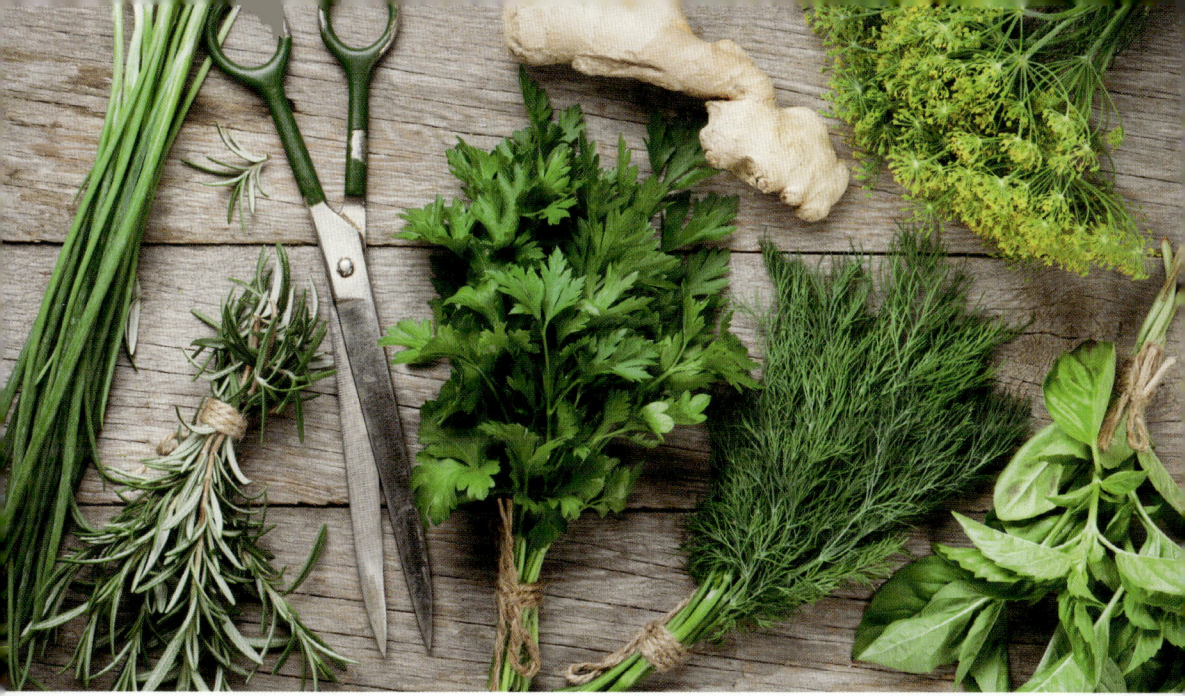

Nutze die Kraft der Heilkräuter!

Die Flüssigkeiten

Wenn ich statt Wasser andere Flüssigkeiten verwende, bereite ich diese vorab vor. Manchmal wird das Einweichwasser von über Nacht eingeweichten Samen oder Früchten verwendet. Saft von Zitrusfrüchten presse ich frisch aus. Für Kartoffelsaft (siehe Seite 58 *Feuerlöscher*) reibe ich eine Kartoffel und presse den Saft daraus mit der Hand aus (Kartoffelsaft kann aber auch fertig im Bioladen gekauft werden).

Die Konsistenz des Smoothies richtet sich nach der Menge an Flüssigkeit. Da die Wildkräuter reich an festen Pflanzenfasern sind und sich manchmal nicht so gut mit der Flüssigkeit verbinden, gebe ich für eine angenehm weiche Konsistenz gerne gemahlene Leinsamen dazu; auch Avocados, Bananen oder Mangos, Mandelmus sowie schleimstoffhaltige Heilpflanzen (Malve, Wegerich, Königskerze) sorgen für eine seidige Haptik. Wenn du die Flüssigkeitsmenge reduzierst, kannst du jeden der Smoothies auch als Dessert servieren.

Bewusste Zubereitung

Ein weiterer Faktor, der zur Qualität und Heilkraft deines Smoothies beiträgt, ist deine Gesinnung während der Zubereitung. Das bedeutet nicht, dass du dir selbst und deiner Mitwelt immer gute Laune vorgaukeln musst, während du einen Smoothie bereitest, sondern meint deine Präsenz und Bewusstheit im Umgang mit deinen Lebensmitteln, die aus einer Tiefe rührt, die jenseits deiner Launen liegt.

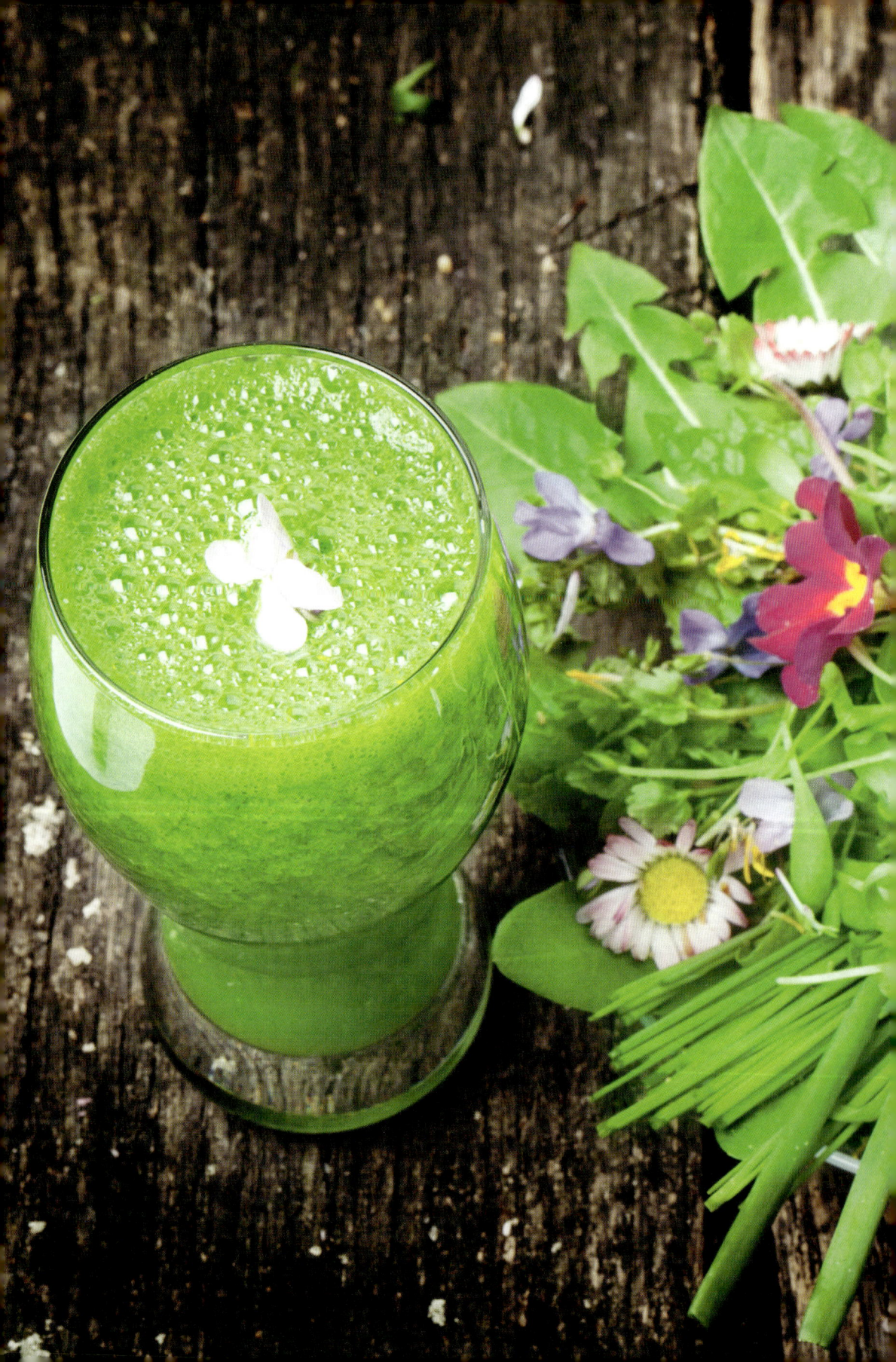

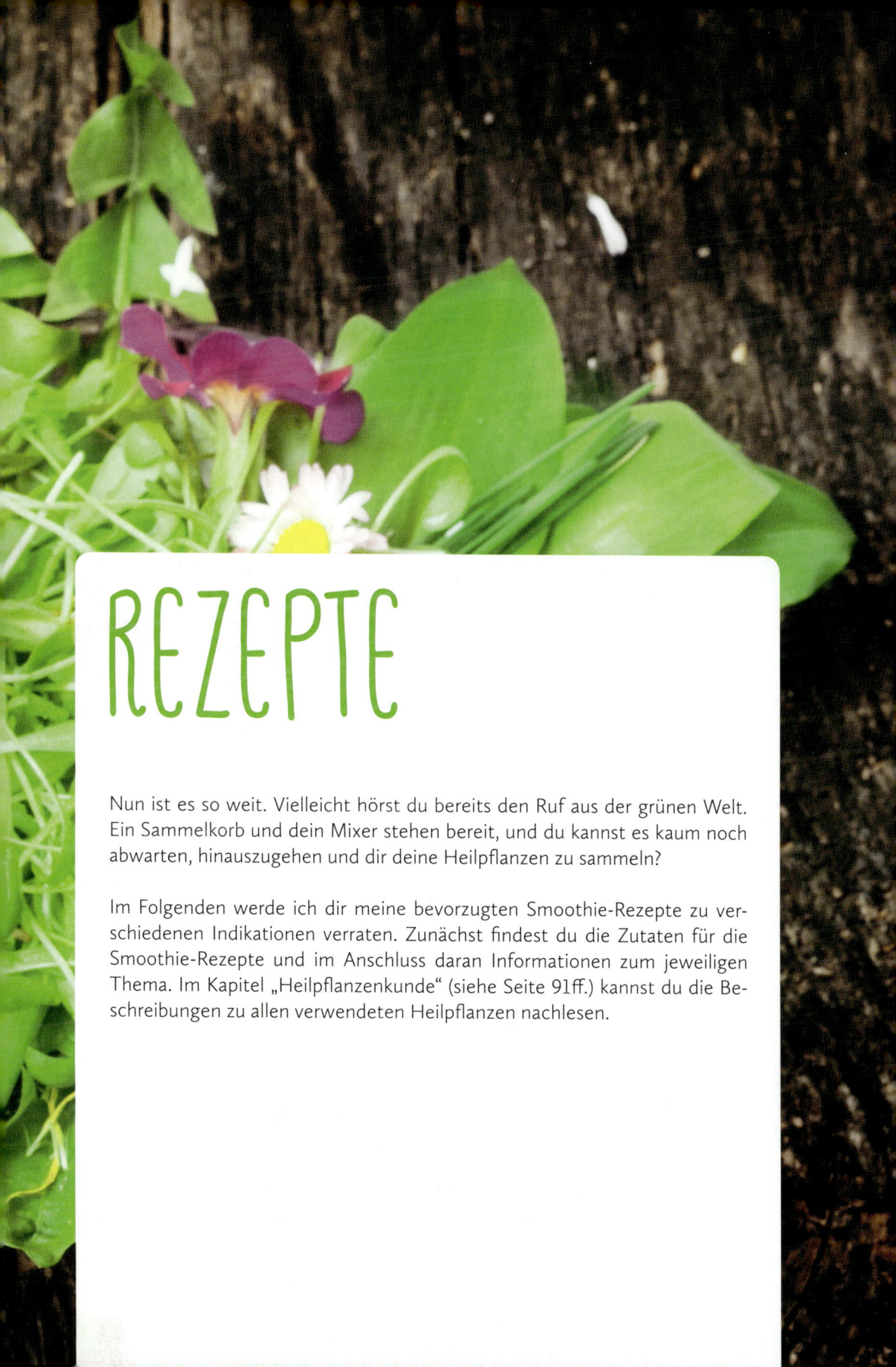

REZEPTE

Nun ist es so weit. Vielleicht hörst du bereits den Ruf aus der grünen Welt. Ein Sammelkorb und dein Mixer stehen bereit, und du kannst es kaum noch abwarten, hinauszugehen und dir deine Heilpflanzen zu sammeln?

Im Folgenden werde ich dir meine bevorzugten Smoothie-Rezepte zu verschiedenen Indikationen verraten. Zunächst findest du die Zutaten für die Smoothie-Rezepte und im Anschluss daran Informationen zum jeweiligen Thema. Im Kapitel „Heilpflanzenkunde" (siehe Seite 91ff.) kannst du die Beschreibungen zu allen verwendeten Heilpflanzen nachlesen.

Smoothies zur hormonellen Regulation

Fast alle Prozesse in unserem Körper werden von Hormonen und/oder dem Nervensystem über Neurotransmitter gesteuert – egal ob es sich um Stoffwechselvorgänge, die Verdauung, unseren Schlafwachrhythmus, unser allgemeines Energie- und Aktivitätsniveau, den Umgang mit Belastungen, Wachstum und Entwicklung oder Sexualität und Fortpflanzung handelt. All diese Funktionen sind auf ein sehr fein abgestimmtes Zusammenspiel der einzelnen Hormondrüsen angewiesen. Die Aktivierung der meisten Hormone erfolgt über die Hypophyse und wird – glücklicherweise – nicht willentlich gesteuert, wenngleich wir diese Abläufe durch Faktoren wie unseren Lebensstil durchaus negativ oder positiv beeinflussen können.

So können die multidimensionalen Anforderungen durch einen schnelllebigen Lebensstil mit allen seinen Reizen sowie beruflichen Anforderungen ebenso wie hoch- und niederfrequente Strahlungen, Giftstoffe etc. unser Hormonsystem aus dem Gleichgewicht bringen. Auf der anderen Seite kann ein ausgewogener Lebensstil mit ausreichend Ruhepausen und Bewegung, gesunder Ernährung sowie der Praxis von Yoga und Meditation unter anderem unser Hormonsystem ausbalancieren.

Die Aktivitäten unserer Hormondrüsen wirken sich wiederum ganz unmittelbar auf unsere Befindlichkeit aus, und viele Vorgänge in unserem Leben (wie beispielsweise unsere Partnerwahl) geschehen gar nicht so bewusst, wie wir dies vielleicht oft glauben, sondern unterliegen vielmehr einer hormonellen Steuerung.

So fein all diese Abläufe aufeinander abgestimmt sind, so störanfällig sind sie auch. Leider leben wir in einer Zeit, in der unser Hormonsystem hart auf die Probe gestellt wird (u.a. durch oben genannte Faktoren). Zugleich fasziniert mich immer wieder, dass unser Körper angesichts der immensen Belastung mit von Menschenhand gemachten Giften, wie es sie nie zuvor in der gesamten Evolution gegeben hat, doch noch ganz gut „funktioniert" – von ein paar auf diese Weise selbst gebastelten Zivilisationskrankheiten einmal abgesehen. Welch ein Wunderwerk der Schöpfung!

Inzwischen ist allgemein bekannt und gründlich erforscht worden, dass viele Umweltschadstoffe, die wir Menschen in unserem Fortschrittswahn geschaffen haben, eine hormonähnliche Wirkung im Körper entfalten. Hier sind zum Beispiel die Phthalate (eine Gruppe von Weichmachern für Kunststoffe) und das Bisphenol A (welches den Weichmachern als Antioxidans zugesetzt wird) zu nennen, welche an den Östrogenrezeptoren andocken und langfristig zu Fertilitätsstörungen (Störungen der Fruchtbarkeit) bei Frauen und Männern sowie einer zunehmenden Verweiblichung bei Männern führen, das hormonelle Gleichgewicht von Männern und Frauen also nachhaltig stören.

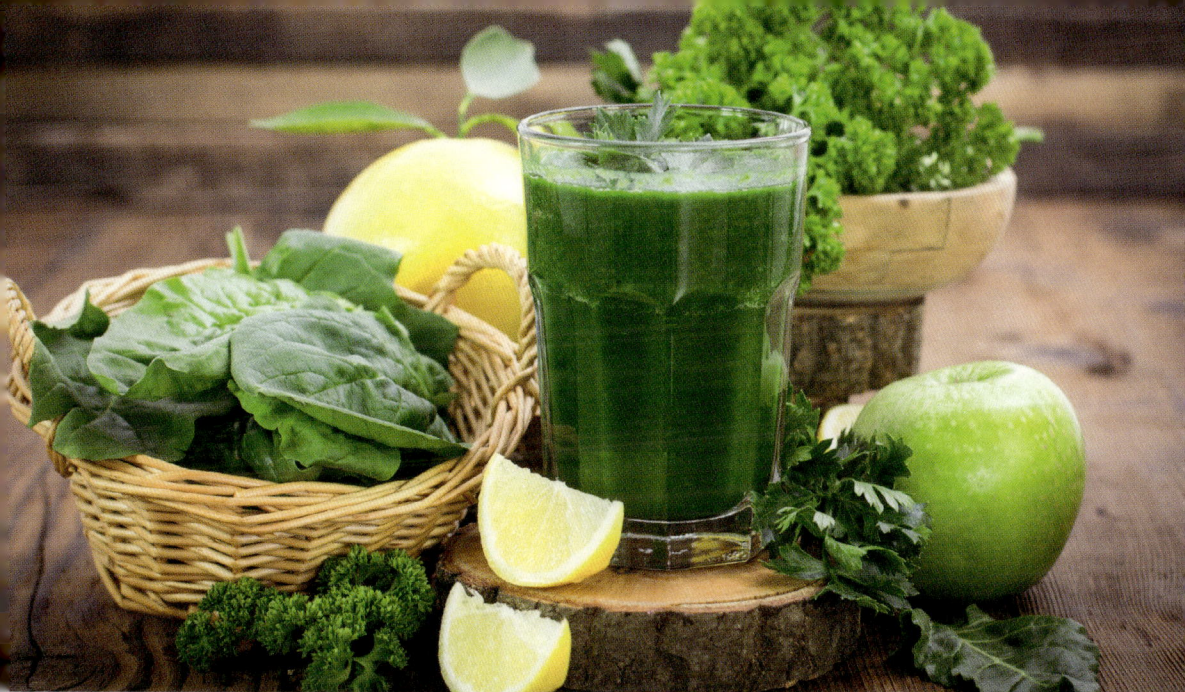

In grünen Smoothies steckt viel Grünkraft für die Hormone.

So suchen immer mehr Paare mit unerfülltem Kinderwunsch entsprechende Praxen auf, Störungen des weiblichen Zyklus, wie z.B. starke Schmerzen vor und während der Menstruation gelten schon fast als „normales Los der Frauen" – ebenso wie klimakterische Beschwerden.

Liegt eine solche Störung vor, bedarf es natürlich einer sorgfältigen Diagnostik und Beratung durch eine/n erfahrene/n Heilpraktikerin/Heilpraktiker oder Ärztin/Arzt, was jedoch nicht bedeutet, dass wir unsere Verantwortung abgeben und nichts tun könnten.

Smoothies mit Heilpflanzen, die Gifte aus unserem Körper ausleiten und eine hormonähnliche Wirkung im Körper haben, können einen wesentlichen Beitrag dazu leisten, unsere Hormone wieder ins Gleichgewicht zu bringen.

Das Östrogen ist das Hormon, was uns Frauen zu Frauen macht. Es wird in den Eierstöcken, in der Nebennierenrinde und im Fettgewebe gebildet und sorgt für die Entwicklung unseres Körpers in der Pubertät, regelt den monatlichen Aufbau der Gebärmutterschleimhaut und den Eisprung, regeneriert Haut und alle Schleimhäute, versorgt sie mit Feuchtigkeit und hält sie – ebenso wie die Blutgefäße – elastisch. Auch im männlichen Körper werden in der Nebennierenrinde, im Fettgewebe und in den Hoden Östrogene gebildet und sind – in Maßen – wichtig für dessen Fruchtbarkeit und Potenz.

Eine Form des Östrogens, das Östradiol, wird mit der Entstehung von Krebs in Verbindung gebracht, da manche Krebszellen über Rezeptoren für dieses Hormon verfügen. Die an sich positiven, das Wachstum fördernden Eigenschaften des Östradiols begünstigen hier die Zellteilung von Tumorzellen. Auch Umwelt-

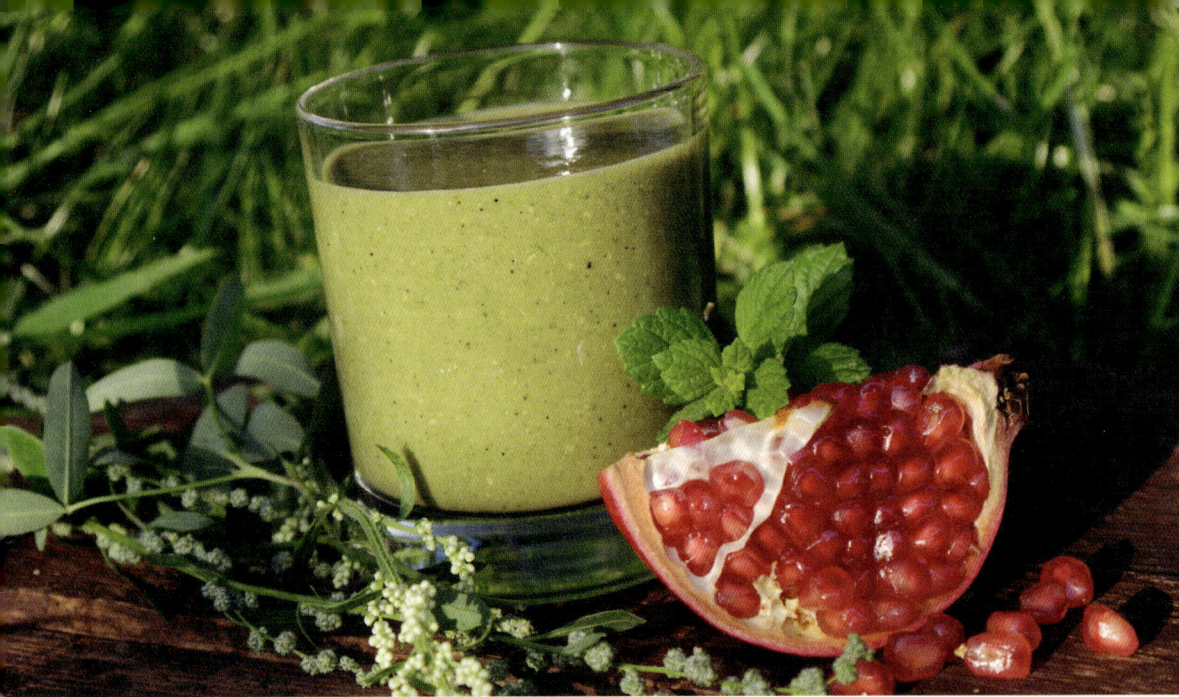

Genieße Phytoöstrogene im Smoothie *Estrogenia*.

schadstoffe mit Östrogenwirkung, zum Beispiel chlorierte Kohlenwasserstoffe oder Phthalate (Weichmacher), docken hier an.

Insgesamt sind viele Frauen eher einer Überdosis an Östrogenen ausgesetzt. Diese nehmen sie über die genannten Schadstoffe auf, aber auch durch einen hohen Fleischkonsum (die Schlachttiere werden ebenfalls für ein unnatürlich verstärktes Wachstum mit östrogenähnlichen Stoffen behandelt), durch eine allgemeine Überernährung (Östrogen wird unter anderem im Fettgewebe produziert!) und die verbreitete Verschreibung synthetisch hergestellter, hormonähnlicher Substanzen (die Pille u.a.). Diese Substanzen gelangen über den Urin ins Grundwasser. Da sie in den Klärwerken nicht herausgefiltert werden, kehren sie über das Trinkwasser wieder zu uns zurück. Die daraus resultierende Östrogendominanz führt unter anderem dazu, dass junge Mädchen immer früher ihre Blutung bekommen (wodurch sie wiederum – auf ihr gesamtes Frauenleben gesehen – mehr Östradiol produzieren). In der Folge der relativen Östrogendominanz leiden dann viele Frauen auch unter dem weiter unten beschriebenen Mangel an Progesteron. Da alle Hormone in ihrem Zusammenspiel unglaublich fein aufeinander abgestimmt sind, ist es nicht weiter verwunderlich, dass Irritationen in der gesamten hormonellen Achse die Folge und hormonell bedingte Krankheiten auf dem Vormarsch sind.

Bei Männern hat die Spermienqualität deutlich abgenommen, und immer mehr Männer leiden unter Brustwachstum, verspätetem und/oder vermindertem Bartwachstum und anderen Zeichen einer Verweiblichung. Führt sich am Ende das an männlichen Werten orientierte System, in dem wir leben, selbst ad absurdum, indem im Zuge einer allgemeinen Verweiblichung die Zeugung der Nachkommenschaft immer schwieriger wird?

Estrogenia
Gleicht den Östrogenhaushalt aus

Achtung: Dieser Smoothie sollte nicht in der Schwangerschaft genossen werden!

Zum Glück gibt es auch hier Helfer aus der grünen Welt. Es wird vermutet, dass Pflanzen mit einer östrogenähnlichen Struktur die Rezeptoren für dieses Hormon auf einem kurzen Weg erreichen, ohne sich dort schädigend auszuwirken, sodass diese für die Östradiole und Umweltschadstoffe bereits blockiert sind. Aus diesem Grund wird den sogenannten Phytohormonen sogar eine krebshemmende Wirkung nachgesagt.

Auch bei einem tatsächlichen Östrogenmangel wirken sie sanft ausgleichend und vermögen, dessen Symptome zu vermindern. Ein Östrogenmangel zeigt sich beispielsweise in einer Trockenheit von Haut und Schleimhäuten, brüchigen Haaren und Nägeln, Depressionen, Nervosität, Konzentrationsstörungen, einer schwachen Blutung, Schlafstörungen und Hitzewallungen.

Vorsicht ist jedoch geboten, sämtliche, mögliche Beschwerden der Wechseljahre auf einen Östrogenmangel zu schieben. Häufig greifen solche Pauschalurteile einfach zu kurz und missachten die Komplexität unseres Hormonsystems.

Sich ab und an den Östrogen-Smoothie zu gönnen, ist eine gute Unterstützung im Rahmen eines ganzheitlichen Ansatzes. Bei vorangestellter Diagnostik (z.B. Hormonspeicheltest) kann er auch im Rahmen einer gezielten Therapie eingesetzt werden.

Zutaten
Kerne eines Granatapfels

4 Zweigspitzen von der Zitronenmelisse

7 Beifußblätter (und ggf. Blüten)

7 Rotkleeblätter und -blüten

4 Meldeblätter (ggf. Blüten/Samen)

1 Holunderblütendolde (im Mai/Juni)

ggf. etwas Honig oder Agavendicksaft

1 TL Leinmehl

Wasser nach Bedarf (Edelsteinwasser: Milchquarz, Turmalin)

Die Wirkungsweise
Verjüngend, verleiht Spannkraft, lindert klimakterische Beschwerden, reduziert die Belastung durch Umweltschadstoffe mit Östrogenwirkung, fördert den Eisprung

Alchemillas Geheimnis
Gleicht den Progesteronhaushalt aus

Zutaten

5 Frauenmantelblätter und/oder -blütendolden

evtl. etwas Guttationswasser des Frauenmantels

½ Handvoll junge Schafgarbenblätter und/oder -blüten

4 Himbeerblätter

1 junges Walnussblatt

¼ einer kleinen Wassermelone (nur das Fruchtfleisch, Kerne entfernen)

1 Handvoll Himbeeren (wenn möglich frisch, ggf. tiefgefroren)

2 Rosenblütenknospen (alternativ 2 TL Rosenhydrolat)

1 TL Leinöl

Wasser nach Bedarf (Edelsteinwasser: Mondstein, Turmalin)

Der Name des Hormons Progesteron kommt aus dem Lateinischen: „Pro gestare", das heißt „für das Tragen (der Frucht in der Schwangerschaft)". Es handelt sich also um ein die Schwangerschaft erhaltendes Hormon, womit aber noch lange nicht alle seine Funktionen in unserem Körper beschrieben sind.

Leider führt das Progesteron in der Aufmerksamkeit frauenärztlicher Praxen eher ein Schattendasein. Dabei handelt es sich nicht nur um *das* Wohlfühlhormon, sondern zugleich ist es ein Alleskönner, denn aus Progesteron werden Östrogene, Testosteron und Cortisol gebildet. Zudem ist ein Mangel dieses Hormons, welches bei uns Frauen hauptsächlich im Gelbkörper aber auch in der Nierenrinde gebildet wird, verbreitet – auch aufgrund der oben beschriebenen Dominanz von Östrogenen, deren Gegenspieler es im weiblichen Körper darstellt. Während der Schwangerschaft wird Progesteron ab dem vierten Monat auch in der Plazenta gebildet. Es fördert die Einnistung der befruchteten Eizelle in der Gebärmutterschleimhaut sowie deren Erhalt und macht auf diese Weise eine Schwangerschaft erst möglich. Dass das Progesteron nicht nur im menschlichen und tierischen Organismus gebildet wird, sondern vermutlich sehr viel älter als dessen Existenz ist, fanden Forscher in einer Studie mit Walnussblättern heraus, in denen sie reines Progesteron fanden (siehe auch Seite 147 dazu). Sie vermuten, im Progesteron einen Bioregulator gefunden zu haben, welcher bereits vor Milliarden von Jahren in den Ur-Pflanzen entstanden sei. Bis heute ist also unser Wissen um „unsere" Hormone durchaus begrenzt!

Wenn der Progesteronspiegel in unserem Körper niedrig ist, führt dies zu unregelmäßigen (oft verkürzten) Zyklen, sowie Stimmungsschwankungen bis hin zu Depressionen, Funktionsstörungen der Schilddrüse, Brustspannen und Wassereinlagerungen (vor allem vor der Menstruation). Es kann außerdem zu Kopfschmerzen und Migräne kommen, zu Herzrhythmusstörungen, Zysten- und Myombildung, Vergesslichkeit, Energiemangel und anderen Symptomen. Außerdem kann es infolge des Progesteronmangels zu einem Östrogenmangel kommen.

Die Wirkungsweise

Gelbkörperregulierend in der zweiten Zyklushälfte, die Stimmung ausgleichend, die Fruchtbarkeit fördernd, eine Schwangerschaft erhaltend

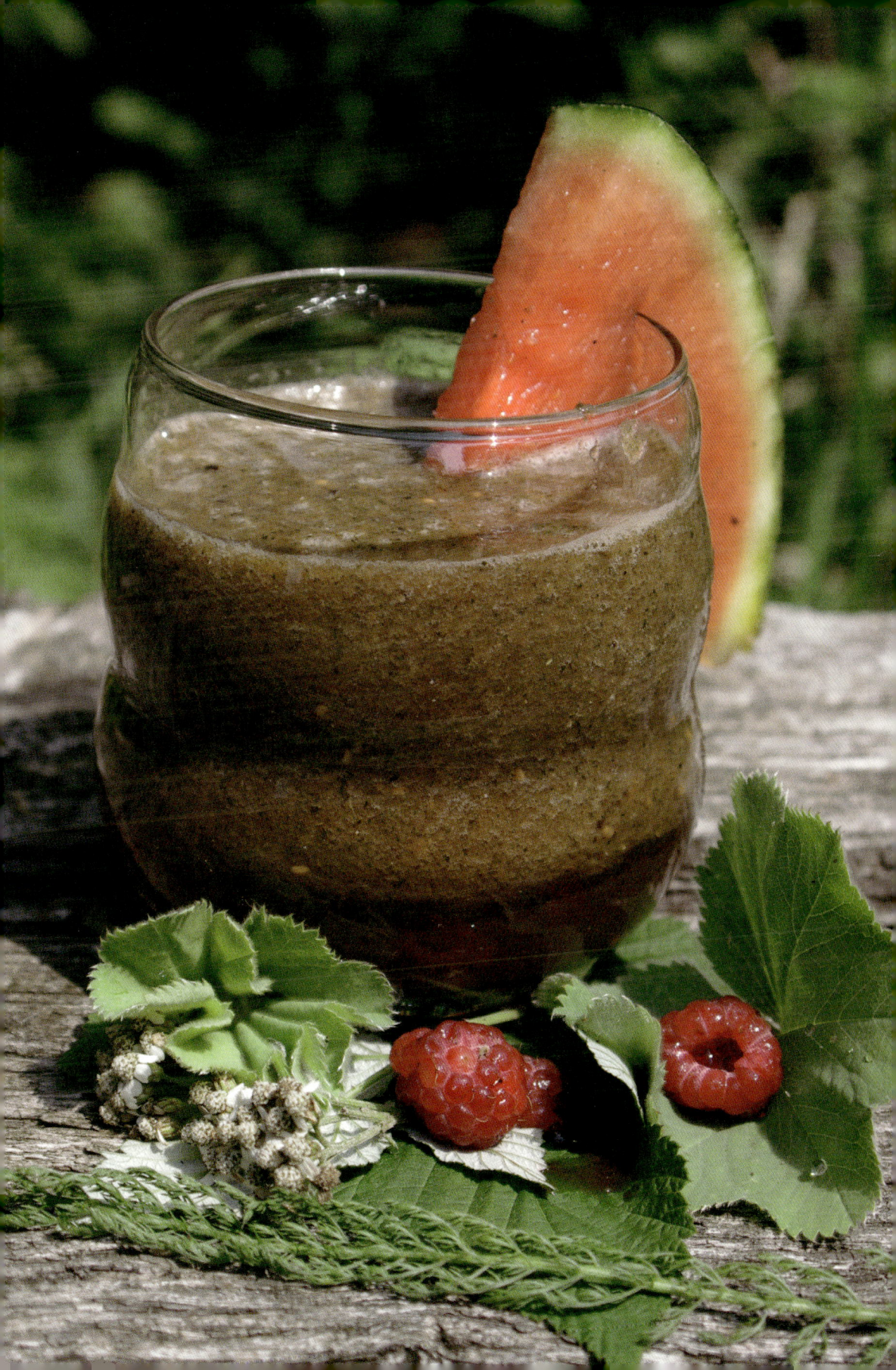

Adebars Nestbereiter
Unterstützt bei Kinderwunsch

Zutaten

½ Granatapfel

½ Banane

1 TL Weizengraspulver oder ½ Handvoll selbst gezogenes Weizengras

½ Handvoll stinkender Storchenschnabelblätter und -blüten

2 Rosenblütenknospen oder 2 TL Rosenhydrolat

2 Frauenmantelblätter

2 Himbeerblätter

etwas Vogelmiere

1 Holunderblütendolde (im Mai/Juni)

1 TL Leinöl

Wasser nach Bedarf (Edelsteinwasser: Mondstein)

Es ist eine wunderbare Erfahrung, sich ganzheitlich auf allen Ebenen des Seins darauf vorzubereiten, eine Seele einzuladen, sich in dieser Welt zu verkörpern. In vielen Kulturen ist es bis heute üblich, bereits vor der Empfängnis auf einer spirituellen Ebene Kontakt aufzunehmen zu jenen, die kommen wollen. Zugleich ist es wichtig, sich auch psychisch auf die initiatische Erfahrung der Geburt und den Übergang in eine neue Lebensphase, auf die Elternschaft vorzubereiten. Hier kann beispielsweise die Arbeit mit Ritualen hilfreich sein.

Eine weitere Ebene bildet die Vorbereitung des Körpers von Mann und Frau, allem voran die Reinigung von Stoffwechsel- und Umweltgiften, gefolgt beziehungsweise begleitet von einer sanften Regulation des Hormonsystems.

Der Genuss von *Adebars Nestbereiter* versorgt uns mit einem ausgewogenen Cocktail an Nährstoffen, die die Empfängnis begünstigen, und enthält gleichzeitig das Immunsystem modulierende und hormonell ausgleichende Ingredienzien. Zugleich kann seine tägliche Zubereitung und Genuss auch ein kleines Ritual darstellen, sich bewusst mit der Seele des Kindes zu verbinden und sich psychisch auf eine Empfängnis vorzubereiten. Sollte ein Paar ungewollt kinderlos bleiben, erfordert dies natürlich eine ausführliche Diagnostik und Behandlung der möglichen Ursachen. Diese können gleichermaßen beim Mann als auch bei der Frau liegen, weswegen es unabdingbar ist, dass beide Partner sich auf den gemeinsamen Prozess einlassen.

Allen möglichen Ursachen voran müssen (aus meiner heilpraktischen Erfahrung heraus) leider auch hier wieder die Giftstoffe aus unserer Umwelt genannt werden – vor allem jene mit einer dem Östrogen ähnlichen Wirkung. So konnte gezeigt werden, dass es aufgrund dieser Stoffe bei verschiedenen Tierarten zu einem gehäuften Auftreten verstümmelter Genitalorgane von männlichen Tieren kam.

Die Spermienbeweglichkeit von Männern hat einer Studie zufolge von 1940 bis 1995 um die Hälfte abgenommen, während sich zugleich östrogenabhängige Krebserkrankungen bei Männern und Frauen häufen! Doch auch die Auswirkungen von Pestizid belasteten Nahrungsmitteln, Schwermetallen und anderen Giften aus unserer Umwelt, sowie die Belastung durch hoch- und niederfrequente Strahlung können eine gravierende Rolle als Verursacher von Unfruchtbarkeit bei Männern und Frauen spielen (siehe auch das Kapitel zum Thema „Entgiftung" ab Seite 42).

Weiterhin spielen – oft in Abhängigkeit mit diesen toxischen Faktoren – auf der körperlichen Ebene das Milieu (z.B. in der Vagina) und eine mögliche Besie-

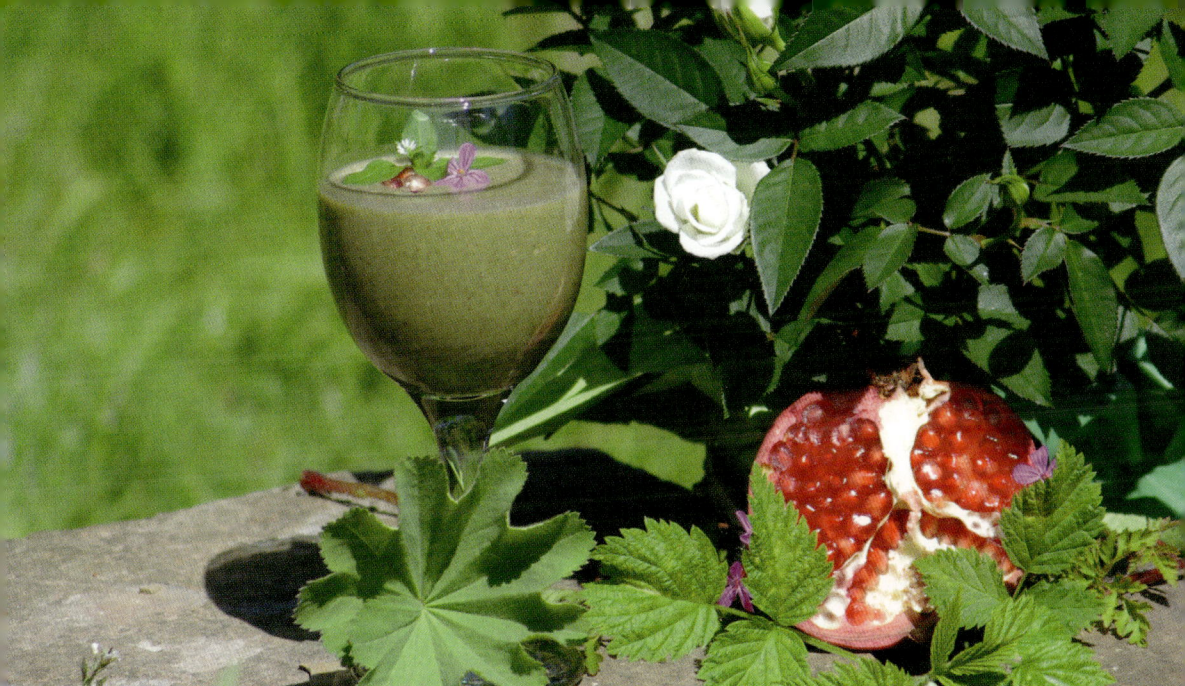

Der Smoothie *Adebars Nestbereiter* unterstützt deine Fruchtbarkeit.

delung mit pathogenen Keimen, ein gestörtes, hormonelles Gleichgewicht (vor allem in der Schilddrüse!) und andere Geschehen eine Rolle.

Die spirituelle Dimension der Empfängnis habe ich ja ebenso wie die psychische bereits eingangs erwähnt, und beide verdienen natürlich in der Suche nach den Ursachen von Unfruchtbarkeit ebenfalls ein besonderes Augenmerk. Nicht selten liegen bei ungewollter Kinderlosigkeit psychische Blockaden vor, allen anderen blockierenden Faktoren voran sei hier eine von Stress geprägte Lebensweise genannt, wie sie für viel zu viele Menschen in der heutigen Zeit zum Alltag gehört. Unbewusste Ängste können gleichfalls eine Rolle spielen. Viele Paare setzen sich zudem unter Druck, wenn die Empfängnis des Wunschkindes auf sich warten lässt. Dieser Druck schlägt sich dann nicht nur auf die Libido nieder, sondern steht der Offenheit und Rezeptivität, der es bedarf, eine Seele im Körper zu empfangen, konträr gegenüber. Sowohl in einem stressigen Alltag als auch angesichts des mitunter entstandenen Drucks kann der Genuss von *Adebars Nestbereiter* zu einer kleinen Oase in eben diesem Alltag werden und eine adjuvante Behandlung der Kinderlosigkeit darstellen. Er kann auch dann genossen werden, wenn es bereits zu einer Schwangerschaft gekommen ist.

Die Wirkungsweise

Enthält Nährstoffe, die eine Empfängnis begünstigen; das Immunsystem stärkend, sanft ausleitend und hormonell ausgleichend

Smoothies zur Entgiftung

Zu keiner Zeit in der gesamten menschlichen Evolution musste unser Körper mit so vielen, ihm fremden Chemikalien umgehen wie heute. Und täglich kommen neue hinzu. Selbst bei einem gesundheitsbewussten Lebensstil können wir uns der Flut an Giften nicht entziehen, die wir täglich mit der Luft und der Nahrung aufnehmen – auch dann nicht, wenn unsere Ernährung aus biologisch angebautem Obst, Getreide und Gemüse sowie Wildkräutern besteht.

Ein Grund, deprimiert zu sein und zu resignieren? Leider ja, denn viele Umweltgifte bewirken zuallererst, dass wir uns kraftlos und eben deprimiert fühlen. Und eben doch auch wieder *kein* Grund, deprimiert zu sein! Denn die (von uns so sehr gebeutelte und herausgeforderte) Natur gießt einmal mehr ihr Füllhorn über uns aus mit all den Gaben, die es braucht, um zurück in die Lebensfreude und den Tatendrang zu finden. Ohne die Missstände schönzureden oder auszublenden, sollten wir freudig nach vorn schauen und uns dafür einsetzen, sie zu verändern. Und Veränderung geschieht zunächst einmal in uns selbst. Wir allein tragen die Verantwortung, unseren Körper (wie unseren Geist) rein zu halten. Er ist uns geschenkt worden, für eine begrenzte Zeit darin zu wohnen – ein Haus, ein Tempel für unsere Seele.

Wenn Umwelt- und Nahrungsgifte sich in unserem Körper ansammeln, dann werden auch der Geist und die Emotionen trüb. Neben körperlichen Erkrankungen bis hin zu Krebs, die in Zusammenhang mit einer toxischen Belastung gebracht werden, mehren sich auch Studien, die einen Zusammenhang toxischer Belastungen und psychischer Erkrankungen bis hin zu Schizophrenie belegen. Auf diese Weise haben wir als Kollektiv die meisten unserer „Zivilisationskrankheiten" selbst kreiert.

Natürlich ist ganz besonders unser fein ausgeklügeltes Hormonsystem anfällig und reagiert sehr sensibel auf verschiedene Umweltgifte. In der Praxis beobachte ich sehr oft, dass frauenspezifische Erkrankungen, wie beispielsweise das prämenstruelle Syndrom, zyklusabhängige Migräne, Regulationsstörungen der Schilddrüse, unerfüllter Kinderwunsch u.a. sich mitunter ausschließlich durch eine gezielte Ausleitung von Giften behandeln lassen.

Nun geht es nicht darum, der Zivilisation den Rücken zu kehren und dogmatisch und verbittert im Wald zu sitzen und nur noch Wildkräuter zu essen – damit schaden wir unserer Gesundheit umso mehr. Es gibt kaum eine heilsamere Kraft als unsere Freude und Liebe zum Leben und kaum eine die Gesundheit schädigendere als Verbitterung. Und natürlich müssen wir uns das Stück Schokolade oder das Gläschen Wein und auch das fette Stück Pizza nicht verbieten,

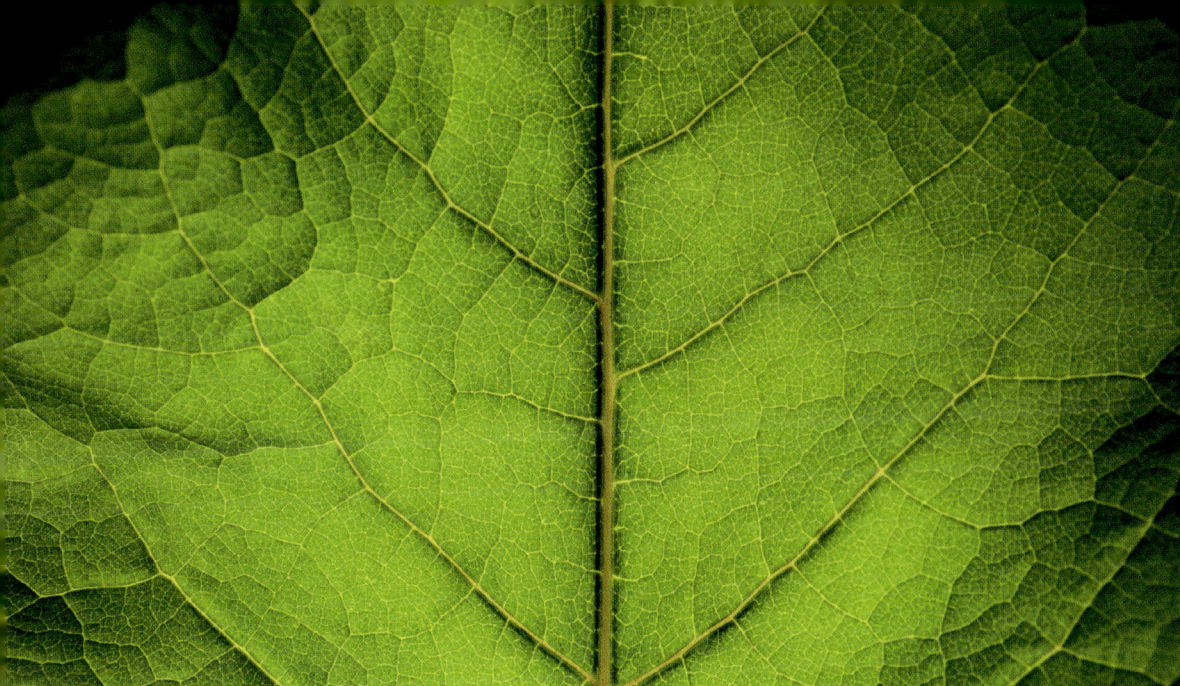

Nutze die Heilkraft des Chlorophylls zur Entgiftung.

sondern sollten Sensibilität und Bewusstheit in deren Genuss anstelle einer unbewussten Gewohnheit kultivieren. Das bedeutet, fühlen zu lernen, welche Nahrungsmittel mir wann guttun, welche mich nähren, mit welchen ich mich vielleicht auch einfach betäube oder meinem Körpergeist schade. Aus diesem Fühlen dann kein Dogma herzuleiten, sondern dies bewusst wahrzunehmen, kann Teil eines Heilungsprozesses sein.

Und wir sollten dafür sorgen, dass sich gar nicht erst so viele Gifte im Körper ansammeln. Wir können nicht jahrelang Raubbau an unserem Körper und der Natur betreiben und uns dann wundern, wenn wir krank werden. Irgendwann ist der Eimer voll und quillt über (wenngleich ich immer wieder beeindruckt bin, was unser Körper so alles zu kompensieren vermag). Es hilft nicht, einmal gründlich zu entgiften und dann weiterzumachen wie bisher. So wie die Vergiftung ein permanenter und schleichender Prozess ist, so sollte auch die Entgiftung ein ständiges Tun sein – neben gezielt durchgeführten Behandlungen oder Kuren, die zeitlich begrenzt sind. Mit grünen Smoothies macht dies sogar richtig Spaß und hält so manches kulinarische Highlight für uns bereit. Da grüne Smoothies reichlich Chlorophyll enthalten, welches das Blut reinigt, sowie weitere Nährstoffe, die unser Körper zum Entgiften braucht, wirkt der regelmäßige Genuss per se entgiftend.

Wenn wir uns diese Eigenschaften zunutze machen und zudem gezielt Heilpflanzen in unseren Drink einladen, die in der Phytotherapie in der Ausleitung von Giftstoffen bereits auf eine lange Tradition zurückblicken, wird unser Smoothie zum magischen Zaubertrank der Entgiftung und Erneuerung.

Metall-Detox
Hilft bei Schwer- und Leichtmetallbelastung

Zutaten

¼ – ½ Papaya incl. Schale und Kernen, je nach Größe

1 TL Chlorella-Pulver

½ TL Gelbwurz, gemahlen (oder ein Stückchen des frischen Rhizoms)

6 Gundelrebestängel (mit Blättern und evtl. Blüten)

3 kleinere Löwenzahnblätter

1–2 Ackerschachtelhalmstängel

ein paar Korianderblätter (einschleichend dosieren! Siehe „Heilpflanzenkunde" Seite 126)

evtl. etwas Honig nach Geschmack

Wasser nach Bedarf (Edelsteinwasser: Karneol)

Leider leiden viele Frauen mit hormonellen Störungen unter einer Belastung mit Schwermetallen, allen voran das Quecksilber. Dieses wird vor allem über Zahnfüllungen mit Amalgam aufgenommen. Aber auch über die Luft, die du atmest, z.B. wenn du in der Nähe eines Braunkohletagebaus oder Krematoriums lebst. Auch Impfungen enthielten in Deutschland offiziell bis 2004 Quecksilber als Adjuvans (Quelle: Dr. med. Joachim Mutter „Gesund statt chronisch krank!").

Quecksilber reichert sich vor allem im Fett- und Nervengewebe an und gilt als (Mit-)Verursacher zahlreicher Erkrankungen (Konzentrationsstörungen, Kopfschmerzen, Autoimmunerkrankungen, Alzheimer, MS, chronisch entzündliche Darmerkrankungen, Nierenfunktionsstörungen, psychiatrische Erkrankungen, Krebs u.v.m.).

Weiterhin hat sich gezeigt, dass Quecksilber den Progesteronspiegel im Körper senkt und auch das Östrogen beeinflusst. Von „unfruchtbaren" Frauen wurden in einer Studie 77 Prozent nach der Entfernung von Amalgamfüllungen und entsprechender Ausleitung innerhalb eines Jahres ohne zusätzliche medizinische Maßnahmen schwanger (Quelle: Dr. med. Joachim Mutter „Amalgam – Risiko für die Menschheit").

Die nachhaltige Ausleitung von Quecksilber aus dem Gewebe dauert oft mehrere Monate bis Jahre und erfordert (neben einer entsprechenden Diagnostik) einen langen Atem und fachkundige Begleitung.

Leider entgiftet eine Frau während ihrer ersten Schwangerschaft circa 60 Prozent ihres eingelagerten Quecksilbers (und andere Schwer- und Leichtmetalle) über die Plazenta, sodass es bei entsprechender Belastung zu einer erhöhten Fehlgeburtsrate kommt und viele Babies bereits mit einer hohen Schwermetallbelastung geboren werden! (Die Natur ist mitunter recht pragmatisch, und für die Erhaltung der Art ist es wichtiger, dass die Mutter überlebt.) Dabei wollen wir unseren Kindern doch nur das Beste mit auf ihre Reise in diesem Körper geben!

Ich empfehle jeder Frau, vor ihrer Schwangerschaft ihren Körper gründlich zu entgiften. Neben einer gezielten Diagnostik und Ausleitungstherapie kann der *Metall-Detox-Smoothie* begleitend genossen werden und zudem einer erneuten Ansammlung von Schwermetallen im Körper vorbeugen.

Solltest du bereits schwanger sein, bitte keine Heilpflanzen verwenden, die zusätzliche Gifte aus dem Gewebe mobilisieren (z.B. Koriander), sondern ausschließlich Substanzen, die die Gifte aus dem Fließsystem abbinden; hier wäre

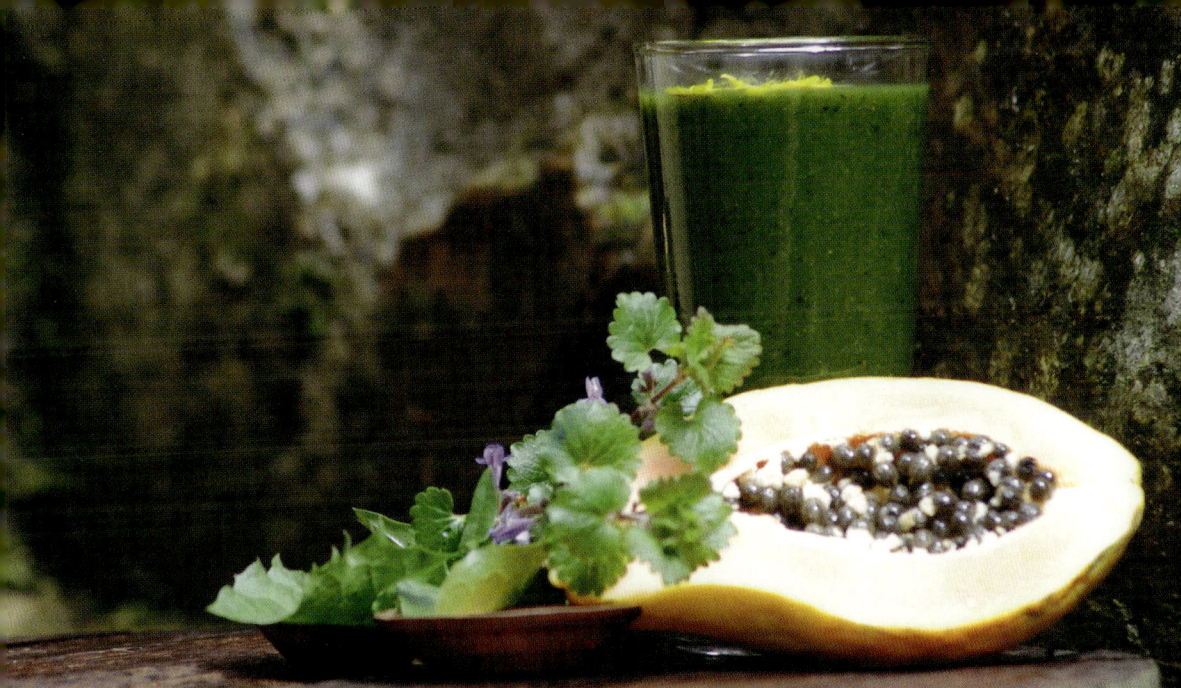

Es müssen nicht immer bittere Pillen sein, manchmal ist Medizin auch ein Genuss.

ein niedrig dosierter Chlorella-Smoothie (siehe Seite 104) zu empfehlen (z.B. in Kombination mit Frauenmantel, der über seine sanfte Progesteron stimulierende Wirkung zum Erhalt der Schwangerschaft beiträgt).

Wenn du noch Amalgamfüllungen im Mund hast, ist eine Rücksprache mit einer/m erfahrenen Heilpraktikerin/Heilpraktiker oder Ärztin/Arzt empfehlenswert. Du kannst in diesem Fall ebenfalls Chlorella einnehmen, jedoch eher in Kapselform und nicht im Smoothie (damit sich die Alge nicht bereits im Mund mit Schwermetallen belädt). Auf keinen Fall sollte dann Koriander verwendet werden, da dieser die Blut-Hirn-Schranke öffnet und so vermehrt Schwermetalle ins Nervensystem gelangen können. Es versteht sich von selbst, dass du vorhandene Amalgamfüllungen nicht während der Schwangerschaft entfernen lassen solltest, da dies vorübergehend die Belastung um ein Vielfaches erhöht.

Hinweis: Die Schale der Papaya und das Fruchtfleisch nahe der Schale können etwas bitter sein, die Kerne verfügen über eine meerrettichartige Schärfe. Geschmacklich ist die Verwendung der gesamten Papaya also etwas für „Fortgeschrittene". Gerne kannst du anfangs nur einen Teil der Kerne und Schale verwenden.

Die Wirkungsweise

Mobilisierung und Ausleitung von Schwer- und Leichtmetallen, Blutreinigung, das Immunsystem aktivierend

Ein Freund für die Leber
Hilft während der Entgiftung

Zutaten

½ Ananas

1 kleine Knolle Rote Bete samt Blätter

1 TL Mariendistelsamen, gemahlen

½ TL Gelbwurz, gemahlen (oder ein Stückchen des frischen Rhizoms)

1 Handvoll Löwenzahn (Blätter, Stängel, Blüten; bei einem starken Mixer auch die Wurzeln)

Wasser nach Bedarf (Edelsteinwasser: Goldtopas, Sugilith)

Die Leber ist *das* zentrale Entgiftungsorgan unseres Körpers. Sie entgiftet sowohl dem Körper fremde Stoffe wie die zahlreichen Umwelttoxine, aber auch Alkohol und Medikamente und körpereigene Stoffe, die während des Verdauungsprozesses anfallen, wie beispielsweise Ammoniak. Zudem baut sie auch Hormone ab.

Doch auch emotionale Gifte können unsere Leber ganz schön herausfordern. Vor allem dann, wenn Emotionen nicht zum Ausdruck gebracht, sondern hinuntergeschluckt werden, sind sie mitunter schwer verdaulich und können im wahrsten Sinne des Wortes die Leber belasten. Oder wenn wir keinen adäquaten Ausdruck für unsere Wut gelernt haben, sitzt oft die geballte Wut in der Leber. Also Vorsicht! Mitunter werden neben den stofflichen auch jede Menge emotionale Gifte freigesetzt, wenn über die Aktivierung der Leber Entgiftungsprozesse initiiert werden.

Da die Leber selbst nicht über eigene Schmerzrezeptoren verfügt, merken wir oft über einen langen Zeitraum gar nicht, wie belastet unser Lebensorgan ist. „Die Müdigkeit ist der Schmerz der Leber", so heißt es in der Naturheilkunde. Wenn du dich oft erschöpft fühlst, kann dies ein Hinweis auf eine Funktionsstörung der Leber sein. Schwermetalle und andere Toxine können in einem schleichenden Prozess zu massiven Leberschädigungen führen.

Das hat dann nicht nur Auswirkungen auf die Entgiftungskapazität deines Körpers, da der Leber noch etliche weitere Funktionen zukommen: Unter anderem wird hier die Gallenflüssigkeit gebildet, die eine wichtige Funktion in der Verdauung von Fetten hat.

Und auch Eisen und fettlösliche Vitamine werden in der Leber gespeichert, rote Blutkörperchen werden hingegen abgebaut. Die Leber ist *das* zentrale Organ unseres Stoffwechsels! Nicht von ungefähr klingt der Name dieses komplexen Organs ähnlich an, wie das Leben selbst; Leber ist Leben. Mit dem Smoothie stellst du ihr einen Freund an die Seite, der die Leber zugleich aktivieren und regenerieren kann.

Die Wirkungsweise

Die Regeneration, Zellbildung und Aktivität der Leber anregend; die Leber schützend; den Gallefluss aktivierend; stoffwechselanregend; entgiftend

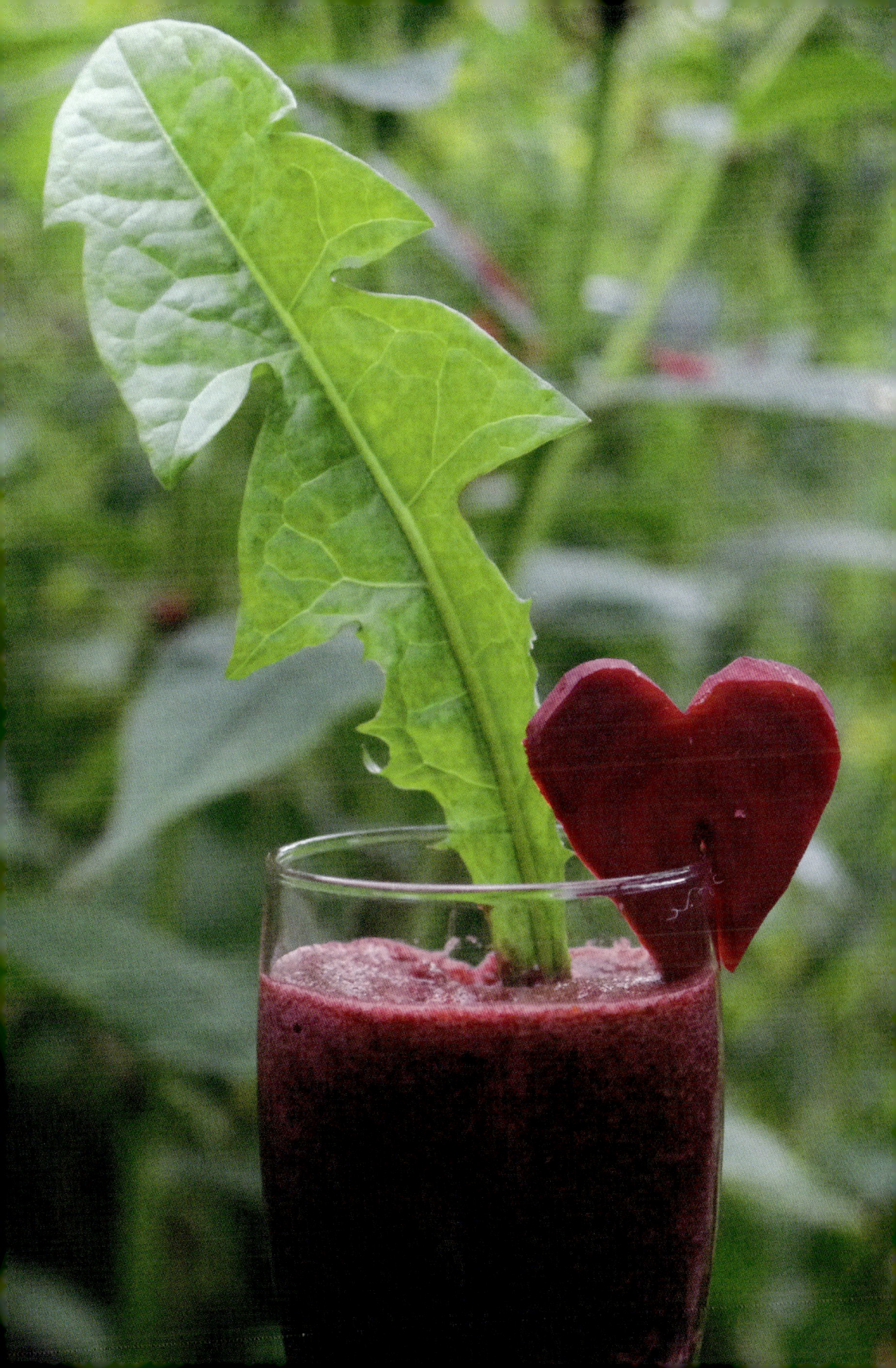

Smoothies rund um die Menstruation

Über die Menstruation sind wir Frauen unmittelbar verbunden mit dem zyklischen Tanz des Lebens. Die Wandlungsprozesse in der Natur verlaufen nämlich nicht linear, sondern zyklisch. Verbinden wir uns mit dem Jahreskreis, so erkennen wir, dass alles im Leben geprägt ist vom Kreislauf des Werdens, Vergehens und neuen Werdens; Monat für Monat (bzw. Mond für Mond) können wir dies nachempfinden.

In der (östrogendominierten) Phase des Aufbaus der Gebärmutterschleimhaut reift ein neues Ei im Eierstock heran. In dieser Phase haben wir auch oft neue Ideen oder planen neue Projekte. In der Mitte unseres Zyklus springt das herangereifte Ei und wartet im Eileiter auf seine Befruchtung durch ein männliches Spermium (oder auch den Samen der Begeisterung). In dieser Phase bist du vielleicht eher extrovertiert und voller Tatendrang, welcher im Eisprung seinen Höhepunkt findet. In dieser Zeit haben viele Frauen eine nahezu magnetische Ausstrahlung und mehr Lust auf Sex als zu jeder anderen Zeit. Wenn wir in der Natur leben, erfolgt der Eisprung meist um die Zeit des vollen Mondes. Nach dem Eisprung beginnt die Lutealphase. Die Eihülle bildet sich um in den Gelbkörper, der nun vermehrt Progesteron ausschüttet, um die Gebärmutter auf die Einnistung der befruchteten Eizelle vorzubereiten.

Erfolgt keine Befruchtung des Eis, bereiten wir uns allmählich auf den Prozess des Loslassens vor. In der Zeit zwischen dem Eisprung und dem Einsetzen der Blutung bist du vielleicht introvertierter, aber auch fühliger und intuitiver. Nun bereiten wir uns vor auf den Gang in die Dunkelheit, die Betrachtung unserer Schatten und die Innenschau, die zumeist ihren Höhepunkt mit Einsetzen der Blutung (um den Neumond herum) erreicht.

Über unseren Zyklus sind wir Frauen aufs Engste mit dem Wandel der Mondin verbunden. Mit Einsetzen der Menstruation verabschieden wir uns von dem, was nicht ins Leben kommen möchte, auch von überholten Konzepten und Stoffwechselgiften. Denn die monatliche Menstruation stellt tatsächlich auch auf der stofflichen Ebene eine machtvolle Ausleitung von Giften dar. Manche Heilkundige führen auf diese regelmäßige Ausleitung sogar die durchschnittlich höhere Lebenserwartung von Frauen gegenüber Männern zurück.

Wir Frauen sollten uns also freuen über unser Mondblut, wir sollten es feiern und begrüßen. Ganz besonders die erste Blutung sollte

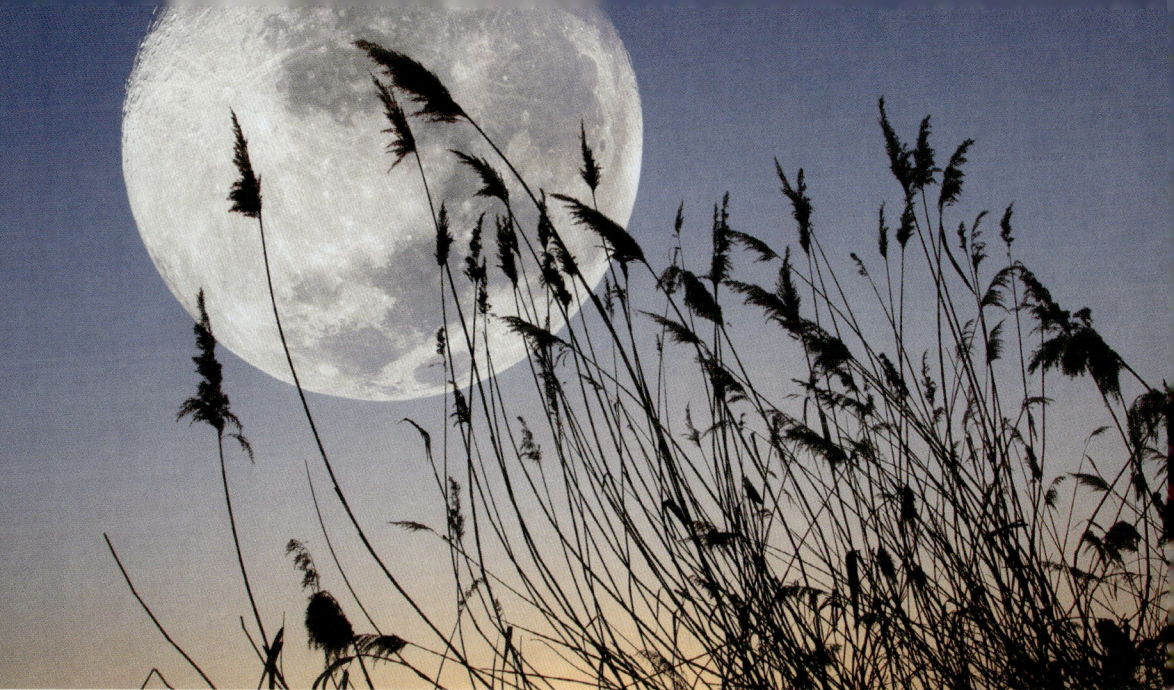

Über unseren Zyklus sind wir Frauen mit dem Mond verbunden.

ein großes Fest für die Heranwachsende sein, währenddessen sie in eine neue Ebene ihrer Weiblichkeit initiiert und in den Kreis der Frauen aufgenommen wird.

Leider ist die Realität oft eine andere. Das Mondblut der Frauen ist mit viel Scham verbunden, besonders dann, wenn wir mit aller Macht versuchen, in einer von männlichen Werten dominierten Gesellschaft zu bestehen. Dass wir in der Lutealphase häufiger unter psychischen und körperlichen Problemen leiden, hat sicherlich auch etwas damit zu tun, dass wir gelernt haben, unsere nach außen gerichtete Schaffenskraft höher zu bewerten als die unabdingbare Innenschau.

So versuchen wir, unsere Blutung nach Möglichkeit zu verstecken und jederzeit gleichermaßen zu „funktionieren". Wir versuchen, unseren Zyklus mittels der Einnahme künstlicher Hormone zu reglementieren und dessen freien Fluss mit Hilfe von Tampons und anderem zu unterdrücken. Diese und andere Faktoren führen dazu, dass die Blutung für die meisten Frauen alles andere als ein Fest ist. Doch warten die Pflanzenhelfer geradezu darauf, uns darin zu unterstützen, uns wieder mit unserer Natur zu verbinden und uns einzuschwingen in deren zyklische Lebensprozesse.

Der Zyklus im Überblick:

- **Follikelphase:** neue Ideen und Projekte, Kreativität
- **Eisprung:** Tatendrang, Begeisterung, Charisma
- **Lutealphase:** Intuition und Introvertiertheit, Ahnungen
- **Menstruation:** Loslassen, tiefe Innenschau, Betrachtung der Schatten

Die besten Tage
Hilft bei Menstruationsschmerzen

Zutaten

2 Aprikosen

½ Mango, alternativ Mangomark aus dem Bioladen

2 Mädesüßblütendolden oder 4 kleinere Blätter davon

4 Gänsefingerkrautblätter

½ Avocado

2 Frauenmantelblätter

6 junge Schafgarbenblätter

Kardamom, pulverisierte Samen aus vier Schoten

1 Stück Ingwer (ca. 2 x 1 cm des Rhizoms)

2 Löwenzahnblättchen

2 Beifußblätter

Wasser nach Bedarf (Edelsteinwasser: rote Koralle)

Viele Frauen leiden vor und während ihrer Menstruation unter teilweise extrem starken Schmerzen. Immerhin wird dies in der heutigen Zeit nicht mehr mit der „Erbsünde" begründet, doch nach wie vor gilt dies als mehr oder weniger „normal", ein Faktum, mit dem Frau sich eben abfinden muss und dann halt in dieser Zeit Schmerzmittel einnimmt, um ihre Arbeitsfähigkeit zu erhalten.

In anderen (vor allem nordamerikanischen) Kulturen gibt es zum Teil bis heute den Brauch, während der Menstruation eben nicht zu arbeiten, sondern eine „Mondhütte" aufzusuchen, in der eine Frau dann von anderen Frauen umsorgt und verwöhnt wird und ihre Zeit gemeinsam mit anderen menstruierenden Frauen in träumerischer und visionärer Innenschau verbringt. Da wir in der Zeit der Blutung besonders durchlässig und fein in unserer Wahrnehmung auch für die feinstofflichen Bereiche sind, werden oftmals den menstruierenden Frauen besondere Gaben zugesprochen, und von ihnen wird erwartet, dass sie nach Rückkehr in die Gemeinschaft ihre Visionen mit dieser teilen.

Wenngleich dies so in unserer Welt nicht praktikabel erscheint, so sollte es uns doch nachdenklich stimmen. Könnte es sein, dass der Schmerz auch einen Hinweis für uns bereithält? Die Aufforderung vielleicht, in dieser Zeit einfach einmal innezuhalten und eben nicht ständig im Außen zu funktionieren? Uns Zeit zu nehmen für uns und unsere wirklichen Bedürfnisse? (Das erspart ganz nebenbei uns selbst und unserer Mitwelt jede Menge „prämenstruelle Streitgespräche" und überschießende emotionale Reaktionen.)

Auch die Frage, wie wir zu uns und unserer Weiblichkeit stehen, sollten wir uns einmal stellen: Kannst du wirklich und aus ganzem Herzen Ja sagen zu deinem Frausein?

Auf einer stofflichen Ebene können natürlich ebenfalls mehrere Faktoren eine Rolle spielen, wenn wir unter einem prämenstruellen Syndrom und/oder einer schmerzhaften Menstruationsblutung leiden. Meist spielt ein Mangel an Progesteron beziehungsweise ein relativer Östrogenüberschuss eine Rolle. Und dieser hat, wie wir ja bereits gesehen haben, oft eine Belastung durch Umweltgifte zur Ursache. So habe ich schon erlebt, dass Frauen, die für eine Schwermetallausleitung in meine Praxis kamen, überrascht davon berichteten, dass während der Ausleitungstherapie auch ihre Menstruationskrämpfe verschwanden, unter denen sie seit ihrer Jugend litten, und sich ihr Menstruationszyklus glücklicherweise ebenfalls stabilisierte.

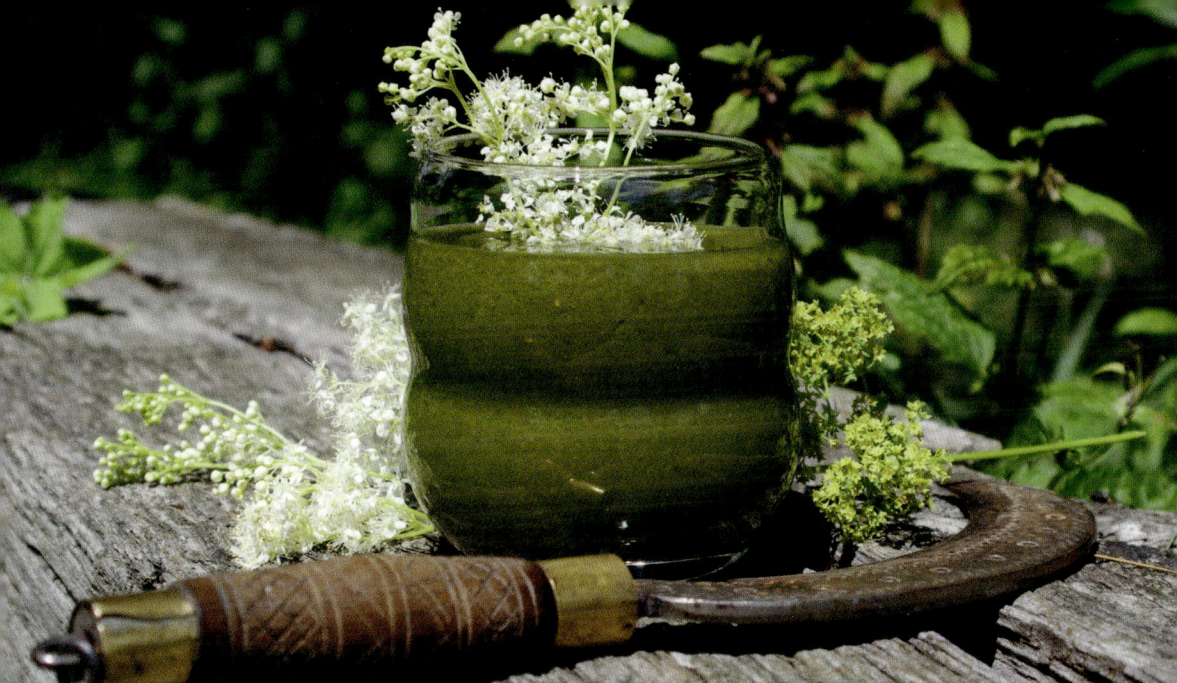

Diese Pflanzen stillen sanft den Schmerz.

Ein weiterer Faktor, der bei zahlreichen Zyklusanomalien eine Rolle zu spielen scheint, ist die Belastung durch Strahlungen, aber auch durch Licht: In einer Studie mit 2000 Frauen konnte gezeigt werden, dass sich allein durch die Einwirkung von Licht deren Zyklus stabilisierte. Wenn du dies ausprobieren möchtest, schlafe drei Nächte mit einem kleinen Licht und während des restlichen Zyklus bei völliger Dunkelheit. Wenn du das über ein paar Zyklen praktizierst, stellt sich in den Nächten mit Licht der Eisprung ein (Quelle: Susun S. Weed „Brustgesundheit").

Was es umgekehrt für unser hormonelles Gleichgewicht bedeutet, dass wir unter einer regelrechten „Lichtverschmutzung" leiden und rund um die Uhr mit Licht aus künstlichen Quellen konfrontiert sind, liegt wohl auf der Hand: Einmal mehr haben wir den Kontakt zum natürlichen Rhythmus verloren.

Von einer Forschung nach den individuellen Ursachen von Menstruationsschmerzen und einer längerfristigen Behandlung abgesehen, die vor diesen Hintergründen sinnvoll erscheinen dürfte, können wir natürlich auch kurzfristig etwas tun, wenn wir bereits unter Schmerzen leiden. Der Smoothie *Die besten Tage* hält hierfür einige wunderbare und schmackhafte Geschenke aus der Pflanzenwelt bereit.

Die Wirkungsweise

Schmerzstillend, krampflösend, hormonell ausgleichend, die Menstruationsblutung regulierend/aktivierend, klärend und balancierend

Irony
Hilft bei Eisenmangel

Zutaten

Saft von 2 Orangen

6 Brennnesselspitzen

1 TL Weizengras (Pulver, getrocknet – alternativ 1 Handvoll frisches Weizengras)

½ Handvoll Vogelmiere

½ Handvoll Franzosenkraut

1 Prise Bertrampulver

2 TL Kokosflocken

etwas Honig bei Bedarf

Wasser nach Bedarf: (Edelsteinwasser: Rosenquarz, Rubin, Heliotrop, Hämatit)

Ein ausgeprägter Eisenmangel zeigt sich in Blässe, starker Müdigkeit und Schwäche, Kurzatmigkeit, Konzentrationsstörungen und anderem – und natürlich erfordert er eine sorgfältige Abklärung der Ursachen. Diese können vielfältiger Natur sein.

Manchmal wird einfach nicht genügend Eisen mit der Nahrung aufgenommen. Dass eine rein vegetarische Ernährung einen Eisenmangel begünstige und Vegetarierinnen immer zusätzliche Eisenpräparate einnehmen sollten, ist jedoch ein Ammenmärchen, was sich in der Praxis nicht halten lässt – im Gegenteil: Grüne Pflanzen enthalten hochwertiges Eisen, welches der Körper viel leichter verwerten kann als das in Fleisch enthaltene.

Es gibt allerdings sogenannte „Eisenräuber": Gerbsäuren (zum Beispiel in Kaffee und schwarzem Tee), aber auch die in vielen grünen Gemüsen vorhandene Oxalsäure zählen dazu. Vitamin C wiederum begünstigt die Aufnahme von Eisen ins Blut.

Mitunter liegt auch eine Eisenverwertungsstörung vor, das heißt, es wird zwar genügend Eisen mit der Nahrung aufgenommen – der Körper kann dies jedoch aus unterschiedlichen Gründen nicht aufnehmen. Auch chronisch schleichende Blutungen im Verdauungstrakt müssen diagnostisch ausgeschlossen werden.

Die häufigste Ursache von Eisenmangel bei uns Frauen ist jedoch eine verstärkte oder verlängerte Menstruationsblutung.

Auch hier steht natürlich an erster Stelle die Forschung nach den Ursachen für die Blutungsanomalie. Wenn beispielsweise Myome, Polypen oder eine Endometriose dahinterstecken, hilft es selbstverständlich nicht, deine Eisenspeicher mithilfe des Smoothies einfach wieder aufzufüllen, sondern zugleich müssen die Ursachen behandelt werden. Hier spielen die Hormone und deren Gleichgewicht eine große Rolle. Und es ist immer auch interessant, sich die Lebensthemen anzuschauen, die hinter solchen Prozessen stehen können. Was fordert hier Raum und möchte gesehen werden?

Oft fehlt es gerade dann an Eisen, wenn es ein wenig an Bodenhaftung fehlt, doch gibt es auch Phasen im Leben, während derer dies ganz physiologisch bedingt ist, zum Beispiel in der Schwangerschaft. Ein wenig befreit von der Erdenschwere, tritt mehr das Intuitive und Feinsinnige in den Vordergrund. Im träumerischen Spüren fällt es der werdenden Mutter viel leichter, mit ihrem Kind in Verbindung zu treten, welches noch stark in der geistigen Welt verwurzelt und weniger im Körper angekommen ist. In vielen Kulturen heißt es sogar, dass Eisen die Geistwesen vertreibe. Um die Pflanzengeister nicht zu verscheuchen, werden

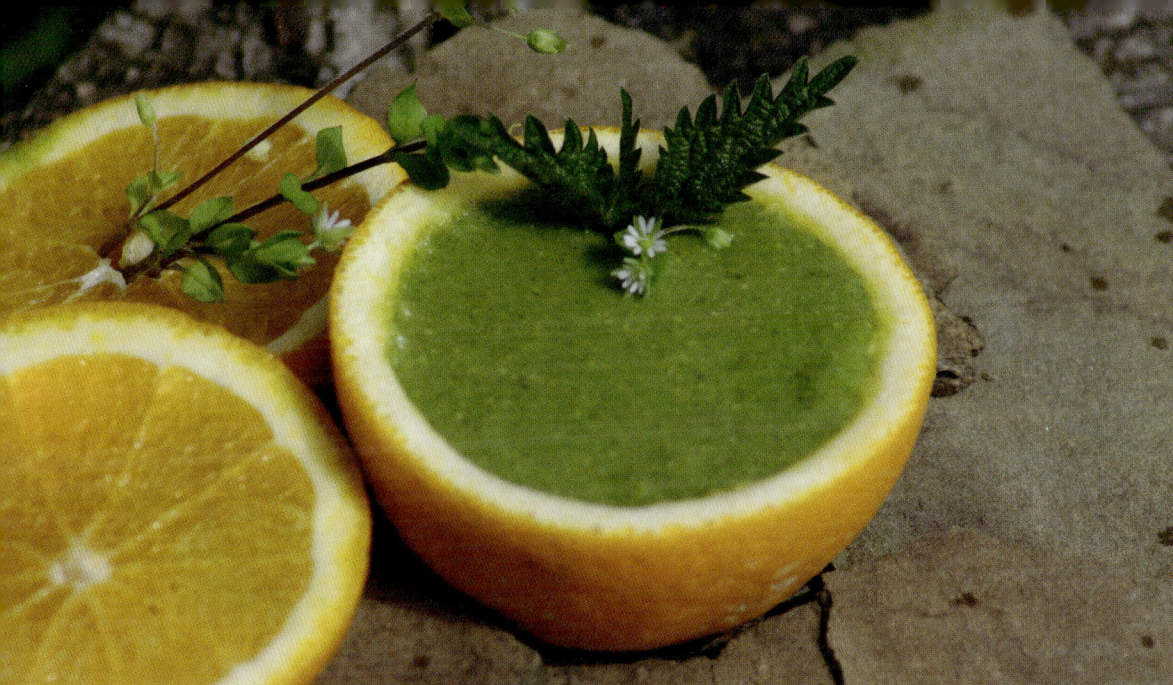

Fülle deine Eisenspeicher mit diesem Smoothie auf!

traditionell die Pflanzen nicht mit Eisen geschnitten oder gegraben. In Nepal werden alte Eisennägel in die Böden geschlagen, um einen Spuk im Haus zu beenden, und auch in unserem Kulturkreis gibt es ähnliche Bräuche.

Nichtsdestotrotz benötigt eine schwangere Frau laut gängiger Lehrmeinung ungefähr die sechsfache Menge an Eisen im Vergleich zu einer nicht Schwangeren; ihr Blutvolumen erhöht sich um ein Drittel.

In anderen Lebensphasen wiederum kann ein Mangel an Eisen ein Hinweis sein, dass es an Erdung fehlt, dass anstehende Schritte im Leben vielleicht (noch) nicht angegangen wurden oder die Verantwortung hierfür nicht übernommen werden will.

Wenn du herausgefunden hast, woher der Eisenmangel rührt, und mögliche Ursachen ausschließen kannst, sie bearbeitest beziehungsweise behandelst, kannst du parallel dazu mit dem Eisen-Smoothie zügig deine Speicher mit leicht verfügbarem Eisen auffüllen. Um zugleich die Aufnahme und Verwertung des Metalls zu verbessern, kannst du dem Smoothie *Irony* Eisen in homöopathischer Form (z.B. 5 Tabletten Schüßler-Salz Nr. 3 – Ferrum phosphoricum) sowie Vitamin C (z.B. reichlich in der Vogelmiere) hinzufügen.

Die Wirkungsweise

Die Eisenaufnahme verbessernd, Eisensubstitution ohne Nebenwirkungen, den Blutverlust ausgleichend, erdend und energetisierend

Smoothies in der Schwangerschaft

Du bist schwanger! Welch ein großartiges Geschenk, eine Hymne an das Leben! Und für dich die Möglichkeit, einzutreten in ein zutiefst weibliches Mysterium, anzuknüpfen an ein Band mit all den anderen Frauen, welches sich verliert im Dunkel der Zeiten. In vielen matriarchalen Kulturen (und solchen, die den Einfluss des Matriarchats nicht vollständig ausgemerzt haben) wurden und werden schwangere Frauen wie Heilige verehrt. Auch die Göttinnenskulpturen unserer AhnInnen tragen als Inbegriff der Fruchtbarkeit und Fülle zumeist die Leibesfrucht in ihren runden Bäuchen und öffnen weit ihren Schoß, der den Ursprung allen irdischen Lebens darstellt.

Du hast nun die Möglichkeit, dich ganz bewusst zu verbinden mit dieser urweiblichen Kraft, aus der alles Leben erwächst, und dich in eine neue Ebene des Frauseins, der Partnerschaft und in die Elternschaft zu initiieren.

Es ist wundervoll, wenn du dir die Zeit und den Raum nehmen kannst, den Veränderungen, die nun in deinem Körper und auf allen Ebenen des Seins geschehen, zu lauschen, in Fühlung mit deinem Kind zu sein. Wenn du dies gemeinsam mit einem Partner erleben darfst, umso besser.

Mach dir spätestens jetzt bewusst, wie viele Erwartungen und Vorstellungen du in dir trägst – davon, wie Schwangerschaft und Geburt sein *sollen.* Vielleicht gibt es auch Sorgen und Ängste. Diese Vorstellungen stehen vielleicht zwischen dir und der Unmittelbarkeit dieser wundervollen Erfahrung. Es ist ein wenig so, als hättest du ein Bild auf dein Fenster geklebt. Statt nun aus dem Fenster in die Weite zu schauen, betrachtest du das Bild und bist nicht mehr offen für die Wahrnehmung dieses Augenblicks. Vielleicht verwechselst du das Bild sogar manchmal mit dem Blick aus dem Fenster und *meinst,* du würdest nach draußen schauen. Das ist überhaupt kein Drama, sondern ganz menschlich. Weiche den Vorstellungen, den Bildern und auch den Ängsten nicht aus (indem du nun alle Bilder von deinem Fenster abreißt), sondern sei einmal im Versuch, all dies wahrzunehmen und als Teil dieser Erfahrung anzunehmen – wissend, dass auch die Vorstellungen und Empfindungen Teil eines kollektiven Erbes sind. In der Wahrnehmung einer Vorstellung als Vorstellung löst sich diese auf und gibt Raum für deine Wirklichkeit. Diese ist sehr unmittelbar und oft vollkommen anders als alles, was du dir ausgemalt hast. Nun öffnet sich dir ein Tor – zu deinem eigenen, innersten Wesen und zum Wesen deines Kindes. Nun bist du bedingungslos anwesend mit allem, was ist – bereit, dich wirklich einzulassen auf die Erfahrung des Schwanger-Seins. Und nun hast du einen unmittelbaren Zugang zu deiner ureigenen Körperweisheit.

Wahrscheinlich wirst du nun von vielen Seiten zu hören bekommen, auf was du in der Schwangerschaft achten solltest, was du nun nicht mehr darfst, was du tun „musst" etc. Nimm guten Rat an, doch lass dich nicht verunsichern. Du weißt und fühlst, was du und dein Kind nun brauchen.

Grünkraft für zwei
Schwangerschaftstonikum

Grüne Smoothies zu genießen, ist eine wunderbare Möglichkeit, dich und dein Kind mit all den Nährstoffen zu versorgen, die ihr jetzt braucht:

Dein Körper braucht zum Beispiel ein Vielfaches an Eisen und um 100 Prozent mehr Folsäure als vor der Schwangerschaft. Das Wort „Folsäure" leitet sich vom lateinischen „folium" ab, das bedeutet „Blatt" und ist schon ein Hinweis darauf, in welchen Lebensmitteln sich der höchste Folsäuregehalt findet: in den grünen Blättern unserer Smoothie-Kräuter.

Allgemein ist der Bedarf an Vitaminen und Mineralien nun im Vergleich zu Nichtschwangeren um circa ein Drittel erhöht, vor allem der von Zink und B-Vitaminen. Auch diese Vitalstoffe nimmst du im Smoothie in bester Bioverfügbarkeit zu dir.

Weiterhin brauchst du ungesättigte Fettsäuren, wie du sie in hochwertigen Pflanzenölen, aber auch in Chiasamen, Nachtkerzensamen, Leinsamen, Hanfsamen oder Sesam findest. Diese senken das Risiko von Frühgeburten, regulieren deinen Hormonhaushalt und fördern die kindliche Entwicklung.

In sämtlichen grünen Blättern (vor allem in der Brennnessel) ist reichlich Vitamin K enthalten. Wenn du während der Schwangerschaft regelmäßig grüne Smoothies zu dir nimmst, braucht dein Kind nach der Geburt kein zusätzliches Vitamin K.

Es ist jedoch wichtig, nicht alle Vitamine über einen Kamm zu scheren und möglicherweise nach dem Motto „Viel hilft viel" in der Schwangerschaft zu konsumieren. Manche Vitamine (Vitamin A und D) können auch überdosiert werden und dann deinem Kind schaden oder zu Fehlgeburten führen.

Zutaten
- 1 Banane
- ½ Handvoll Apfelbeeren (frisch oder getrocknet und in etwas Wasser eingeweicht)
- ½ Handvoll Himbeeren (wenn möglich frisch, ggf. tiefgefroren)
- 6 Brennnesselspitzen
- 6 Himbeerblätter
- 6 Frauenmantelblätter
- 1 TL Gerstengraspulver
- 1 TL Mandelöl
- 1 TL Mandelmus
- 1 TL Leinmehl
- 1 Tasse Wasser (Edelsteinwasser: rote Koralle, Jade, Aprikosenachat)

Hinweis: Himbeerblätter erweichen den Muttermund, weswegen ihr Genuss die Geburt vorbereitend ab dem dritten Trimenon empfohlen wird. Wegen dieser Wirkung raten manche Hebammen vor diesem Zeitpunkt davon ab. Ich habe jedoch gute Erfahrungen damit gemacht und schätze die tonisierende Wirkung und den hohen Gehalt an Vitamin E. Auch bei Hautjucken in der Schwangerschaft haben sich die Himbeerblätter bewährt. Bei Unsicherheit befrage deine Hebamme.

Die Wirkungsweise
Nährstoffversorgung von Mutter und Kind, Vorbeugung von Mangelerscheinungen und Erschöpfung, ein gesundes Wachstum des Kindes begünstigend

Magenfreund
Hilft bei Übelkeit

Zutaten

½ Apfel

3 TL Berberitzenfrüchte, getrocknet und in wenig Wasser eingeweicht

1 Stück Ingwer, nach Geschmack (ca. 2 x 1 cm des Rhizoms)

1 Handvoll Minze (Blätter und ggf. Blüten)

3 Frauenmantelblätter

1 TL Mandelmus oder 8 geschälte Mandeln

Wasser nach Bedarf (Edelsteinwasser: Bergkristall)

Bei nahezu 50 Prozent der schwangeren Frauen kommt es vor allem im ersten Schwangerschafts-Trimenon zu morgendlicher Übelkeit mit oder ohne Erbrechen. Doch wie so oft gibt es nicht die *eine* Ursache, die allen Frauen gemeinsam ist, sondern in der Regel handelt es sich um ein multifaktorielles Geschehen.

Ein Kind zu empfangen und ihm den Weg in diese Welt zu bereiten, ist ein Wunder und zugleich die natürlichste Sache der Welt. Doch zunächst muss sich dein Körper auf diesen Prozess vorbereiten und leitet mittels hormoneller Steuerung zahlreiche Veränderungen ein. In dieser Umstellungsphase kann es dann zu besagter Übelkeit bis hin zum (exzessiven) Erbrechen kommen.

Dennoch ist sich die Medizin nicht einig, ob der Anstieg des Schwangerschaftshormons (HCG) für die Übelkeit verantwortlich ist und/oder Stoffwechselprodukte des Kindes, eine Unterzuckerung, ein Mangel an Vitamin B_6 oder weitere Faktoren.

Und natürlich spielen nicht nur die Veränderungen deines Körpers eine Rolle. So sehr du dir auch ein Kind wünschen magst, so bedeutet dies auf allen Ebenen deines Lebens eine große Veränderung – und Veränderungen, so willkommen sie sein mögen – machen uns immer auch ein wenig Angst, bedeuten sie doch auch ein Wagnis, den Schritt in ein unbekanntes Neues – und stellen das Gewohnte, Vertraute, vermeintlich Sichere erst einmal auf den Kopf. Wenn wir uns diese Empfindungen nicht zugestehen, uns unseren eigenen und den gesellschaftlichen Ansprüchen gehorchend uneingeschränkte Fröhlichkeit und (Vor-)Freude abverlangen und dabei weiterhin im Job unseren Mann stehen, zeigt uns mitunter unser Körper, dass er um einiges weiser ist als unser Ego. Wenn wir uns entfernen von unserer ureigenen Weisheit, wenn wir unsere urweibliche Kraft verneinen und uns unsere Empfindungen nicht erlauben; wenn wir weiterhetzen statt innehaltend dem Wunder des Lebens und dem Wesen, welches da zu uns kommen mag, zu lauschen, dann signalisiert uns unser Körper recht bald, wie er das findet: in diesem Fall „zum Kotzen".

Es hat sich gezeigt, dass Frauen, die ihre Weiblichkeit nicht uneingeschränkt leben (können), häufiger an morgendlicher Übelkeit in der Frühschwangerschaft leiden. Ob sie nun in einer Opferrolle durch patriarchale Strukturen gefangen

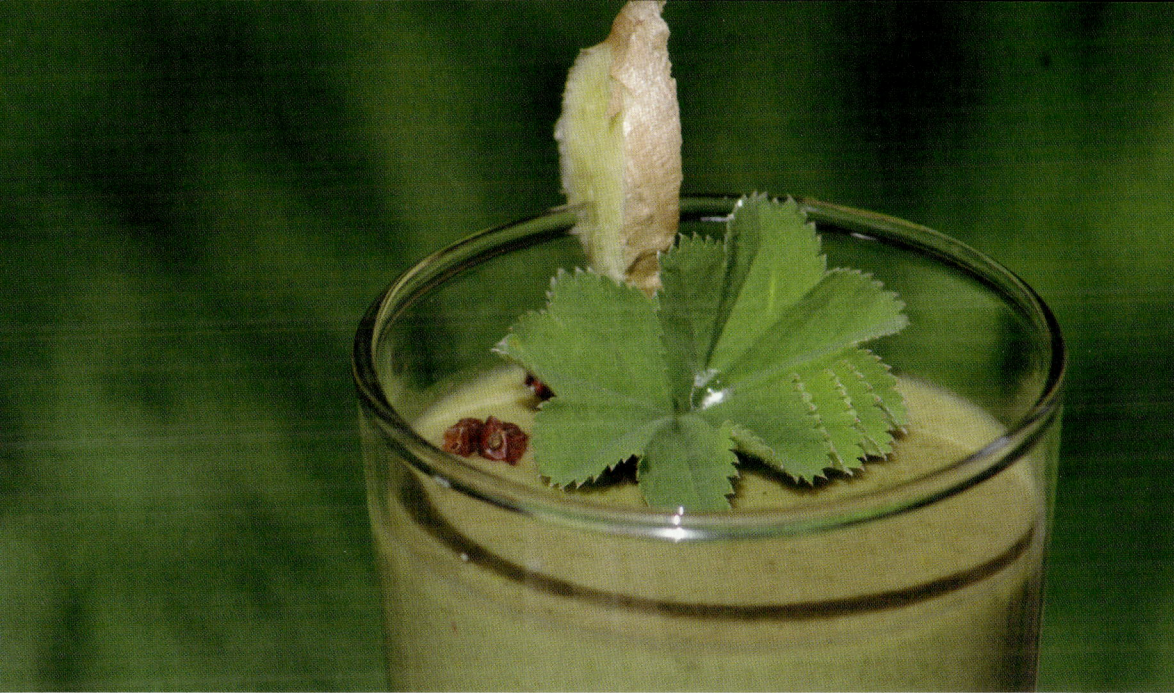

Der Ingwer mildert nicht nur die Übelkeit, er ist außerdem verdauungsfördernd.

sind oder selbst in ausgeprägtem Maße in Job und Gesellschaft „ihren Mann stehen", ob nun einfach kein Raum zum Innehalten vorhanden ist, Raum, sich weiblicher Rezeptivität und Kreativität uneingeschränkt hinzugeben – es gibt viele Gründe, unsere Weiblichkeit nicht in dem Maße zu leben, wie es unserer Natur entspricht.

In der Empfängnis eines Kindes feiert das Leben sich selbst, die Schwangerschaft ist dessen Hymne an die urweibliche Kraft – nimm dir die Zeit, diesem Lied zu lauschen und dich auf einer neuen Ebene ins Frausein zu initiieren. Und wenn du magst, leistet dir der *Magenfreund* dabei Gesellschaft.

Hinweis: Manche Hebammen sehen die Verwendung von Ingwer in der Schwangerschaft kritisch, da Ingwer mit seiner Wärme auch die Durchblutung des kleinen Beckens verstärkt. Bei Blutungen sowie Fehlgeburtsneigung sollte also kein Ingwer verwendet werden. Andererseits blickt Ingwer unter anderem in Indien auf eine lange Tradition in der Begleitung Schwangerer und speziell in der Behandlung von Übelkeit und Erbrechen zurück. Im Zweifelsfall befrage eine Hebamme, HeilpraktikerIn oder einen Arzt/eine Ärztin deines Vertrauens.

Die Wirkungsweise

Beugt morgendlicher Übelkeit (v.a. in der Frühschwangerschaft) sowie Erbrechen vor und behandelt diese; blutzuckerregulierend; den Säure-Basen-Haushalt regulierend

Feuerlöscher
Hilft bei Sodbrennen/Reflux

Zutaten

½ Apfel

1 EL Kartoffelsaft oder eine kleine Kartoffel mit Schale

6 Taubnesselspitzen mit Blüten

2 Malvenblüten und/oder -blätter

8 geschälte Mandeln

¼ TL Fenchelsamen (alternativ ½ Handvoll frische Blätter und Blüten)

½ Tasse Wasser (Edelsteinwasser; Bergkristall)

Vor allem in der zweiten Hälfte der Schwangerschaft leiden bis zu 70 Prozent der Frauen an Sodbrennen. Für die unangenehmen Symptome wie Brennen und Druck im Oberbauch, Kloßgefühl sowie Brennen im Hals ist das Zurückfließen von Nahrungsbrei mit Magensäure in die Speiseröhre verantwortlich.

Mit zunehmendem Wachstum deines Kindes und der Gebärmutter steigt der Druck auf die Bauchorgane; der Magen wird regelrecht nach oben geschoben. Das Hormon Progesteron, welches dafür sorgt, dass dein Kind in einer entspannten Gebärmutter sicher getragen wird und ab der 12. Schwangerschaftswoche in der Plazenta produziert wird, entspannt leider nicht nur die Muskeln der Gebärmutter, sondern auch den Schließmuskel zwischen Speiseröhre und Magen, sodass der Speisebrei ungehindert zurückfließen kann.

Weiterhin verlangsamt das Progesteron auch die Bewegung im Magen, die dafür sorgt, dass der Speisebrei weitertransportiert wird. Auf diese Weise wird der Verdauungsprozess insgesamt verlangsamt. Statt weniger, umfangreicher und schwerer Mahlzeiten, solltest du nun besser mehrere, kleinere Mahlzeiten zu dir nehmen. (Die eine oder andere Mahlzeit kann natürlich auch in Smoothie-Form genossen werden, z.B. *Grünkraft für zwei*, siehe Seite 55). Dies verhindert ein plötzliches Abfallen des Blutzuckerspiegels mit Heißhungerattacken und/oder Übelkeit. Mahlzeiten kurz vor dem Schlafengehen begünstigen den Rückfluss des Speisebreis in die Speiseröhre. Vorbeugend wirkt hier eine Schlafposition mit leicht erhöhtem Oberkörper in Linksseitenlage.

Solltest du dennoch unter Sodbrennen und dessen unangenehmen Begleiterscheinungen leiden, kann der *Feuerlöscher* Linderung bringen.

Die Wirkungsweise

Linderung von Sodbrennen, Schleimhautschutz, den Säure-Basen-Haushalt balancierend, überschüssige Säuren puffernd

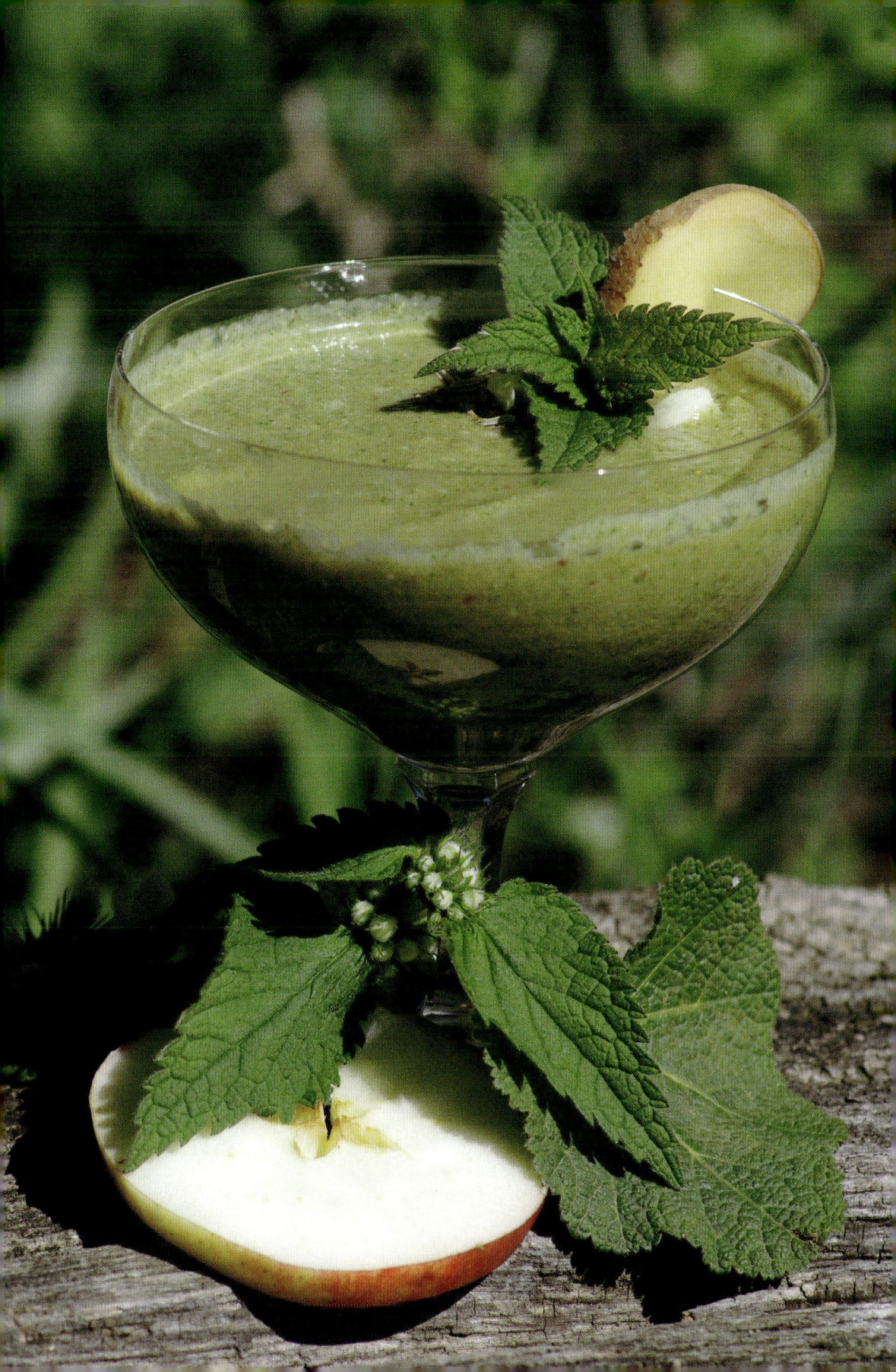

Aus Sandmännchens Beet
Hilft bei Schlafstörungen

Zutaten

1 Pfirsich

½ Banane

6 Zitronenmelissenspitzen

6 Kamillenblüten

1 Handvoll Lindenblüten

2 Baldrianblütendolden oder -blätter (je nach Jahreszeit)

1 TL grüner Hafer (pulverisiert) oder 1 Handvoll frisches Kraut (kurz vor der Blüte)

1 TL Leinmehl

Wasser nach Bedarf (Edelsteinwasser: Amethyst)

Vielleicht fällt es dir mit zunehmendem Bauchumfang schwer, die richtige Schlafposition zu finden. Ein- und Durchschlafstörungen in der Schwangerschaft können aber noch viele weitere Gründe haben. Die Schlaf- und Wachphasen deines Kindes sind im Vergleich zu deinen Zeiten kürzer, und so kann es sein, dass vor allem in der zweiten Schwangerschaftshälfte dein Kind nachts putzmunter ist und dich vom Schlafen abhält. Versuche, nicht dagegen anzukämpfen, sondern dies als Teil dieser wundervollen Erfahrung anzunehmen, dass in deinem Leib ein eigenständiges Menschenwesen wachsen darf. Leg deine Hand auf den Bauch und verbinde dich ganz bewusst mit deinem Kind. Eine sanfte Musik kann hilfreich sein. Wenn dein Kind bereits vertraut mit der Musik ist, kann diese auch nach der Geburt beim Einschlafen helfen.

Vielleicht leidest du zusätzlich unter nächtlichem Harndrang (siehe dazu auch das Thema „Ödeme" auf Seite 64), da deine Nieren nun Wasser aus dem Gewebe ausschwemmen und/oder dein Kind ein wenig auf deine Blase drückt. Sollten kreisende Gedanken oder Ängste dafür verantwortlich sein, können dir Entspannungstechniken und Meditation helfen, dich zu zentrieren und im wahrsten Sinne des Wortes in dir zu ruhen. Daran nehmen übrigens auch die Kinder gerne teil; sie lieben es besonders, wenn du Mantras rezitierst.

Das Wort „Mantra" stammt aus dem Sanskrit und leitet sich her aus den Worten „manat" (= Geist) und „trayati" (= Befreiung). Mantras sind Meditationsverse, die als Urklänge des Universums „gehört" wurden. Die Praxis, mithilfe von Mantras den Geist zu beruhigen und zu befreien, findet sich global in der Menschheitsgeschichte und ist nicht auf den indischen Subkontinent beschränkt, doch erfreut sie sich dort bis heute einer ungebrochenen, lebendigen Tradition. Die Rezitation eines Mantras kann dir helfen, deinen Geist zu klären und zu entspannen, die Vibration der Klangschwingung löst sanft Blockaden in deinem Körper und überträgt sich über das Fruchtwasser auf dein Kind.

Sollte dies nicht ausreichen, kann dir die Schlafmedikation *Aus Sandmännchens Beet* guttun.

Die Wirkungsweise

Das Ein- und Durchschlafen erleichternd, Stress und seine Auswirkungen mildernd, reizabschirmend, emotional stabilisierend

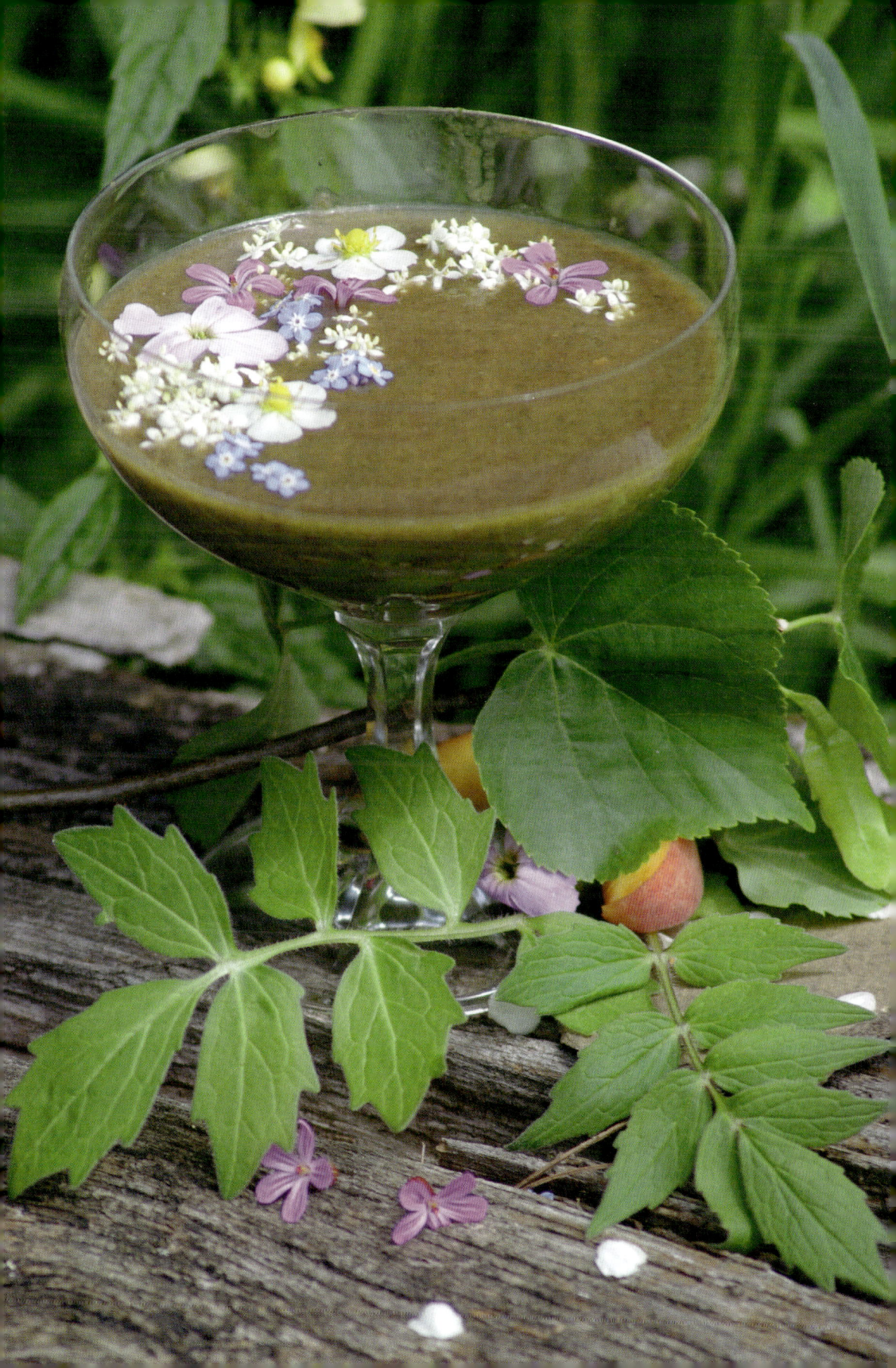

Pfad-Finderin
Hilft bei Verstopfung

Zutaten

4 Trockenpflaumen (über Nacht in 1 Tasse Wasser eingeweicht) incl. des Einweichwassers

1 Apfel

1 Handvoll Melde/Gänsefuß

1 Handvoll Vogelmiere

1 TL Flohsamen (über Nacht in der 10-fachen Menge Wasser eingeweicht)

das Mark einer Vanilleschote

Wasser nach Bedarf (Edelsteinwasser: Jaspis, Citrin)

Solltest du während deiner Schwangerschaft Probleme mit einer trägen Verdauung bis hin zu Verstopfung haben, bist du auch damit nicht allein, denn vielen schwangeren Frauen geht es wie dir. Das Progesteron bewirkt, dass die glatte Muskulatur deines Darmes sich entspannt, was zu einer herabgesetzten Darmperistaltik führt (das ist die Bewegung deines Darmes, die für den Weitertransport des Stuhls sorgt). Zudem drückt die wachsende Gebärmutter auch auf den Darm. Dein Stoffwechsel verändert sich ebenfalls, sodass dem Stuhl mehr Wasser entzogen und dieser fester wird. Solltest du außerdem Eisenpräparate einnehmen, können diese eine Verstopfung ebenfalls begünstigen. Doch neben den körperlichen Veränderungen kann es auch auf der Seelenebene zu Blockaden kommen. Du stehst an einem Wendepunkt in deinem Leben, welcher viele Geschenke für dich bereithält, doch auch Herausforderungen und Veränderungen mit sich bringt. Fällt es dir leicht, loszulassen, was vergangen ist? Macht dir Angst, was auf dich zukommt? Gibt es genügend Räume der Entspannung, die nur dir und deinem Kind gehören?

Nimm dir Zeit für dich und dein Kind. Achte auf eine ausreichende Trinkmenge guten Wassers und genügend Ballaststoffe in deiner Ernährung (beides liefern dir grüne Smoothies), sowie Bewegung – am besten an der frischen Luft (zum Beispiel zum Sammeln deiner Smoothie-Kräuter).

Sollte es dennoch zu Verstopfung und/oder festen Stühlen kommen, kann die *Pfad-Finderin* deiner Verdauung wieder auf die Sprünge helfen und damit auch der Entstehung von Hämorrhoiden und schmerzhaften Analfissuren vorbeugen.

Intensive, abführende Maßnahmen solltest du in der Schwangerschaft vermeiden, da heftige Darmkrämpfe auch Gebärmutterkontraktionen auslösen können. Achte also einmal mehr auf deinen Körper und dessen Reaktionen. Solltest du empfindlich auf die Wirkung von Wildkräutern reagieren, modifiziere die Rezeptur nach deinen Bedürfnissen. Sollte dein Darm zu stark auf die Pflaumen reagieren, nimm eventuell nur das Einweichwasser. Wenn du Milchzucker gut verträgst, kannst du deinem Smoothie ½ TL davon hinzufügen; er dient deinen Darmbakterien als Nahrung und unterstützt auf diese Weise die Verdauung.

Die Wirkungsweise

Die Verdauung fördernd, die Darmperistaltik verbessernd, stoffwechselaktivierend, sanft abführend

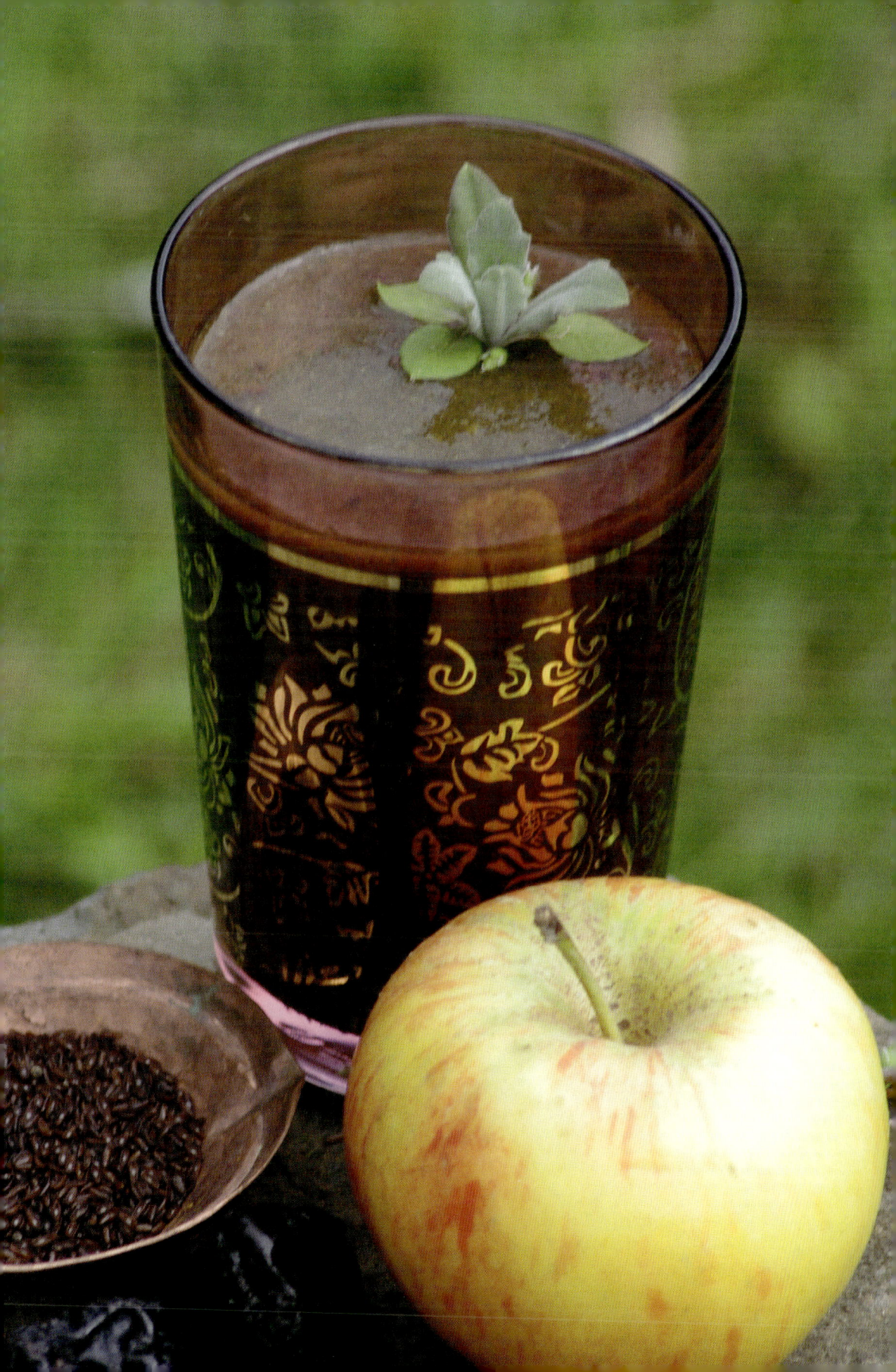

Im Fluss des Lebens
Hilft bei Ödemen

Zutaten

½ Gurke

¼ Avocado

8 Birkenblätter

8 Brennnesselspitzen

2 Löwenzahnblätter

1–2 TL Sesam, gemahlen oder Tahin

1 Prise Ur-Salz (ohne Zusätze, wie Jod oder Fluor!)

1 Tasse Reismilch

Im letzten Schwangerschaftsdrittel leiden viele Frauen unter geschwollenen Füßen und Händen. Der Körper hält nun mehr Wasser zurück und lagert dies ein. Durch den wachsenden Umfang der Gebärmutter kann diese den Fluss von Blut und Lymphe sowie die Arbeit der Nieren behindern. Bemerkbar machen sich die Wassereinlagerungen meist zuerst – bedingt durch die Schwerkraft – in den Füßen. Plötzlich sind die Schuhe etwas eng, die Strümpfe schneiden ein, und die Beine fühlen sich besonders abends schwer an. Solltest du unter diesen Symptomen leiden, ist dies zunächst einmal kein Grund zur Beunruhigung. Gönne dir genügend Ruhepausen im Tagesverlauf, in denen du die Beine (ggf. mit einem kühlen Quarkwickel) hochlagerst. Gehe spazieren, praktiziere Yogaübungen und gib dich dem Fluss des Lebens und den Botschaften der Pflanzen hin, die diesen wieder ins Fließen bringen, wo er vielleicht ein wenig stagniert.

Lausche der Weisheit deines Körpers; er sagt dir, wann es Zeit ist, innezuhalten und dich ganz dir selbst, deiner Schwangerschaft und deinem Kind zu widmen. Nun ist nicht die Zeit zu funktionieren. Du bist schwanger und tauchst ein in eine zutiefst weibliche Erfahrung. In der Schwesternschaft mit all jenen, die vor dir waren und die mit dir sind, erhältst du die Chance, dir einer wesentlichen, urweiblichen Qualität gewahr zu sein: mit dem Leben zu fließen. Weder aktives Tun noch Wollen steuert diesen Fluss, sondern die Hingabe an das Leben selbst. Daraus erwächst eine ungeheure Spontaneität, Kreativität, Lebendigkeit, Intuition, Entspannung, sowie Nähe zu dir selbst und deinem Kind.

Eine Frau, die mit sich im Reinen ist, ihre Weiblichkeit lebt und sich der Freude auf ihr Kind hingibt, ohne all die anderen Empfindungen auszuklammern, leidet vermutlich seltener unter Schwangerschaftsbeschwerden wie Ödemen und deren Folgen. Auch eine gesunde, ausgewogene Ernährung spielt natürlich in diesem Zusammenhang eine Rolle. Wenn du in Fühlung mit dir und deinem Körper bist, wirst du wissen, was du brauchst, und intuitiv zu den richtigen Lebensmitteln und Pflanzen für deinen Smoothie greifen.

Vor allem ein Mangel an Kalzium und Kalium wird für die Entstehung von Ödemen mitverantwortlich gemacht. Im Smoothie liefert insbesondere der Löwenzahn beides, während er zugleich sowohl die Leber als auch die Nieren in ihrer Arbeit unterstützt, während die anderen Pflanzen besonders die Ausschwemmung des überschüssigen Wassers aus dem Körper fördern und harntreibend wirken. Während über lange Zeit empfohlen wurde, generell und insbesondere bei Ödemneigung salzarm zu essen, empfehlen Hebammen in neuerer Zeit den Genuss von Salz zur Ausleitung (auf 80 kg Körpergewicht 1 TL). Auch eiweißreiches Essen soll helfen.

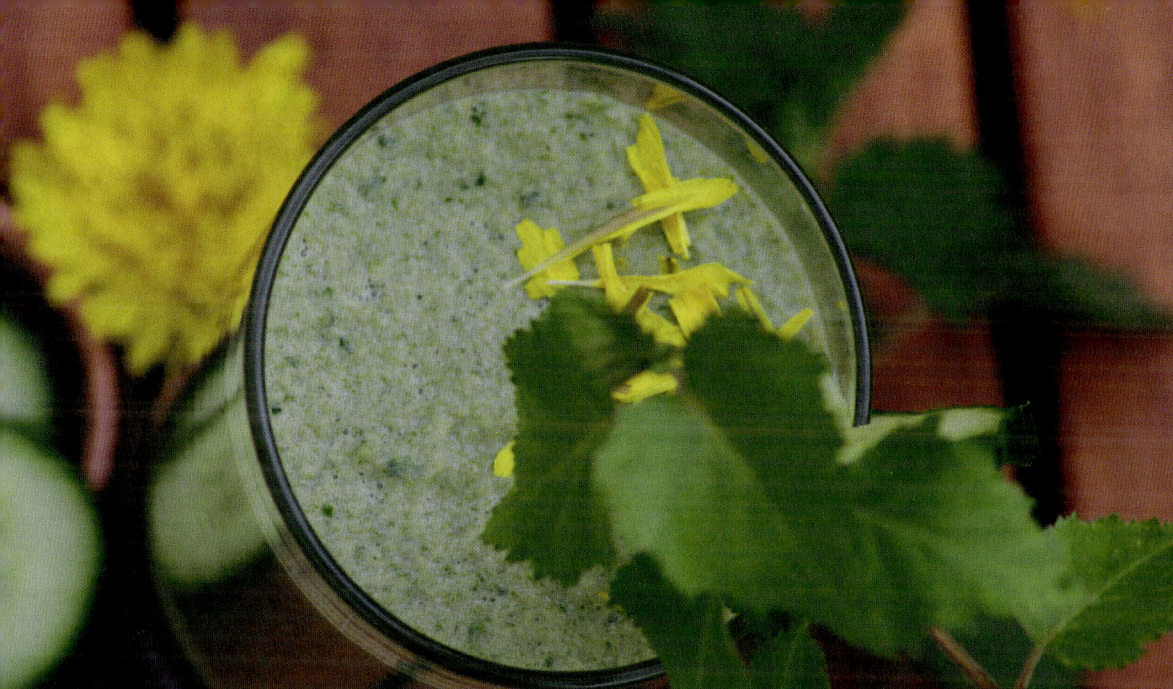

Mit dem Leben fließen ... Ödeme ausschwemmen

Da solch ausschwemmende Pflanzen zugleich die Ausscheidung von Kalium fördern, sollte dieses ausreichend zugeführt werden. Kaliumreiche Lebensmittel sind (neben dem bereits genannten Löwenzahn) Bananen, Wassermelonen, Gurken, Avocados, Gerste, Äpfel u.a.

Hinweise: Sollten die genannten Maßnahmen keine Linderung bringen und/oder zusätzlich zu den Wassereinlagerungen dein Blutdruck in die Höhe gehen (diastolischer Wert über 90 mmHg), wende dich unbedingt an eine erfahrene Hebamme, HeilpraktikerIn oder einen Arzt/eine Ärztin. Auch Eiweiß im Urin kann im Zusammenhang mit den oben genannten Symptomen ein Hinweis auf eine Schwangerschaftsgestose sein. Gestosen stellen die häufigste Ursache für Frühgeburten dar und bedürfen unbedingt einer fachkundigen Behandlung!

Sollte hinter den Ödemen eine Herz- oder Nierenschwäche als Ursache vorliegen, sollte dieser Smoothie **nicht** genossen werden! Durch die diuretisch wirksamen Heilpflanzen (Gurke, Birkenblätter, Brennnessel und Reis) kommt es dann zu einer zusätzlichen Volumenbelastung der genannten Organe. Hier empfiehlt dir deine Hebamme, HeilpraktikerIn oder dein Arzt/deine Ärztin andere Pflanzen (z.B. Weißdorn).

Die Wirkungsweise

Wasseransammlungen aus dem Gewebe ausschwemmend, die Harnausscheidung anregend

Smoothies für die Geburt

Endlich ist es so weit! Der Geburtstermin naht … Du hast dich und dein Kind nun wahrscheinlich gut auf die Geburt vorbereitet, hast Kurse besucht und dich informiert. Vielleicht hast du eine klare Vorstellung davon, wie die Geburt aussehen soll … Das ist ganz wundervoll und wichtig. Es ist Teil eines ganzheitlichen Geburtsprozesses, der alle Ebenen des Seins umfasst. Und doch ist nun die Zeit gekommen, all die Erwartungen, die aus diesem Prozess entstanden sind, loszulassen. Die Geburt wird garantiert anders sein als alles, was du dir vorgestellt hast. Und das ist auch gut so, versuchen wir doch in viel zu vielen Bereichen unseres Lebens, die Natur zu kontrollieren und zu reglementieren.

Vielleicht wollen sich aber nun die Wehen nicht so recht einstellen? Oder sie haben begonnen und dann wieder nachgelassen?

Vertraue dir und deinem Kind! Wenn du am errechneten Termin angekommen bist, heißt das noch gar nichts, denn ihr beide habt euer ganz eigenes Tempo (und das lässt sich nicht errechnen, wohl aber von dir erfühlen). Vertraue deinem Körper und dem Fluss eures gemeinsamen Lebens. Im Vertrauen wird es dir und deinem Kind leichtfallen, loszulassen.

Wenn dein Muttermund bereits reif für die Geburt ist (er ist dann weich und geöffnet) und dein Kind sich in die richtige Position begeben hat, die Wehen sich aber immer noch nicht so recht einstellen wollen, mach dir keinen Druck, sondern genieße lieber einen Smoothie.

Mit diesem Smoothie steht dir Artemisia selbst zur Seite.

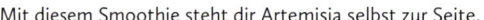

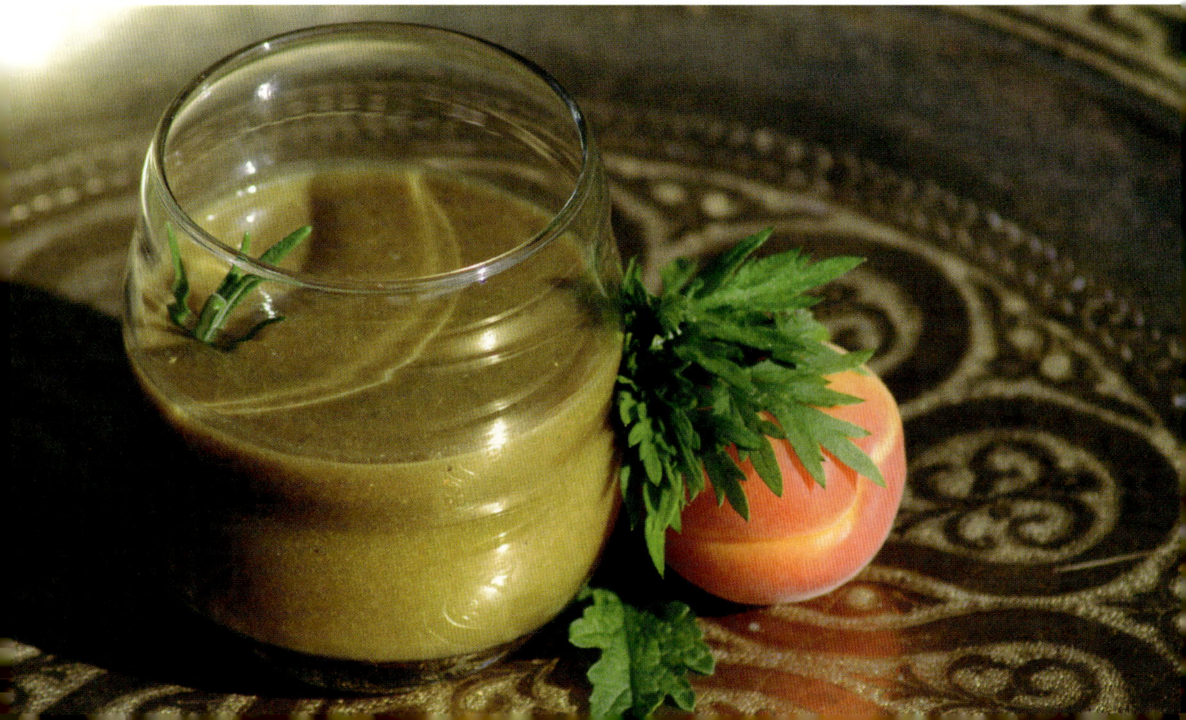

Die perfekte Welle
Hilft bei Wehenschwäche

Wenn dein Partner bei dir ist, gib dich genussvoll eurem Zusammensein hin. Dadurch – besonders durch die Stimulation deiner Brustwarzen – wird das „Kuschel- und Bindungshormon" Oxytocin im Hypothalamus ausgeschüttet (Singen und Tönen bewirkt dies übrigens auch). Unter der Geburt ist dieses Hormon für die Wehen wichtig (Achtung: Der sogenannte „Wehentropf" enthält ebenfalls Oxytocin – allerdings in synthetischer Form. Manche Naturheilkundler und Hebammen sind der Ansicht, dass dessen Einsatz die körpereigene Oxytocin-Produktion blockiert und sich negativ auf die Mutter-Kind-Bindung auswirkt).

Wenn das Kind schließlich nach der Geburt an der mütterlichen Brust nuckelt, wird ebenfalls Oxytocin ausgeschüttet, welches nicht nur die Bindung zwischen Mutter und Kind verstärkt und tiefe Gefühle der Liebe in uns erweckt, sondern auch die Austreibung der Nachgeburt erleichtert. Vor der Geburt empfehlen Hebammen aus demselben Grund die Stimulation der Brustwarzen.

Wenn du deinen Partner küsst, nimmst du damit über Reflexzonen Einfluss auf deinen Muttermund. Erregt und stimuliert dich das sexuell – umso besser: Dein Körper produziert nun Gewebshormone, die sogenannten Prostaglandine, die wehenauslösend wirken. Das männliche Sperma enthält übrigens ebenfalls Prostaglandine – und weil dies die schönere Alternative zu Vaginalzäpfchen oder -gels mit synthetischen Prostaglandinen ist – spricht nun (sollte die Fruchtblase noch intakt sein) nichts dagegen, mit deinem Partner zu schlafen (Quelle: Ingeborg Stadelmann „Die Hebammensprechstunde").

Zutaten

4 Aprikosen

6 Eisenkrautblättchen (falls vorhanden auch 4 Blüten)

30 Nadeln eines Rosmarinzweiges

8 Beifußblätter (alternativ: 1 Handvoll Beifußblätter mit Blüten)

jeweils eine Prise Nelke, Zimt Kardamom (gemahlen)

1 TL Leinmehl

1 TL Rosenhydrolat

Wasser nach Bedarf (Edelsteinwasser: rote Koralle, Moosachat)

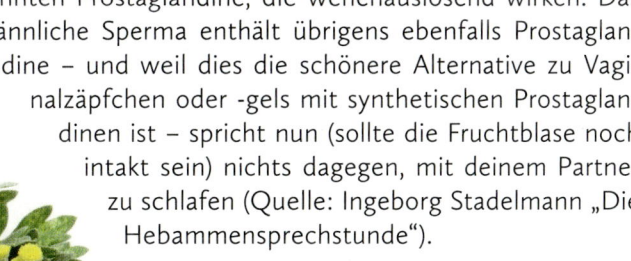

Hinweis: Unter Begleitung einer erfahrenen Hebamme kann dem Smoothie 1 Teelöffel Rhizinusöl beigefügt werden.

Die Wirkungsweise
Löst Gebärmutterkontraktionen aus, verstärkt und rhythmisiert diese, öffnet den Geburtsschoß

Ginger High
Hilft bei Erschöpfung

Zutaten

1 Stück Ingwer (ca. 2 x 1 cm des Rhizoms)

1 TL Honig

Saft einer ½ Zitrone

etwas geriebene Zitronenschale (bio)

7 junge Fichtentriebe

1 TL Weizengraspulver

ca. 100 ml Wasser (Edelsteinwasser: Carneol, Bergkristall)

Jede Geburt ist einzigartig! Und auch bei bester Vorbereitung ist sie in ihrem Verlauf nicht vollständig planbar. Einmal mehr ist es gut, sich vorher ganz bewusst auf das, was kommt, einzustimmen ... und dann alle Vorstellungen davon, wie es sein sollte, loszulassen.

Wenn es dann endlich so weit ist, gibt es kein Zurück, keine Möglichkeit, die Geburt auf einen anderen Zeitpunkt zu verschieben. Wie gerne haben wir in unserem Leben alles unter Kontrolle; nun ist der Moment gekommen, auch diese loszulassen.

Es kann mitunter überwältigend erscheinen – und doch: Du hast viel mehr Kraft als du glaubst! Unzählige Frauen haben vermutlich an einem gewissen Punkt gemeint, nicht mehr weitergehen zu können und doch am Ende glücklich ihr Kind in den Armen gehalten – all die Anstrengungen und Schmerzen waren vergessen.

Unter der Geburt gibt es kein Gestern und auch kein Gleich, sondern du tauchst zutiefst ein in den gegenwärtigen Moment. Eine andere Wirklichkeit gibt es nicht. Die Mechanismen, mit denen du dich im Alltag mitunter betäubst und ablenkst von der Gegenwart, greifen nun nicht mehr. Das ist manchmal schwer auszuhalten, doch zugleich ein großes Geschenk. Durch diese Erfahrung hindurchzugehen, kann dir ganz neue Dimensionen deines Daseins eröffnen und Vertrauen schenken in die Kraft und Macht der Natur, in deinen Körper und in das Leben selbst.

Solltest du das Gefühl haben, dass deine Kraft dich verlässt, und solltest du sehr erschöpft sein, so schenke dir und deinem Kind neue Energie mit diesem Kraftgetränk. (Hier handelt es sich nicht um einen Smoothie im engeren Sinn, da die Konsistenz dieses Powerdrinks sehr viel flüssiger ist. Er ist deswegen bewusst „leicht" gehalten, da dir möglicherweise nicht nach mehr „Substanz" zumute ist.)

Hinweise: Da Ingwer die Durchblutung des kleinen Beckens steigert, kann er die Nachblutungen verstärken. Fichtentriebe gelten seit alters her als Stärkungsmittel, werden volksheilkundlich aber auch zur Förderung der Wehen eingesetzt. Wenn dieser Smoothie bereits während der Schwangerschaft für mehr Energie genossen wird, unbedingt die Fichtentriebe weglassen!

Die Wirkungsweise

Schenkt neue, frische Energie; Bündelung von Kraft; Verbesserung der Durchblutung und Sauerstoffversorgung; wehenerregend, schmerzlindernd

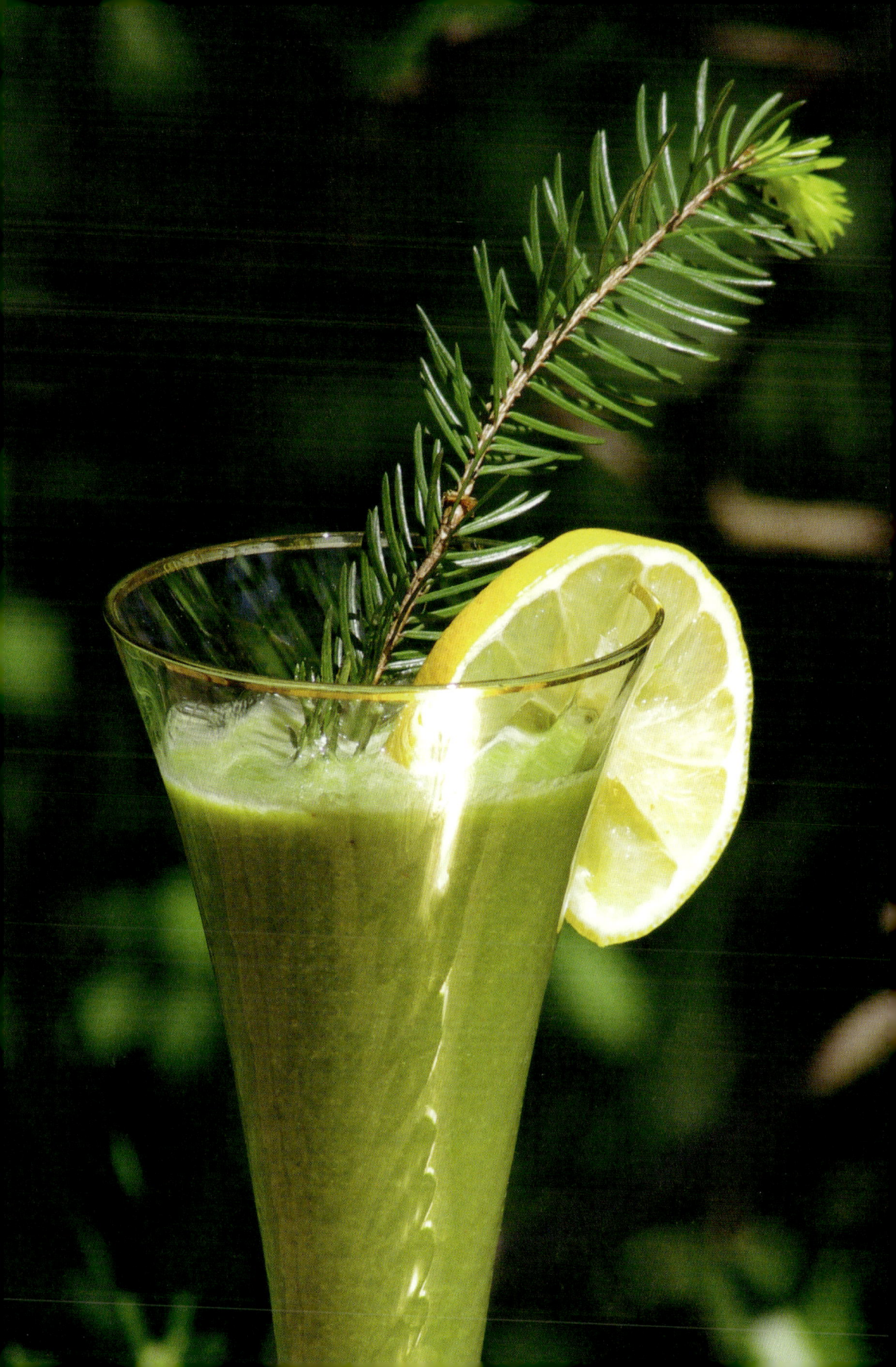

Smoothies für Wochenbett und Stillzeit

Unmittelbar nach der Geburt beginnt die Zeit des Wochenbetts; das Frühwochenbett dauert circa zehn Tage. Dein Körper regeneriert sich, die Gebärmutter bildet sich zurück, die Geburtswunden heilen ... Es ist unabdingbar, dir in diesen ersten Tagen Zeit und Raum zu geben, möglichst viel zu liegen, und dich, wenn irgend möglich, verwöhnen zu lassen. Bis heute ist es in vielen Kulturen üblich, dass Frauen aus der Nachbarschaft die Wöchnerin mit besonderen Kraftspeisen und Massagen verwöhnen und deren Haushalt führen. Mutter und Kind bekommen viel Zeit füreinander und verlassen traditionell für die ersten 28 Tage das Haus nicht. Auf der Seelenebene richtest du dich nun völlig neu aus auf eine neue Lebensphase.

Das Wochenbett ist auch eine Zeit des Kennenlernens. Niemals in deinem Leben wirst du einen Menschen intensiver kennenlernen als dein Kind während der Schwangerschaft, intensiver in Fühlung und symbiotischer miteinander verwoben sein – doch nun begegnet dir in deinem Kind ein „Du" – ein zwar inniglich mit dir verbundenes und doch eigenständiges Wesen. Euer Kennenlernen geschieht nun auf einer neuen Ebene.

Wenn du mit einem Partner lebst, werdet auch ihr euch neu finden – was ein großes Geschenk, doch auch eine Herausforderung für eure Beziehung sein kann. Spätestens jetzt kommt all das, was vorher nicht ganz bereinigt war, ans Licht, doch keine Sorge: Es wird eure Beziehung und Liebe zueinander stärken, wenn ihr euch und euren Prozessen Raum gebt.

Die Wunden heilen ... in der Kraft des Augenblicks

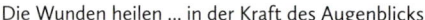

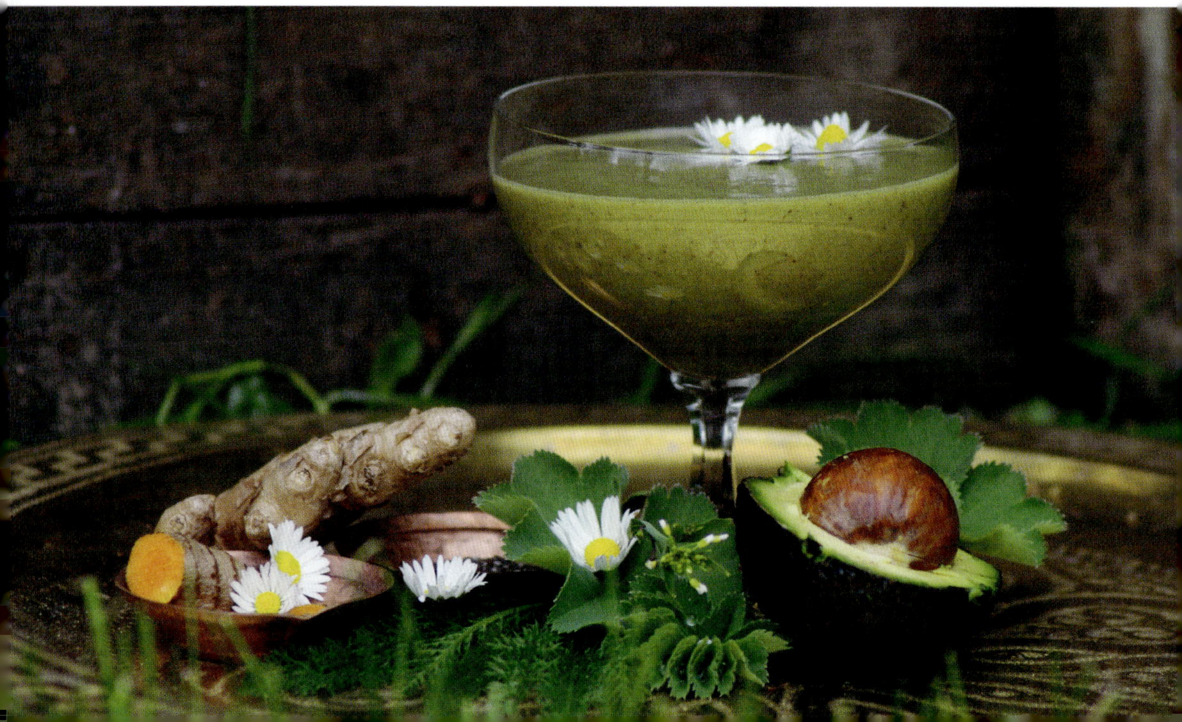

Die Kraft des Augenblicks
Hilft für die Rückbildung

Du wirst nun auch dich und deinen Körper neu entdecken. Während der gesamten Schwangerschaft war dein Körpergefühl untrennbar verwoben mit deinem Kind. Nun fühlst du dich vielleicht in einer Weise sehr allein – zudem offen und verwundbar einerseits; andererseits fällt es dir vielleicht gerade schwer, deinen Bauchraum und deinen Beckenboden überhaupt wahrzunehmen.

Dazu kommt ein hormonelles Durcheinander, was nach dem ersten Hochgefühl und tief empfundenem Glück zu einer emotionalen Achterbahnfahrt führen kann. Wenn du dein Kind stillst, balanciert dies die Hormone und bewirkt zudem eine Ausschüttung von „Glückshormonen", den Endorphinen.

Nimm dich und deinen Körper ernst und schenk dir Raum, doch sorge dich nicht – es ist Teil dieser Erfahrung, die „Geburtswehen" einer neuen Lebensphase. Wo immer du professionelle Hilfe benötigst, scheue dich nicht, diese in Anspruch zu nehmen, und wo immer du dir mehr Unterstützung, zum Beispiel durch deinen Partner wünschst, dies anzusprechen. Es ist wunderbar, wenn er dir jeden Wunsch von den Augen abliest, doch setze dies nicht voraus. (Wenn du wie so viele von uns zu den Frauen gehören solltest, die meinen, immer alles allein schaffen zu müssen, ist spätestens jetzt der Zeitpunkt gekommen, dich von diesem Muster zu verabschieden.)

Genieße diese Zeit, denn sie ist einzigartig. Lass dich verwöhnen. Lerne dieses wundervolle Wesen kennen, welches eine weite Reise angetreten hat und nun in deinen Armen gelandet ist, um mit dir zu leben. Auch für dein Kind ist nun alles neu, und es braucht Zeit, hier anzukommen, sich in diesem Körper zurechtzufinden und dich kennenzulernen. Gib auch ihm den Raum und die Zeit.

Der Smoothie *Die Kraft des Augenblicks* unterstützt die Rückbildung der Gebärmutter nach der Geburt und den Wochenfluss. Außerdem schenkt er dir neue Kraft und wirkt hormonell balancierend.

Zutaten

2 frische Feigen (oder getrocknet und in Wasser eingelegt)

½ Avocado

8 Gänseblümchenblüten mit Stängel

6 Hirtentäschelkrautstängel (oberer, zarter Stängelteil mit Knospen, Blüten und Samen)

20 junge Schafgarbenblättchen

4 Frauenmantelblätter

1 Stück Ingwer (ca. 2 x 1 cm des Rhizoms)

¼ TL Gelbwurz, gemahlen (oder ein Stückchen des frischen Rhizoms)

1 TL Chiasamen

Wasser nach Bedarf (Edelsteinwasser: Rosenquarz, Mondstein)

Die Wirkungsweise
Unterstützt die Rückbildung der Gebärmutter nach der Geburt und den Wochenfluss, schenkt neue Kraft, wirkt hormonell balancierend

Am Busen der Natur
Hilft bei der Milchbildung

Zutaten

4 Aprikosen

1 Möhre mit Grün (alternativ Blätter von der wilden Möhre)

4 Blüten und 2 Blätter vom Borretsch

4 Brennnesselspitzen

ein paar Blättchen Zitronenmelisse

1 TL Mariendistelsamen, gemahlen

¼ TL Fenchelsamen, gemahlen

1 Tasse Hafermilch

Muttermilch ist die perfekte, von Mutter Natur vorgesehene Nahrung für dein Kind!

Zum Glück hat sich nach der lobbygesteuerten Unsitte der Siebziger- und Achtzigerjahre, die Kinder mit billigen Ersatzprodukten voll raffiniertem Zucker und Kälbernahrung zu „nähren", das Wissen der Alten wieder durchgesetzt. Heute bedarf es kaum der Worte, um zu vermitteln, wie wichtig das Stillen für Mutter und Kind ist.

Inzwischen wissen wir, dass gestillte Kinder weniger unter Neurodermitis und Allergien leiden und weniger infektanfällig sind als nicht gestillte Kinder. Mit der Muttermilch bekommen die Kinder auch den sogenannten Nestschutz, die sogenannten mütterlichen Immunglobuline, die für starke Abwehrkräfte sorgen, bis das kindliche Immunsystem allmählich heranreift. Muttermilch enthält perfekt aufeinander abgestimmt all jene Nährstoffe, die das Kind jeweils braucht.

Natürlich enthält Muttermilch auch belastende Faktoren, wenn diese im mütterlichen Organismus vorhanden sind (was jedoch den Mehrwert des Stillens keinesfalls aufhebt).

Der Mutter verhilft das Anlegen des Kindes nach der Geburt zu einer leichteren Austreibung der Nachgeburt. Das Stillen balanciert sanft die mütterlichen Hormone und bewirkt die Ausschüttung von Oxytocin, des „Bindungs- und Liebeshormons". Die Zeit des Stillens schenkt dir und deinem Kind wunderbare Oasen der Ruhe, Momente, die nur euch beiden gehören.

Mach dir keine Sorgen, wenn es nicht auf Anhieb klappt. Es ist völlig normal, dass es ein paar Tage braucht, bis Mutter und Kind sich diesbezüglich aufeinander eingependelt haben. Solltest du aus irgendwelchen Gründen nicht stillen können oder wollen, ist das natürlich weder für dich noch für dein Kind ein Drama. Mein Plädoyer für das Stillen soll nicht den Eindruck erwecken, dies nicht zu tun, sei falsch. Du bist einzigartig, und ich kenne deine Geschichte nicht. Solltest du stillen wollen, aber nicht können, gib dir vor allem keine Schuld; die Natur ist manchmal so viel weiser als wir und alles hat seinen Grund. Und die Alternativen sind längst nicht mehr von oben erwähnter Qualität, sondern deutlich gesünder.

Die Wirkungsweise

Regt die Milchbildung an (vor allem, wenn du zusätzlich auf eine ausreichende Trinkmenge achtest und dein Kind häufig anlegst)

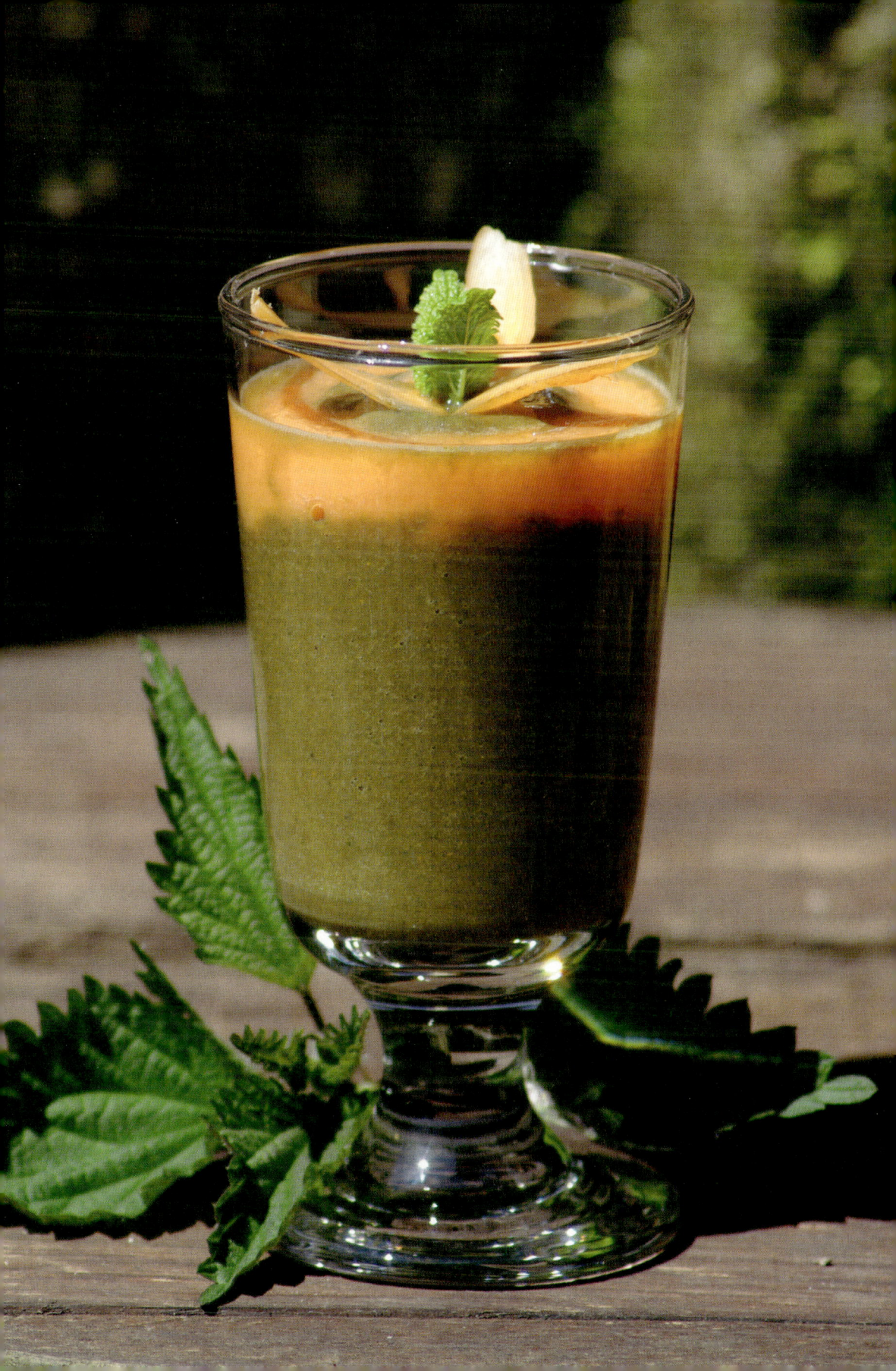

Abstiller
Hilft beim Abstillen

Zutaten

1 Banane

4 Salbeiblätter

2 Minzezweige incl. Blätter (wenn die Zweige noch nicht verholzt sind, ansonsten nur Blätter und evtl. Blüten)

Saft einer ½ Zitrone

Wasser (Edelsteinwasser: Bergkristall, Friedensachat)

Wann der richtige Zeitpunkt gekommen ist, dein Kind abzustillen, bestimmt ihr im Idealfall gemeinsam. Nach der Durchtrennung der Nabelschnur stellt das Abstillen einen weiteren Schritt der Abnabelung vor und kann entsprechend von sehr ambivalenten Empfindungen begleitet sein.

Eine Frau, die nicht mehr stillt, hat vielleicht zum ersten Mal seit Monaten, wenn nicht Jahren das Gefühl, ihr Körper gehört ihr wieder ganz allein. Sie kann wieder essen und trinken, was sie will, und vielleicht erstmalig nach dieser Zeit ohne ihr Kind und für einen längeren Zeitraum ausgehen.

Nach dieser Zeit der symbiotischen Verschmelzung stellt das Abstillen aber eben auch in gewisser Weise eine Trennung dar, einen Abschied von einer Phase eures gemeinsamen Lebens und den Übergang in eine neue. Dies kann natürlich von Ängsten und Trennungsschmerz begleitet sein – sowohl bei der Mutter als auch beim Kind. Dieses erfährt sich zudem zunehmend als eigenständiges Wesen, welches nicht mehr und zu jeder Zeit über die Mutter verfügen kann. Wie in jeder Phase des Übergangs können natürlich sowohl bei der Mutter als auch beim Kind Ängste und Widerstände auftreten. Wenn der Wunsch, im Vertrauten zu verharren, einhergeht mit dem Drang nach Weiterentwicklung, kann eine Spannung entstehen, die das Abstillen zu einer echten Herausforderung macht. Übergehe diese Empfindungen jetzt nicht, sondern schenke ihnen deine liebevolle Aufmerksamkeit.

Für den Vater des Kindes, der sich in der Stillzeit mitunter etwas außen vor fühlt, bedeutet das, nun gefühlt mehr in die Verantwortung gehen zu können; das familiäre „Wir" darf sich weiterhin wandeln.

Wenn ihr wirklich bereit seid zum Abstillen, wird die Milch wahrscheinlich ganz von allein schon weniger. Unterstützen kannst du diesen Prozess mit dem *Abstiller-Smoothie*.

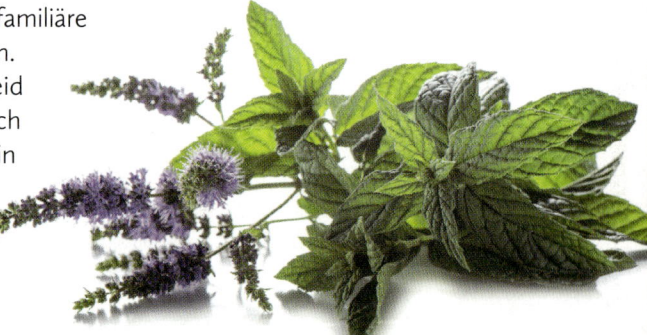

Die Wirkungsweise

Abstillend, reduziert die Milchbildung (reduziere auch deine Flüssigkeitszufuhr, dadurch wird die Milchproduktion ebenfalls gehemmt)

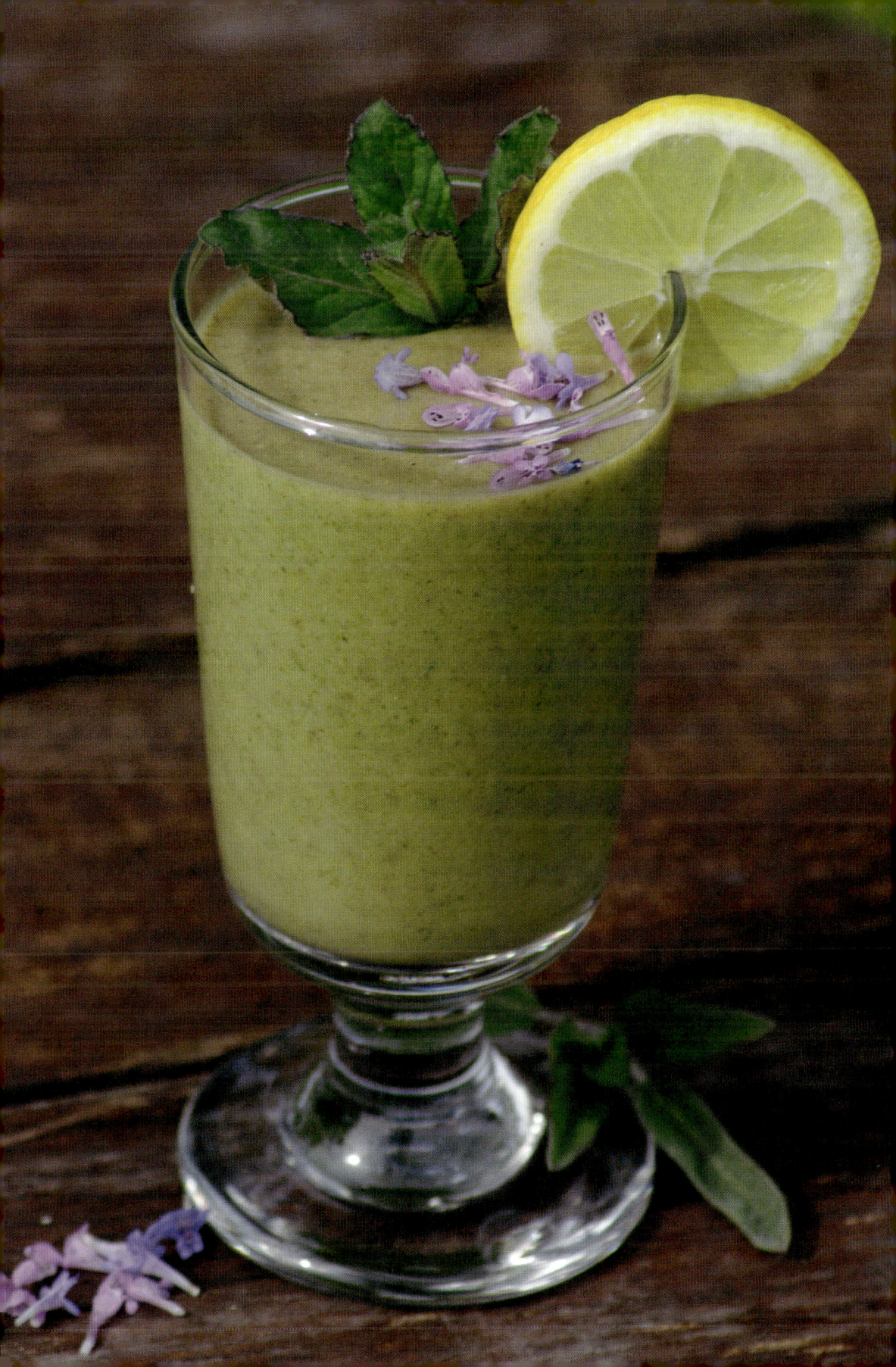

Smoothies bei Blasenentzündung

Viele Frauen leiden immer mal wieder oder sogar chronisch unter Infekten der ableitenden Harnwege. Dass wir Frauen sehr viel häufiger davon betroffen sind als Männer, hat zunächst einmal anatomische Gründe, denn die Harnröhre ist deutlich kürzer als die von Männern, das heißt, der Weg, den die Erreger vom Eintritt in die Harnröhre bis in die Blase zurücklegen müssen, um dort zu einer Infektion zu führen, ist deutlich kürzer. Zudem besteht eine geringere räumliche Nähe zum Anus.

Tatsächlich handelt es sich bei dem am häufigsten anzutreffenden Erreger einer Blasenentzündung um Escherichia coli, ein physiologisch im Verdauungstrakt vorkommendes Bakterium. Wenn dieses (zum Beispiel durch falsche „Wischtechniken" nach dem Toilettengang oder beim Sex) vom Darmausgang zur Harnröhre und von dort in die Blase gelangt, kann es dort zu Entzündungen führen. Doch natürlich gilt es auch zu forschen, warum hier möglicherweise unsere Abwehr geschwächt ist. In der Naturheilkunde suchen wir den „Feind" nicht im Außen, beispielsweise in einem „bösen Mikroorganismus" und bekämpfen diesen mit kriegerischen Mitteln (die sich nicht selten auch gegen „die Guten" richten), sondern wir fragen uns, warum dieser Erreger uns überhaupt etwas anhaben kann, das heißt, wir gehen von einem geschwächten Milieu, einer geschwächten Abwehr aus. Der französische Arzt *Claude Bernard* (1813–1878) sagt dazu: „Der Keim ist nichts, das Milieu ist alles."

Diese Pflanzen wirken diuretisch und bringen die Wärme der Sonne in deine Harnwege.

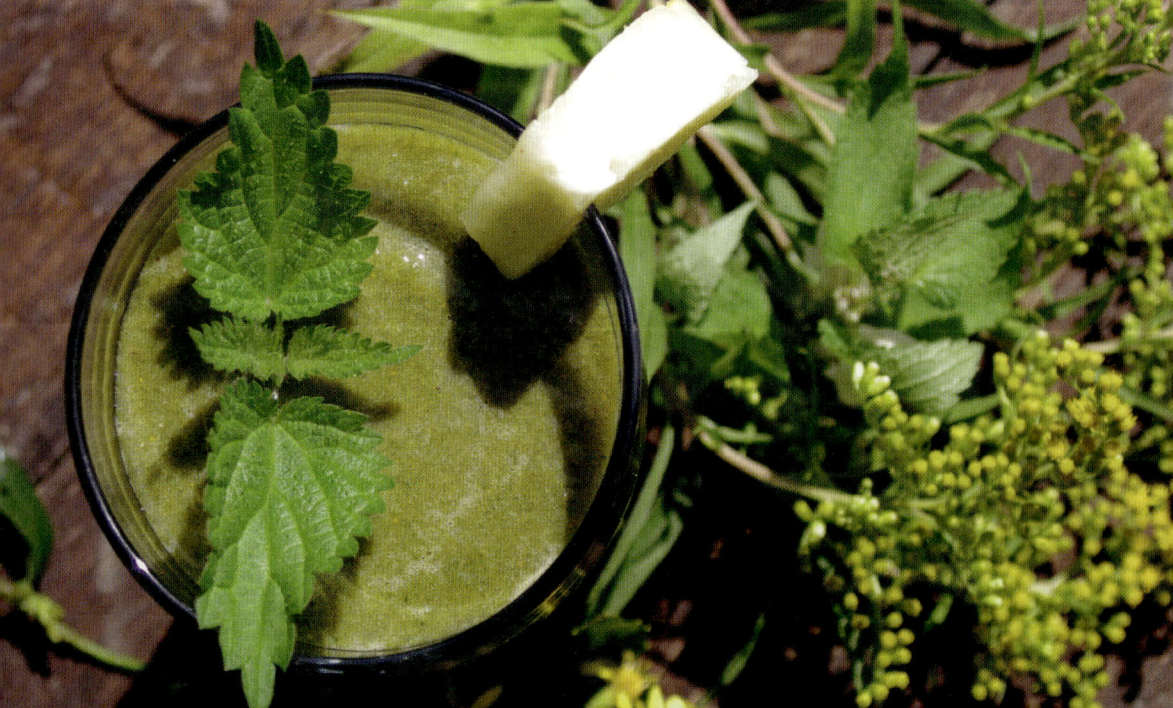

Sonnengold
Hilft bei Entzündungen der Harnwege

Grüne Smoothies greifen mit ihren Vitalkräften ganz allgemein dem Immunsystem unter die Arme. Doch gibt es zudem zahlreiche Heilpflanzen, die eine besondere Affinität zu den Harnorganen haben. Manche wirken harntreibend und erhöhen die Harnmenge und die Ausschwemmung von toxischen Stoffen wie zum Beispiel die Birke, Brennnessel, Ackerschachtelhalm, Goldrute oder auch Löwenzahn. Andere verhindern gezielt das Einnisten von Erregern an der Schleimhaut, wieder andere wirken gezielt gegen bestimmte Erreger.

Zutaten
½ Ananas

1 Handvoll junge Goldrutenblättchen (April bis Juni) und/oder Blüten (Juli bis Oktober)

½ Handvoll Birkenblätter

½ Handvoll Brennnesselspitzen

½ Handvoll behaartes Schaumkraut

½ Handvoll Ackerschachtelhalm

ein paar Meldesamen (die getrockneten Samen eher mahlen)

½ Tasse Wasser (Edelsteinwasser: blauer Moosopal, Nephrit)

Die Wirkungsweise
Entzündungshemmend, Erreger minimierend, die Harnausscheidung anregend, das Nierengewebe kräftigend

Beerenkraft
Hilft bei Entzündungen der Harnwege

Manchen Harnwegsinfekten liegen tiefere Ursachen zugrunde, wie z.B. seelische Konflikte oder Ängste. Wenn wir körperliche Symptome entwickeln, dann schwingen wir meist schon längere Zeit auf einer seelischen und energetischen Ebene nicht im Einklang mit der Natur. Wir können die Erkrankung als Feind betrachten oder als Möglichkeit, etwas über uns zu lernen und uns wieder ins Gleichgewicht zu bringen. Dankbarkeit deinem Körper gegenüber – auch und gerade dann, wenn er dir Schmerzen schickt – kann ein wichtiger Schritt auf deinem Weg der Heilung sein.

Zutaten
1 Handvoll Preiselbeeren oder Cranberrys (getrocknet und in Wasser eingeweicht oder frisch)

1 Apfel

evtl. ein paar Preiselbeerblätter

1 Prise Natron

½ Handvoll Taubnesselblätter mit Blüten

½ Handvoll Kapuzinerkresseblätter und -blüten

4 Blätter schwarze Johannisbeere

4 junge Schafgarbenblättchen

Die Wirkungsweise
Die Harnwege desinfizierend, harntreibend, antibiotisch, reizmildernd, schützt die Schleimhäute

Smoothies für das Klimakterium

Das Klimakterium stellt eine Zeit des Wandels und des Übergangs dar. Dein Körper bereitet sich allmählich auf die Menopause vor; die Hormonproduktion in den Eierstöcken nimmt langsam ab, wohingegen die Hypophyse vermehrt stimulierende Hormone ausschüttet.

Du befindest dich nun in einer Zeit zwischen den Zeiten, die alte Lebensphase ist noch nicht ganz abgeschlossen, das Neue noch nicht da. Und wie alle „Zwischenzeiten" birgt diese Phase sowohl ein besonderes Potenzial als auch besondere Herausforderungen im Leben einer Frau. Die weibliche Fruchtbarkeit transformiert sich nun von einer körperlichen auf die seelisch-geistige Ebene.

Leider leben wir in einem System, in dem der „Weisheit des Alters" nicht die Wertschätzung entgegengebracht wird, die ihr gebührt. Insbesondere Frauen versuchen, einem Idealbild von Jugendlichkeit und fassadenhafter Attraktivität zu entsprechen, welches die echte und ehrliche Schönheit einer aus Lebenserfahrung resultierenden Reife und Plastizität negiert. Auch scheint es den finanziellen Interessen gewisser Konzerne sehr entgegenzukommen, uns Frauen einzureden, das Klimakterium sei eine Hormonmangelkrankheit und nicht ein natürlicher Prozess des Wandels.

Und natürlich ist jeder Neubeginn auch mit Schmerzen und Ängsten verbunden, und der Abschied von der körperlich fruchtbaren Lebenszeit fällt manchen Frauen schwer.

Salbei und andere „Zauberkräuter" für den Wechsel.

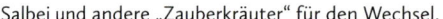

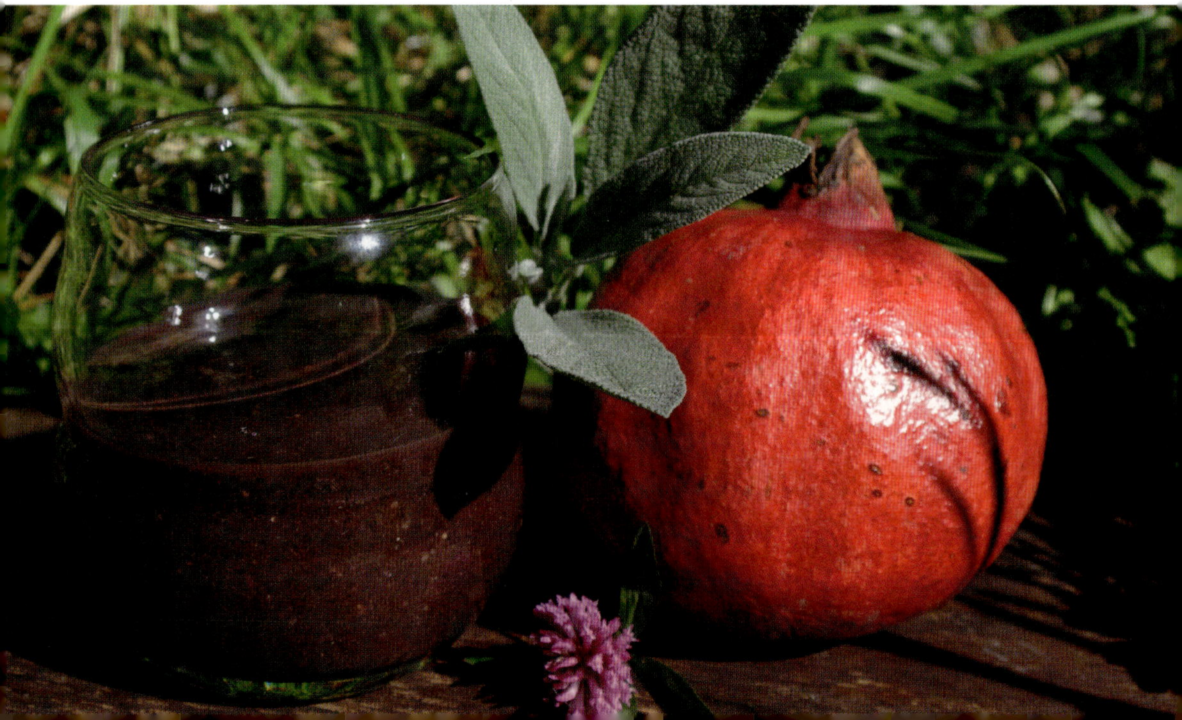

Hitzefrei
Hilft bei klimakterisch bedingten Hitzewallungen

Wenn du während des Klimakteriums unter körperlichen Symptomen wie Hitzewallungen und Schlafstörungen leiden solltest, macht eine gezielte Ursachenforschung Sinn, denn die Symptome lassen sich nicht immer auf einen Mangel an Östrogenen zurückführen. Durch die aktivierenden Hormone der Hypophyse reagiert mitunter auch die Schilddrüse etwas überschießend. Wenn eine Hyperthyreose (eine Überaktivität der Schilddrüse) mitverantwortlich für die Hitzewallungen ist, können dem Smoothie ein paar Blättchen Wolfstrapp sowie Eisenkraut beigefügt werden.

Der Smoothie enthält Pflanzen, die sanft das hormonelle Gleichgewicht unterstützen und die Schweißbildung reduzieren, ohne den Prozess der Ausleitung zu unterdrücken. Über das Schwitzen befreit sich der Körper nicht nur auf der stofflichen Ebene von Schlacken.

Energetisch gesehen ist die Hitze schlicht eine Form von Energie, die es nun auf einer neuen Ebene zu kanalisieren gilt. Diese Energie ist per se nicht negativ und manch eine Frau hat erfahren, dass sie unter Hitzewallungen leidet, solange sie dagegen ankämpft. Diese ohne Wertung anzunehmen als Teil eines tief greifenden Wandlungsprozesses und (neue) Ausdrucksformen der eigenen Schöpferkraft zu finden, hat manch einer die gewünschte Erleichterung gebracht.

Wofür brennt dein Feuer der Begeisterung? Was möchte transformiert und zum Ausdruck gebracht werden? Wo ist der Fluss der kreativen Energie (vielleicht) noch ein wenig blockiert und möchte befreit werden?

Zutaten
Kerne eines Granatapfels

1 Apfel

½ Handvoll Apfelbeeren (getrocknet und in Wasser eingelegt oder frisch)

1 Handvoll Salbeiblätter

1 Handvoll Rotklee (Blätter und Blüten)

1 TL Leinmehl

½ Tasse Wasser (Edelsteinwasser: Feuerstein, Perle) oder Sojamilch

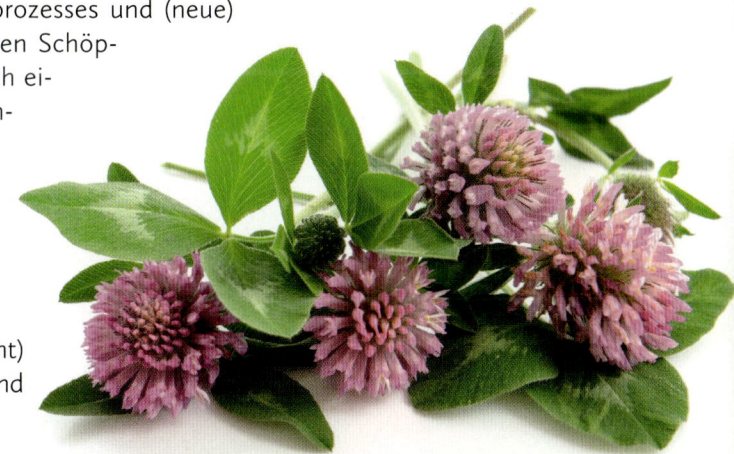

Die Wirkungsweise
Linderung von Hitzewallungen, Regulation der Schweißsekretion, hormonell ausgleichend

Knochenfreund
Hilft bei Osteopenie, Osteoporose und deren Prophylaxe

Zutaten

1 Banane

6 Schalen von Hagebuttenfrüchten

4 Brennnesselspitzen

2 Frauenmantelblätter

½ Handvoll Giersch (junge Blätter, ggf. Knospen und Blüten)

4 Spitzwegerichblätter (ggf. auch Blüten/Samen)

2 kleinere Beinwellblätter

1 TL Mandelmus

1 TL Chiasamen

Wasser nach Bedarf (Edelsteinwasser: Orangencalcit)

Wenn es – besonders ab der Zeit der Menopause – zu einer verminderten Knochendichte kommen sollte, ist eine Ursachenforschung unabdingbar. Viele Faktoren tragen zu diesem Phänomen bei, und in der Regel wird dies zwar erst nach der Menopause diagnostiziert; die Entwicklung beginnt aber viel früher. In manchen Fällen kommt es schließlich zur Entwicklung einer Osteoporose, einer Erkrankung des Knochenstoffwechsels, die eine Verminderung von Knochengewebe nach sich zieht.

Ein wesentlicher Faktor ist der Mangel an Bewegung, unter dem heute viel zu viele von uns leiden. Auch der wöchentliche Besuch im Fitness-Studio vermag nicht zu kompensieren, was für unsere Ahninnen noch Alltag war – legten sie doch pro Tag durchschnittlich 15 km zu Fuß zurück. Dazu kamen Feldarbeit und andere Tätigkeiten an der frischen Luft. Hier findet sich ein weiterer Problemfaktor: Wir bewegen uns nicht nur zu wenig, sondern wir halten uns weitgehend in Innenräumen auf. Das führt zum weitverbreiteten Mangel des Sonnenvitamins D (welches genau genommen die Vorstufe eines Hormons und kein Vitamin ist). Vitamin D brauchen wir für einen gesunden Stoffwechsel unserer Knochen. Im Zweifelsfall macht hier eine labordiagnostische Blutuntersuchung Sinn.

Bereits 20 Minuten, die du zum Sammeln deiner Smoothie-Kräuter ohne Sonnenschutz (!) im Freien verbringst, reichen wahrscheinlich aus, um deinen Vitamin-D-Haushalt ins Gleichgewicht zu bringen. Das heißt natürlich nicht, dass du eine empfindliche Haut in knalliger Mittagssonne nicht schützen und deren Verbrennung riskieren sollst. Doch leider wird bereits ab einem Lichtschutzfaktor von 5 die Synthese von Vitamin D gestört beziehungsweise verhindert.

Neben diesen Faktoren spielt die Übersäuerung unseres Körpers aus meiner Sicht eine oft unterschätzte Rolle. Aufgrund verbreiteter Ernährungsgewohnheiten (viel Süßes bzw. kohlenhydratreiche Kost, Fleisch, Kaffee, Alkohol usw.) leiden die meisten von uns unter einer Übersäuerung. Natürlich tragen grüne Smoothies (wenn sie nicht zu viel Süßungsmittel enthalten) zu einer ausgewogenen, basischen Ernährung bei. Wenn der Stoffwechsel jedoch mit einem Zuviel an Säuren ringt, puffert er diese schließlich mit Mineralien, die er, wenn sie ihm nicht anderweitig zur Verfügung stehen, aus den Knochen nimmt. Somit kann eine dauerhafte Übersäuerung des Stoffwechsels zu einer Demineralisierung der Knochen führen.

Zu diesen weitverbreiteten Faktoren kommen nun hormonelle Veränderungen hinzu. Sie stellen aber nicht die alleinige Ursache dar, und es ist nicht ausschließlich ein Östrogenmangel, der schließlich zur Osteoporose und dem damit

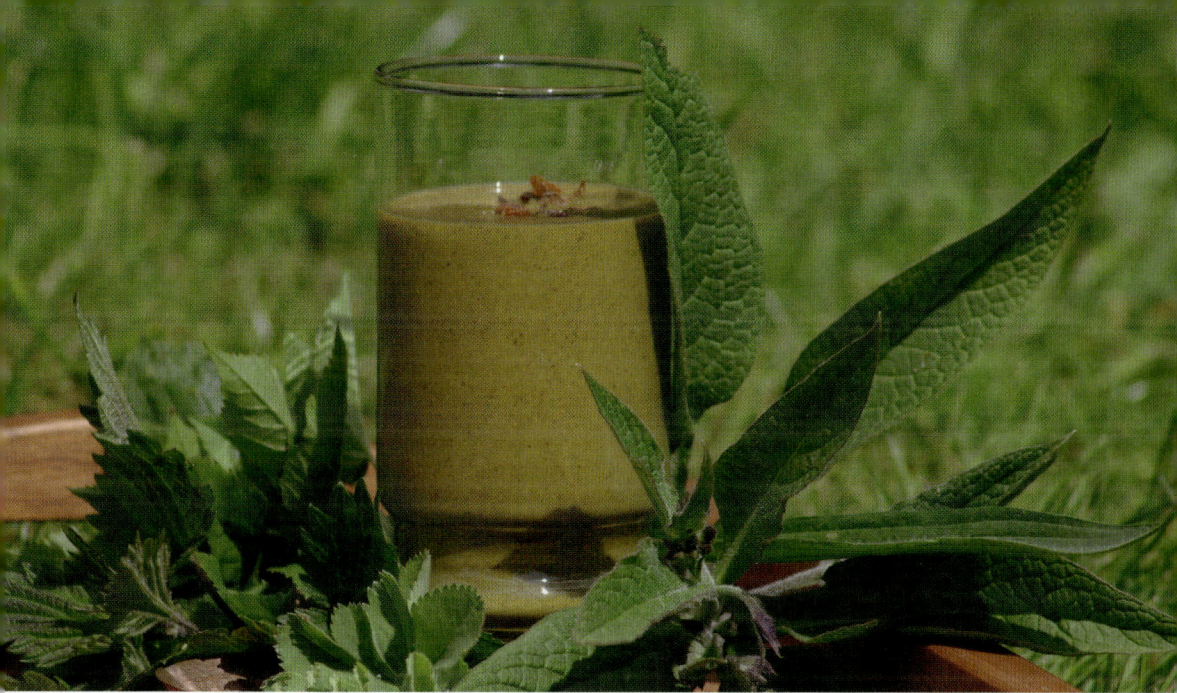

Die Heilkräuter schenken dir ihre Kräfte und deinen Knochen wichtige Mineralien.

verbundenen Risiko für Knochenbrüche führt. Wie bereits erwähnt, reagiert auch die Schilddrüse mitunter etwas überschießend auf die vermehrte Ausschüttung von Releasing-Hormonen aus der Hypophyse. Eine Überfunktion der Schilddrüse führt ebenfalls zu einem gesteigerten Knochenabbau.

Dass die Einwirkung von Dauerstress, dem viele von uns ausgesetzt sind, die Hormone durcheinanderbringt, ist ebenfalls bekannt. Wenn dauerhaft das Stresshormon Cortisol ausgeschüttet wird, hat dies dieselben „Nebenwirkungen" wie die Dauereinnahme von künstlichem Kortison. Darüber hinaus ist nicht nur unsereins, sondern auch unsere Nebennierenrinde infolgedessen irgendwann erschöpft: Es fehlt nun am Gegenspieler-Hormon des Cortisol, DHEA, das unsere Stresstoleranz verbessert, und am Progesteron, welches, wenn keine Eisprünge mehr stattfinden, ausschließlich hier produziert wird. Da beide Hormone Vorläuferhormone für Androgene und Östrogene sind, wird in der Folge auch deren Produktion gestört.

Der Smoothie *Knochenfreund* schenkt dir eine ausgewogene Mischung an Mineralien, sowie Pflanzen, die den Knochenstoffwechsel anregen.

Die Wirkungsweise

Anregung des Knochenstoffwechsels und der Kollagenbildung, Mineralisierung der Knochen, Ausgleich Säure-Basen-Gleichgewicht, Linderung von Gelenkschmerzen

Smoothies für die ur-weibliche Kraft

Eine Frau, die ganz in ihrer weiblichen Kraft ist, engagiert sich lieber für den Frieden als im beziehungsweise für den Krieg. Sie lebt mit sich selbst in Frieden und überträgt dies durch ihre bloße Präsenz auf alle Ebenen des Seins. Es ist eine ur-weibliche Qualität, für ein harmonisches Miteinander in der (häuslichen) Gemeinschaft und einen fried- und liebevollen Umgang miteinander zu sorgen.

In einer Gesellschaft, die sich nach wie vor über männliche Werte definiert, fällt es Frauen (aber auch den Männern) schwer, ihr volles Potenzial zu leben – es mangelt an Vorbildern und vielerorts an sozialem Miteinander und kollektiven Lernprozessen, die der Gemeinschaft statt dem Profit dienen.

Wenn wir nicht in Frieden mit uns und der Welt leben, zeigt sich unser Harmoniebedürfnis oft von seiner Kehrseite und kommt dann in Form einer übertriebenen Anpassung und Auf-Opfer-ung zum Ausdruck. Der eigene Lebensweg ist dann geprägt von konfliktvermeidenden Verhaltensweisen und der – manchmal nicht bewussten – Sorge, nicht gemocht zu werden, wenn wir ehrlich unsere Bedürfnisse und Meinung äußern. Wir erleben uns dann nicht als Urheberin unseres Lebenskonzeptes, sondern fühlen uns als Opfer und suchen den „Sündenbock" für unser So-Sein im Außen. Der uns innewohnenden Kraft der Kriegerin nun ein wenig auf die Sprünge zu helfen, ist etwas ganz anderes, als nun laut und dramatisch zu werden, oder, wie es oft genannt wird, einen „Zickenkrieg" zu beginnen. Die Kraft der Kriegerin in uns ist das genaue Gegenteil von Hysterie.

Dieser Smoothie schenkt dir Licht und weckt die Kriegerin in dir.

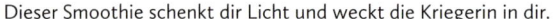

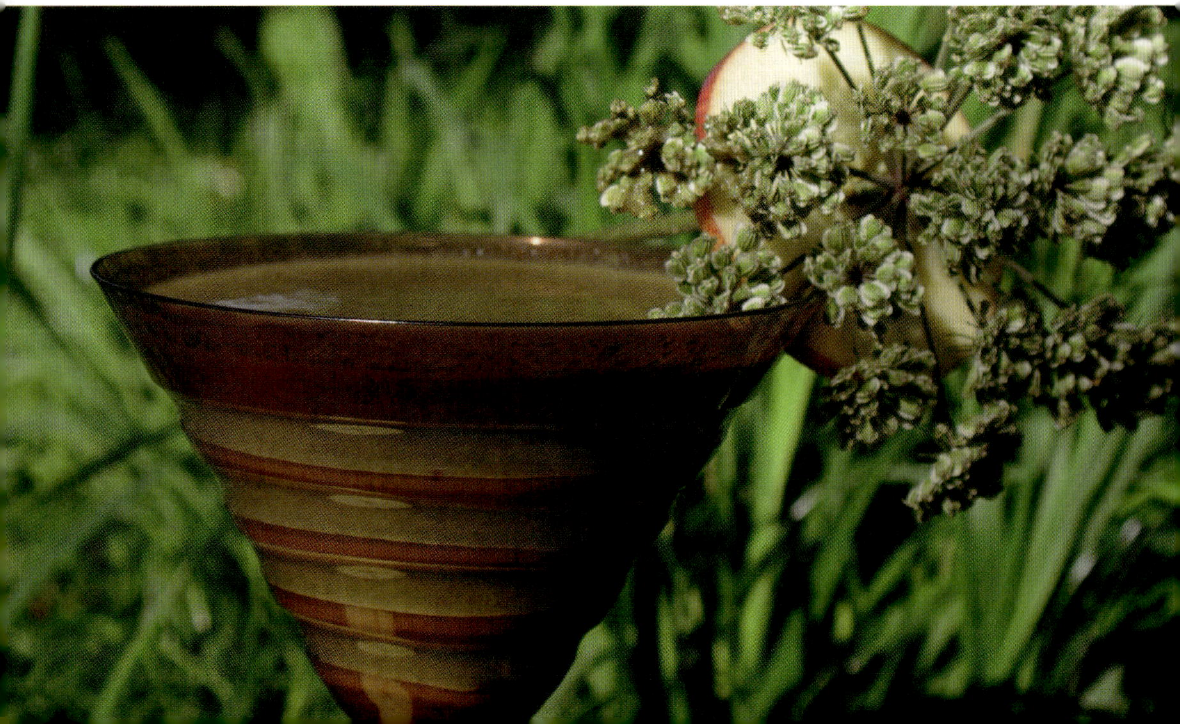

Amazonen-Drink
Für die Kriegerin in dir

Die Kriegerin ruht in sich selbst. Sie ist gut verwurzelt in der Erde und lässt sich so schnell durch nichts aus der Bahn werfen. Die Kriegerin ist weise und vergeudet keine Energie durch überschießende Kampfhandlungen. Sie lebt so, dass sie in der Regel gar nicht zu kämpfen braucht. Sie achtet und wahrt ihre eigenen Grenzen und die anderer. Sie opfert sich niemals auf, doch dient sie dem großen Ganzen von Herzen gerne – ohne eine Bedingung, ohne den Wunsch, dafür gemocht oder geliebt zu werden, sondern einfach, weil es ihrem innersten Bedürfnis entspricht und sie von der Richtigkeit ihres Tuns überzeugt ist.

Sie weiß, dass sie das, was sie für andere tut, letztendlich für sich selbst tut. Und sie weiß, dass sie in der Fürsorge für sich selbst, dem Ganzen dient. Tief fühlt sie, dass es in der Liebe keine Trennung gibt zwischen „mir" und „dir", zwischen „meins" und „deins".

Die Kriegerin lebt in Frieden mit sich und der Welt, doch wenn sie auf Missstände hinweist und sich für deren Behebung einsetzt, dann tut sie dies kraftvoll, klar und mit der Stärke einer Löwin. Sie wird nur dann laut, wenn es nötig ist, niemals aber hysterisch. Und wenn sie kämpft, dann wagt es kaum jemand, sich ihr in den Weg zu stellen. Eine Kriegerin macht sich niemals zum Opfer oder lässt zu, dass andere sie zum Opfer machen. Sie gibt niemandem die „Schuld", sondern übernimmt die Verantwortung für sich und ihr Leben.

Der regelmäßige Genuss dieses Smoothies erinnert dich daran, dass die Kraft der Kriegerin in jeder Frau wohnt – besonders dann, wenn du dich oft schutzlos und als Opfer äußerer Umstände fühlst.

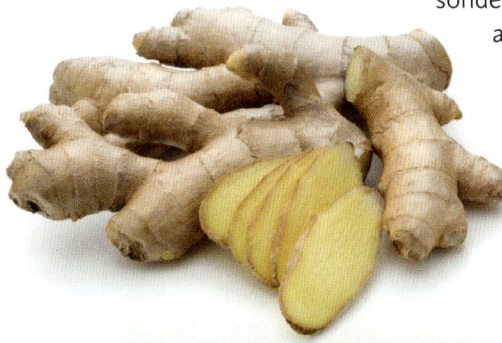

Zutaten
1 Apfel

2 Hände voll junger Brennnesseln oder Brennnesselspitzen

1 TL Brennnesselsamen

1 Stück Ingwer (ca. 2 x 1 cm des Rhizoms)

4 Spitzwegerichblätter

1 junges Blatt vom Engelwurz, ein paar Blütenknospen einer Kugeldolde oder ein paar Samen (alternativ 3 Tropfen der Ur-Tinktur)

6 Blattspitzen Zitronenmelisse

1 TL Sesam, gemahlen, oder Tahin

1 TL Zimt

1 große Tasse Wasser (Edelsteinwasser: Perle, Türkis)

Honig (alternativ Ahornsirup oder Vollrohrzucker) nach Geschmack

Die Wirkungsweise
Gibt Schutz und Kraft, erdet, richtet auf und stärkt die eigene Mitte, weckt die Energie der Kriegerin in dir

Charisma
Hilft bei Wunsch nach mehr Ausstrahlung

Zutaten

1 kleine Mango (oder Mangomark aus dem Bioladen)

25 Hexenkrautblüten

10 Gänseblümchenblüten

5 Stiefmütterchenblüten mit Kraut

1–3 Rosenblüten oder 1 TL Rosenhydrolat

1 TL des Marks einer Vanilleschote

Wasser nach Bedarf (Edelsteinwasser: Granat)

Wer kennt nicht solche Menschen: Wir sind ihnen irgendwo einmal kurz begegnet und wissen: Dieses Gesicht würden wir selbst in der größten Menschenmenge wiedererkennen. Sie betreten den Raum und alle Blicke wenden sich ihnen zu; der Raum wird von ihrer Präsenz erfüllt.

Ein Grund, neidisch zu sein? Nein! Es gibt niemals einen wirklichen Grund für Neid. Damit versuchen wir lediglich, der eigenen (vermeintlichen) Unzulänglichkeit auszuweichen. Doch sei ehrlich mit dir! Da, wo du Neid fühlst, schau genau hin. Es macht keinen Sinn, dir deinen Neid schönzureden, weil er nicht deinen Idealvorstellungen von dir entspricht. Jenseits deiner Vorstellungen, in der Wirklichkeit, kann dir auch dein Neid zum Lehrer werden.

Eine liebe Freundin schrieb vor vielen Jahren folgende Geschichte. Sie handelt von zwei Frauen. Die eine steht ganz oben auf einer Leiter, sie strahlt. Während die andere Frau zeternd am Fuß der Leiter steht. Sie schimpft, dass die andere sich immer so groß mache, arrogant und überheblich sei. Sie schimpft so sehr, dass die andere gar nicht zu Wort kommt. Als sie endlich eine Pause in ihren Schimpftiraden macht, sagt die Frau, die oben steht, ganz sanft zu ihr: „Zieh mich nicht runter, komm lieber rauf."

Ja, und genau das sollten wir tun! Es ist unser Recht und unsere Verantwortung, ganz in unserer Kraft zu sein, als Frauen miteinander zu wirken, uns gegenseitig zu bestärken, statt einen „Zickenkrieg" zu führen und in Konkurrenz miteinander zu stehen.

Ausstrahlung ist eine Frage von Energie. Wo wenig Energie ist, da ist wenig Ausstrahlung. Und für unser Energielevel können wir eine ganze Menge tun!

Der Smoothie *Charisma* kann uns dabei unterstützen.

Die Wirkungsweise
Verstärkt die Ausstrahlung; Schönheit, die von innen kommt; verleiht Selbstvertrauen, hautklärend und den Hautstoffwechsel anregend

Im Garten der Lust
Hilft bei Anregung der Libido

Da alle hier beschriebenen grünen Smoothies die reinsten Lebenselixiere sind und uns Vitalität und Grünkraft pur schenken, können wir sie, so gesehen, allesamt als Aphrodisiaka bezeichnen. Wenn wir uns kraftvoll und vital fühlen und zudem mit uns selbst im Reinen sind, steigt auch unsere Lust auf die Liebe, die Lust, im Leben aus den Vollen zu schöpfen.

Gleichzeitig kann keine Pflanze – und sei sie noch so kraftvoll – eine gestörte Liebesbeziehung kitten, Partner zusammenbringen, zwischen denen der zündende Funke einfach fehlt, oder irgendetwas erzwingen.

Und doch gibt es ein paar Pflanzenhelfer, die vorhandene Empfindungen verstärken oder den entscheidenden Funken liefern, dem Liebesfeuer in uns ordentlich einzuheizen. Hierbei handelt es sich oft um erwärmende Pflanzen, die die Durchblutung im Becken steigern und die zugehörigen Nervenbahnen stimulieren. Zu jeder Zeit und in allen Kulturen wurde den „Liebespflanzen" ein besonderes Augenmerk geschenkt, und ganze Wirtschaftszweige sind daraus entstanden. Viele sogenannte „Lehrerpflanzen", die in manchen Kulturen vor allem zu religiösen Zwecken verwendet werden (und deren Gebrauch hierzulande zum Teil illegal ist), erwecken die schlafende Kraft in unserem Becken und lassen uns erfahren, dass die Wurzel unserer Spiritualität in unserer Sexualität liegt.

Dieser Liebestrank, der aus dem Pflanzenschatz unterschiedlicher Kulturen schöpft, erinnert dich daran. Du kannst den *Garten der Lust* natürlich auch gemeinsam mit deinem Partner genießen.

Zutaten

4 frische Feigen (alternativ getrocknet und in Wasser eingelegt)

2 Hände voll Basilikum (alternativ ein paar Blättchen Tulsi (oc. sanctum))

1 TL Brennnesselsamen (alternativ ein paar Blattspitzen)

30 Nadeln eines Rosmarinzweiges (oder ½ TL Rosmarin, getrocknet und pulverisiert)

1 TL Damiana (getrocknet und pulverisiert)

1 TL Weizengras (getrocknet und pulverisiert) oder 1 Handvoll frisch

1 Stück Ingwer (ca. 2 x 1 cm des Rhizoms)

nach Geschmack 1 Prise Chili, Koriandersamen, Kardamom und/oder Vanille

evtl. 1 TL Honig

Wasser nach Bedarf (Edelsteinwasser: rote Koralle)

Die Wirkungsweise
Anregung der Libido, für die Fähigkeit zur Hingabe, tonisierend, hormonell aktivierend

Smoothies für die Seele

Genau genommen, sind alle in diesem Buch genannten Pflanzen Nahrung für die Seele. Als ganzheitlich denkende, fühlende und handelnde Wesen ist uns bewusst, dass wir nie nur die Ebene des Körpers oder die Ebene des Geistes oder der Seele getrennt behandeln können. Lebendige Nahrung ist immer auch Seelennahrung, und nichts kann diese mehr nähren als die grünen Pflanzen.

Wenn wir à la *Hildegard* die Seele als die grünende Kraft des Leibes und die Grünkraft als das Grundprinzip des Lebendigen begreifen, so liegt nahe, dass frische, lebendige Pflanzen uns unterstützen, uns unserer eigenen Lebendigkeit und Lebensfreude, der Essenz unseres Wesens zu erinnern.

Denn – auch wenn das Meer unserer Seele an der Oberfläche recht stürmisch erscheint – so sind doch die darunter liegenden Schichten unberührt von unseren Launen, Emotionen und Gedankenwellen. Manchmal sind wir jedoch sehr damit beschäftigt, unser Boot sicher durch die Wellen zu manövrieren, und identifiziert mit den Stürmen, dem Wind und den Wellen. Dann scheint es uns, als sei der Zugang zu jenen tiefer liegenden Schichten, zu unseren Ressourcen und unserem Heilwissen, scheinbar versperrt. In diesen Momenten fällt es uns auch schwer, uns zu erinnern, dass wir in den tiefsten Tiefen unserer Seele heil sind.

Natürlich fällt es Frauen wie Männern schwer, in ihrer Kraft zu sein, wenn sie sich von degenerierten Nahrungsmitteln ernähren. Das, was wir zu uns nehmen, gibt nicht nur unserem Körper Substanz, sondern auch unserem Geist und unserer Seele Nahrung. Dass die grünen Smoothies uns unsere Lebenskraft zurückgeben und uns erinnern, dass auch wir nicht getrennt vom Rest der Schöpfung existieren, kann gar nicht oft genug erwähnt werden. Viele seelische Nöte unserer Zeit beruhen ja gerade auf dem Empfinden, der Illusion von Trennung. Das heißt, wir erleben uns nicht mehr als Teil der Natur, wir treiben dahin wie ein führerloses Boot auf dem großen Meer und trösten uns, ja besänftigen unsere Ängste mit Allmachtsfantasien und dem Wahn, alles unter Kontrolle haben zu müssen.

In indigenen Kulturen, die sich bis heute als Teil des großen Ganzen, als Teil der menschlichen Gemeinschaft, aber auch verbunden mit allem Leben erfahren, gibt es viele seelische Probleme gar nicht. Eine Schamanin in Nepal erklärte mir einmal, dass ihre Leute nie ihre schlimme Kindheit aufarbeiten müssten oder das Trauma bearbeiten, dass ihre Eltern sie nie geliebt hätten, da sie sich – unabhängig von ihren physischen Eltern – immer als Kind von Mutter Erde und Vater Sonne empfinden würden – geliebt, genährt und verbunden mit dem großen Netz des Lebens.

Damit möchte ich keinesfalls die Not schmälern, die du vielleicht gerade jetzt empfindest. Wir wollen die Illusion des Getrenntseins keineswegs durch eine Illusion von Verbundenheit ersetzen, sondern zu einer echten Verbindung zurückfinden. Die Pflanzen stellen sich dir einmal mehr als Helfer, als Mittler zur Seite. Sie sind Freunde, die dich nie im Stich lassen.

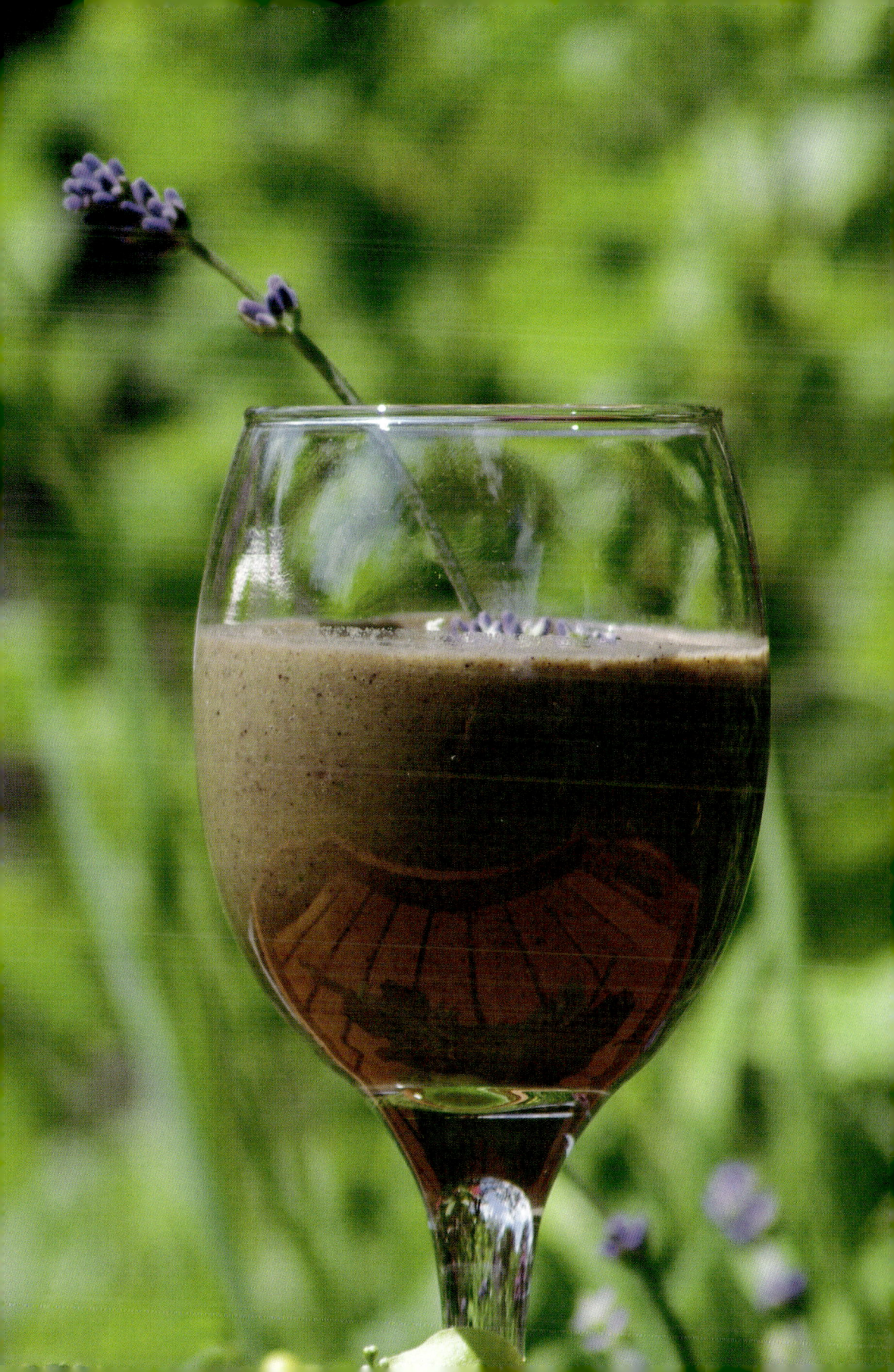

Sonnenschein für die Seele
Hilft bei Traurigkeit, Erschöpfung, depressiver Verstimmung

Zutaten

1 Pfirsich

ein paar Preiselbeeren/Cranberrys (evtl. getrocknet und in etwas Wasser eingeweicht)

1 Handvoll Johanniskrautblätter und/oder -blüten

4 Löwenzahnblätter

1 TL Weizengraspulver

10 Cashewnüsse

je eine Prise Gelbwurz und schwarzer Pfeffer, gemahlen

1 TL Leinöl

Wasser nach Bedarf (Edelsteinwasser; Bernstein, Goldtopas)

Manchmal ist es einfach ein wenig Sonnenlicht, welches uns fehlt, wenn wir gerade mehr durch die Tiefen als auf den Höhen unseres Lebens zu wandern scheinen. Oft suchen wir die Gründe für unsere Befindlichkeit eher im Außen, doch mitunter haben wir vielleicht auch das Empfinden, uns von den nährenden Quellen in unserem Inneren abgeschnitten zu haben. Wenn du gar kein Licht und den Weg vor dir nicht mehr siehst, scheue dich nicht, dir professionelle Unterstützung zu suchen.

Dazu lade regelmäßig die folgenden Pflanzenhelfer in deinen Smoothie ein. Diese schenken dir Sonnenkraft und neue Energie – ohne dabei die Tiefen zu glätten, durch die du nun hindurchgehst. Die Tiefen gehören zu dir und machen deine Seelenlandschaft plastisch. Sie halten nicht selten große Geschenke für dich bereit. Die Pflanzen geben dir die Kraft, mutig deinen Weg weiterzugehen. Sicher leuchten sie dir mit ihrem Licht, auch und gerade dann, wenn es ganz schön dunkel ist.

Die Wirkungsweise

Stimmungsaufhellend, ausgleichend, aktiviert das „Glückshormon" Serotonin, bringt Licht ins Dunkel

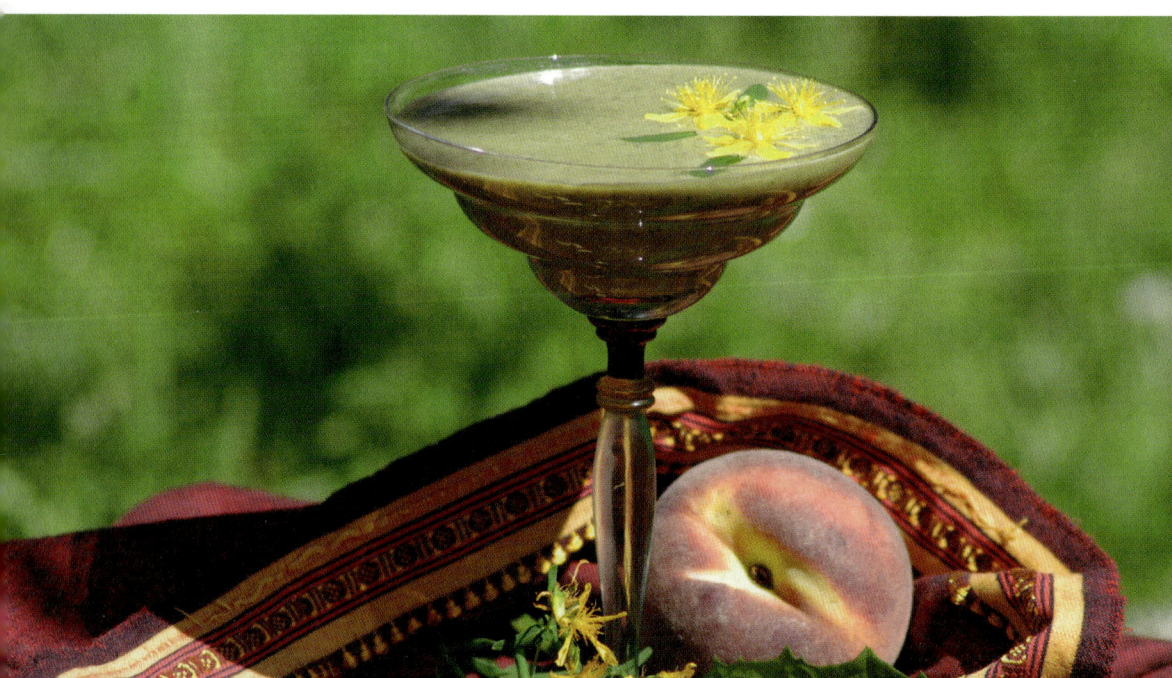

Traumblüten
Hilft bei Stress, Schlafstörungen und Erschöpfung

Kennst du das Gefühl, immer weiterzuhetzen, immer in Bewegung zu sein … und doch deinen und/oder den vermeintlichen gesellschaftlichen Ansprüchen hinterherzuhinken? Das Gefühl, in einem Hamsterrad ins Leere zu rennen und nicht wirklich von der Stelle zu kommen? Mit dem Rad kreisen auch die Gedanken. Vielleicht ist auch einfach gerade mal wieder alles zu viel. Du brauchst eine Auszeit, sehnst dich danach, einfach einmal innezuhalten und neue Kraft zu tanken. Doch sobald du körperlich zur Ruhe kommst, endlich auf dem ersehnten Sofa sitzt oder am Strand liegst, geht es im Kopf weiter.

Halt doch einfach einmal inne! Das hört sich so leicht an. Entspanne dich und lass es dir gut gehen! Auch das klingt leicht. Das ist es auch; so leicht, dass wir allzu oft an dieser Möglichkeit vorbeirennen. Unser multidimensionaler Lebensstil stellt eine hohe Anforderung an unseren Organismus dar, der reichlich Stresshormone ausschüttet, jedoch kaum in der Lage ist, diese wieder abzubauen, da unsere „Flight or fight"-Reaktion heute zumeist nicht körperlich ausagiert werden kann. Mit der Zeit kommt es zu einer immer größeren Erschöpfung, nicht nur unserer Nebennieren. Kannst du fühlen, dass der Stress zuallererst in den Gedanken beginnt und darin gründet, dass du nicht anwesend bist im gegenwärtigen Moment?

Einen Smoothie zu genießen, kann zu einer Oase des Innehaltens in einem sonst stressigen Alltag werden. All diese Traumblüten können auch deinen Schlaf unterstützen, wenn dir das Einschlafen des Abends schwerfällt. Sie schenken dir aber auch tagsüber ein wenig Entspannung, ohne dich müde zu machen.

Zutaten
½ Handvoll Apfelbeeren

1 Banane

ein paar Lindenblüten (Juni/Juli) und/oder -blätter (Frühjahr)

2 Baldrianblütendolden oder -blätter

ein paar Lavendelblüten

1 TL grüner Hafer (getrocknet und pulverisiert) oder 1 Handvoll frisches Hafergrün kurz vor der Blüte

2 TL Sesamsamen, gemahlen

¼ TL Muskatnuss, gerieben

Wasser nach Bedarf (Edelsteinwasser: Chalzedon)

Die Wirkungsweise
Entspannung, Schlafförderung, Stress und dessen Folgen ausgleichend, Beruhigung des Nervensystems

Smoothies für die Seele

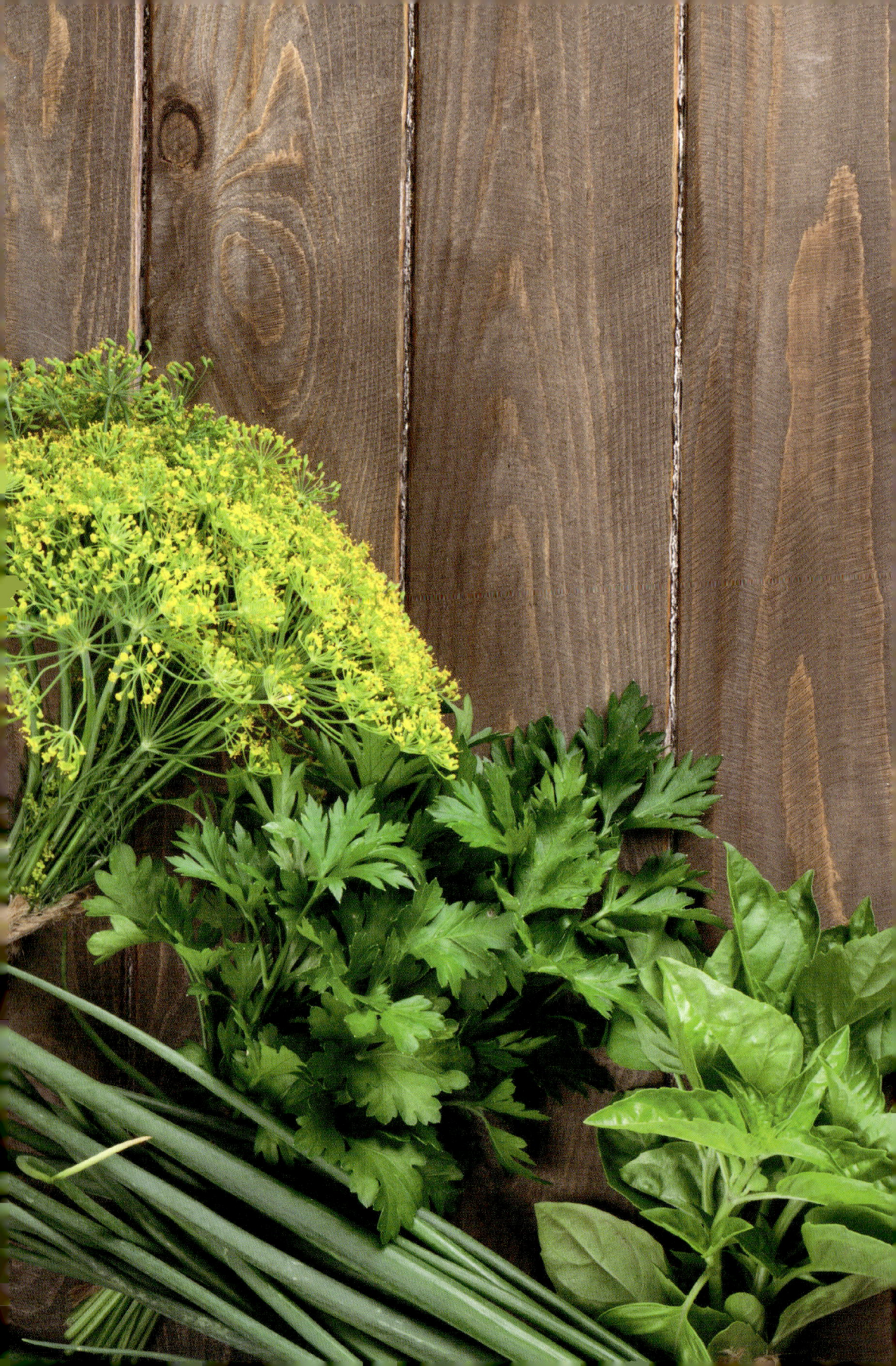

HEILPFLANZENKUNDE

„Vom Kraut, das aus der Urzeit stammt, – drei Alter vor den Göttern selbst – in hundertsiebenfacher Art, vom grünenden will dichten ich." **Aus dem Rig-Veda**

Nun möchte ich dir ein wenig von den Kräften erzählen, die uns unsere grünen Geschwister während unserer Reise durch die Zeit offenbart haben. Vieles steht geschrieben von den weisen Frauen, die vor uns waren und die den Pflanzen mit einem offenen Herzen lauschten. Manches haben die Pflanzen mir selbst erzählt und wieder anderes wurde mit den Mitteln einer modernen Naturwissenschaft erforscht. Doch nichts von all dem kann deine ganz persönliche Erfahrung übertreffen.

    Möge dich dieses Kapitel inspirieren, hinauszugehen in die grüne Welt und den Pflanzenwesen ganz unmittelbar zu begegnen.

Ackerschachtelhalm

Equisetum arvense
Klarheit und Halt

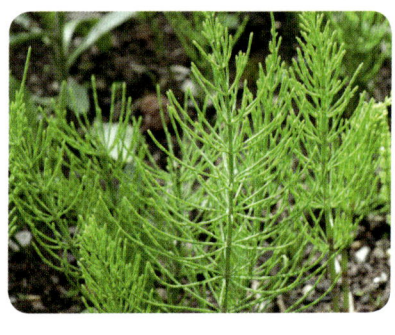

Das Geschenk dieses urzeitlichen Gewächses ist sein hoher Gehalt an Kieselsäure, die sich in der Ausleitung von Aluminium bewährt hat. Zugleich wirkt der Ackerschachtelhalm harntreibend, weswegen er die Nieren in ihrer Funktion als Entgiftungsorgan unterstützt. Wo die Gifte wiederum unser Denken verwirren, bewähren sich seine ordnenden, strukturierenden Qualitäten, die sich bereits in seiner Gestalt zeigen. So kommt der Ackerschachtelhalm in der ganzheitlichen Phytotherapie auch zur Klärung der Gedanken zum Einsatz. Doch damit nicht genug: Eine Pflanze, die so viel Kieselsäure enthält, hat natürlich eine Affinität zu Knochen und Bindegewebe. Sie richtet in jeglicher Hinsicht auf, schenkt Bindegewebe, Haut und Haaren Festigkeit und Elastizität zugleich – was starr ist, wird beweglicher, und was zu flexibel ist, stabiler.

Als harntreibende Pflanze findet sich der Ackerschachtelhalm natürlich auch in Smoothies zur Behandlung von Blasenentzündungen wieder. Hier kommen uns zudem seine immunstimulierenden und entzündungshemmenden Eigenschaften zugute. Sogar eine krebshemmende Wirkung wird dieser großen Reinigungspflanze nachgesagt.

Achtung: In der Schwangerschaft nicht verwenden oder vorsichtig dosieren, da der Ackerschachtelhalm Stoffe enthält, die Wehen erregen können.

Da der Ackerschachtelhalm giftige Doppelgänger hat, bitte nur dann sammeln, wenn du ihn sicher bestimmen kannst! Solltest du dir unsicher sein, wähle andere Pflanzen mit einem hohen Gehalt an Kieselsäure, wie z.B. Wegerich, Beinwell, Haferstroh oder Frauenmantel.

Ackerschachtelhalm findet Verwendung in den Smoothies:
Metall-Detox (Seite 44), *Sonnengold* (Seite 77)

Ananas

Ananas comosus
Tropischer Traum

Diese Frucht träumt mit dir den Traum tropischer Fülle und Wärme, sie trägt dich zu Palmenstränden und lauen Nächten und hellt die Stimmung auf – mit den Bildern, die sie in dir weckt, doch auch mit anregenden, euphorisierenden Inhaltsstoffen wie Vanillin, Serotonin und Tryptophan (Vorstufe von Serotonin).

Zudem verwöhnt sie dich mit reichlich Mineralien und Vitaminen und enthält Fruchtsäuren, die Schlacken und Stoffwechselgifte aus dem Körper hinausbefördern, weswegen sie die entgiftende Wirkung der Smoothies verstärkt.

Doch noch ein ganz besonderes Geschenk hält sie in ihrem Füllhorn für dich bereit: Im gesamten Fruchtfleisch der köstlichen Frucht befindet sich Bromelain, ein Enzym, welches du für die Verdauung von Eiweiß benötigst. Dieses hat sich nicht nur in der Vorbeugung von Krebs einen Namen gemacht, sondern wirkt in unserem Körper stark entzündungshemmend. Diese Wirkung ist es, die wir uns ganz besonders im Smoothie *Sonnengold* zunutze machen.

Ananas findet Verwendung in den Smoothies:
Ein Freund für die Leber (Seite 46), *Sonnengold* (Seite 77)

Apfel
Malus domestica
Die Frucht der ewigen Jugend

Fülle und Fruchtbarkeit, Liebe und Unsterblichkeit schenkt uns die Frucht des Apfelbaumes in der Kulturen übergreifenden Mythologie. Er ist das Attribut zahlreicher Göttinnen sowie der Erdmutter selbst. Auch in vorchristlichen Zeiten wand sich bereits eine Schlange um den Stamm ihres Baumes. Erkenntnis erlangte jene, die ihre Frucht empfing, doch – anders als in der christlichen Mythologie interpretiert – war daran für unsere vorchristlichen AhnInnen nichts Verwerfliches. Im Gegenteil: Sie ehrten den Apfelbaum und seine Göttinnen. Unter einem Apfelbaum träumend reisten sie vielleicht nach Avalon, jener verheißungsvollen Insel der Apfelbäume, der Insel ewiger Jugend.

Und die schenkt dir auch seine Frucht. Nicht im Sinne eines Jugendwahns, der geprägt ist von verzerrten Schönheitsidealen und einen riesigen Wirtschaftszweig bedient, sondern im Sinne einer Zeitlosigkeit, die sich immer dann einstellt, wenn du sehr gegenwärtig bist in diesem Moment.

Trotz dieser alten Traditionen und der großen Heilkräfte des Apfels erstaunt es, dass er selten in der modernen Naturheilpraxis rezeptiert wird.

Vermutlich kennst du den Ausspruch: „An apple a day keeps the doctor away" (ein Apfel pro Tag hält den Arzt fern beziehungsweise macht einen Besuch bei ihm überflüssig). Denn der Apfel reguliert sanft unsere Verdauung, er regt die Harnausscheidung und damit auch die Ausscheidung von Stoffwechselschlacken an. Auch bei Blasen- und Nierensteinen soll er sich bewährt haben.

In der Volksmedizin findet er als fiebersenkendes und nervenberuhigendes Mittel Anwendung. Das reichlich enthaltene Pektin soll unter anderem die Blutzirkulation verbessern. Weiterhin hat es sich in der Ausleitung von Schwermetallen und Aluminium bewährt.

Wenngleich es auch nicht der goldene Apfel zahlreicher Märchen ist, den du in deinem Smoothie genießt, so vermag er dich doch an die uralten Geschichten matrigener Kulturen, an die Kraft und Fülle weiblicher Fruchtbarkeit in allen ihren Formen erinnern.

Apfel findet Verwendung in den Smoothies:
Magenfreund (Seite 56), *Feuerlöscher* (Seite 58), *Pfad-Finderin* (Seite 62), *Beerenkraft* (Seite 77), *Hitzefrei* (Seite 79), *Amazonen-Drink* (Seite 83)

Apfelbeere
(Aronia melanocarpa)
Indianischer Kraftbringer

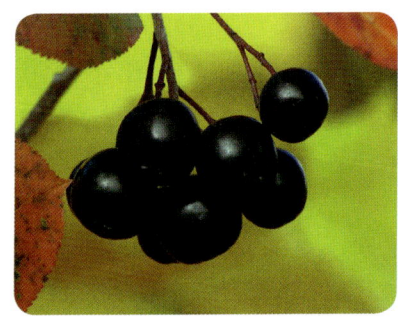

Dieses feine, mit dem Apfel verwandte Rosengewächs ist einst aus dem Osten Kanadas über Russland zu uns gekommen. Obwohl die Beerenfrüchte der Pflanze auf eine lange Tradition als Nahrungs- und Heilpflanze zurückblicken und in Russland beispielsweise in der Therapie von Krebserkrankungen eingesetzt werden, wurde der kostbare Beerensaft in Deutschland zunächst lediglich als Farbstoff in der Lebensmittelindustrie verwendet.

Erst in den letzten Jahren erfährt das dunkelblaue Superfood die Ehre, die ihm gebührt. Die Apfelbeere lässt sich in unseren Breitengraden problemlos im Garten kultivieren. (Da die Wildtiere und Vögel die kleinen blauen Kraftpakete lieben, bleibt für die Zweibeiner jedoch unter Umständen nicht so viel von der Ernte übrig.)

Die Inhaltsstoffe, die die Beere für dich bereithält, machen ihren herben, zusammenziehenden Geschmack allemal wett: Neben den wasserlöslichen B-Vitaminen enthält sie auch reichlich Vitamin C, K, A und E, sowie Mineralien, Mangan und Polyphenole.

Mangan, wovon die Apfelbeere dir einiges liefert, ist zum Beispiel Bestandteil vieler Enzyme und mitbeteiligt am Aufbau gesunder Knochen, von Hormonen und Neurotransmittern (Dopamin). Die Polyphenole gelten als „Radikalenfänger", unterstützen die Entgiftung von Stoffwechselschlacken und die Zellregeneration, hemmen Entzündungen und schützen vor Krebserkrankungen.
Allgemein verbessert der regelmäßige Genuss von Aroniabeeren die Fließeigenschaften des Blutes und trägt Gefäßablagerungen ab. Der Cholesterinspiegel wird gesenkt und der Blutdruck reguliert.

Apfelbeeren finden Verwendung in den Smoothies:
Hitzefrei (Seite 79), *Traumblüten* (Seite 89)

Aprikose
(Prunus armeniaca)
Mit samtener Haut und sonnigem Wesen

Die Frucht dieses Rosengewächses kam im 16. Jahrhundert aus Asien nach Europa. Funde in Armenien und Indien deuten darauf hin, dass es sich möglicherweise um die älteste, von Menschen kultivierte Obstsorte handelt. Der regelmäßige Genuss der Früchte stärkt Haut und Schleimhaut, belebt und hellt die Stimmung auf.

Für viele Hebammen gehören Aprikosen beziehungsweise deren Saft in den gerne empfohlenen „Wehencocktail". Tatsächlich konnte nachgewiesen werden, dass Wehenschwäche und Erschöpfung unter der Geburt häufig auf einen Mangel an Vitamin C und B_1 zurückgehen. Beide Vitamine sind reichlich in der Aprikose enthalten, dazu auch weitere B-Vitamine, Vitamin E und das Provitamin Betacarotin sowie reichlich Mineralstoffe.

Darüber hinaus aktiviert die Aprikose das Immunsystem und schützt vor krebsauslösenden Faktoren. Die Hunza, ein Volk im Norden Pakistans, dessen Leben eng mit dem der dortigen Aprikosenbäume verwoben ist, kannten bis in die Neuzeit keine Krebserkrankungen. Sie nehmen vor allem auch reichlich das nahrhafte Aprikosenkernöl sowie die Kerne zu sich, die eine Blausäureverbindung enthalten, die zwar toxisch ist, deren gesundheitsfördernde, krebsfeindliche Wirkung in der richtigen Dosierung jedoch überwiegt (Quelle: G. Edward Griffin „Eine Welt ohne Krebs").

Aprikosen finden Verwendung in den Smoothies:
Die besten Tage (Seite 50), *Die perfekte Welle* (Seite 67), *Am Busen der Natur* (Seite 72)

Avocado
(Persea americana)
Grüne Schwester indianischer Frauen

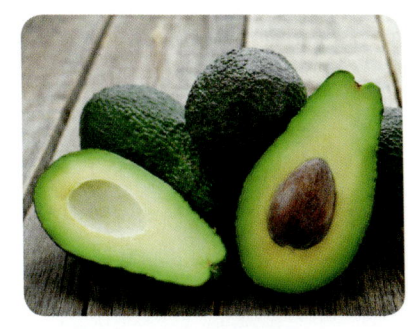

Indianerfrauen nutzen die Avocado schon seit alters her als hochwertiges Nahrungsmittel sowie zur Behandlung von Menstruationsschmerzen. Bereits seit vielen Tausend Jahren wird diese tropische Frucht von Menschen kultiviert. Sie versorgt uns mit einem ganzen Cocktail hochwertiger Inhaltsstoffe: Ihr hoher Fettgehalt löst im Smoothie die fettlöslichen Vitamine aus den anderen Zutaten. Ob diese dadurch besser vom Körper aufgenommen werden können, wird noch diskutiert. Dabei wird von einer bis zu 50 bis 100 Prozent besseren Absorption ausgegangen.

Die reichlich enthaltenen ungesättigten Fettsäuren wirken sich positiv auf den Cholesterinspiegel aus. Weiterhin enthält Avocado reichlich Vitamin E und A sowie Folsäure und Glutathion, ein Geschenk an dein Immunsystem, welches als Antioxidans auch eine krebsfeindliche Wirkung hat. Die Avocado gibt dem Smoothie besonders dann ein wenig mehr Substanz, wenn du einen Smoothie-Fasten-Tag einlegen willst. Zugleich gibt sie ihm eine wunderbar cremige Konsistenz.

Avocado findet Verwendung in den Smoothies:
Die besten Tage (Seite 50), *Im Fluss des Lebens* (Seite 64), *Die Kraft des Augenblicks* (Seite 71)

Baldrian
(Valeriana officinalis)
Ohne Wurzel keine Flügel

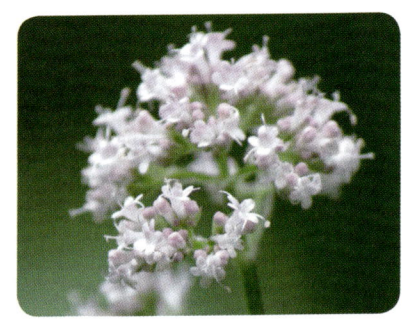

Das sanfte Wesen des Baldrians ist ätherisch und erdig zugleich. Er findet sich dort, wo es an Wasser nicht mangelt, denn er liebt feuchte, sumpfige Standorte. Wo Baldrian wächst, da sollen auch Feen hausen.

Das Wasser ist zugleich das Element der Emotionen, die – hormonell bedingt – vielleicht in dieser Zeit ein wenig mit dir Achterbahn fahren. Der Baldrian kommt damit klar; er gibt dir die Bodenhaftung zurück, wo du vielleicht das Gefühl hast, die Erde unter den Füßen zu verlieren. Sanft verhilft er dir zu einem ruhigeren Schlaf und legt sich wie Balsam auf deine Ängste. Zugleich aktiviert er mit dem feinen, fast überirdischen Leuchten seiner Blüten deine mondig-intuitive Seite, sodass du dich leichter der Kommunikation mit deinem Kind öffnen kannst. Traditionell finden die Wurzeln dieses Pflanzenengels medizinisch Verwendung in Tees (als Kaltauszug) und Tinkturen. Die Blüten(-knospen) und jungen Blättchen sind jedoch geschmacklich deutlich milder und für den Smoothie (vor allem in der Schwangerschaft) deutlich besser geeignet.

Da der Baldrian in seinen Wurzeln Stoffe enthält, die möglicherweise mutagen, das heißt das Erbgut schädigend sind, sollten auch die Baldrianblüten nicht in größeren Mengen beziehungsweise über einen längeren Zeitraum konsumiert werden. Allerdings scheiden sich hier die Geister in der Wissenschaft, und bisherige Studien konnten diesen Verdacht nicht bestätigen. Viele Ärzte empfehlen schwangeren Frauen auch weiterhin die Einnahme von Baldrian-Wurzel-Präparaten.

Baldrian findet Verwendung in den Smoothies:
Aus Sandmännchens Beet (Seite 60), *Traumblüten* (Seite 89)

Basilikum

(Ocimum basilicum)
Hingabe und heilige Liebe

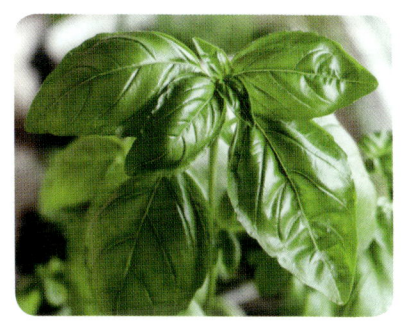

Basilikum gilt seit alters her als mildes, den Bauchraum erwärmendes Aphrodisiakum, und ihm wird eine leicht östrogenartige Wirkung nachgesagt. Es enthält reichlich ätherische Öle, die gegen verschiedene Krankheitserreger wirksam sind und soll das Immunsystem stärken. Das ätherische Öl wirkt zudem entkrampfend und hellt die Stimmung auf. Neben seiner köstlichen Geschmacksnote im Smoothie schafft es damit perfekte Voraussetzungen für die Liebe.

Ein paar mächtige Verwandte hat das Basilikum noch in seinem einstigen Heimatland: In Indien darf Tulsi, das heilige Basilikum (Ocimum sanctum), auf keinem Hausaltar fehlen, denn in der Pflanze soll Gott Vishnu selbst wohnen. Die Darbringung von Opfergaben für die Pflanze, die die Präsenz und Hingabe in der Meditation zu vertiefen vermag, gehört für viele Hindus ebenso zur täglichen Routine wie der Genuss eines Blättchens, der auf allen Ebenen Gesundheit verleihen soll. Tulsi erhöht die Resistenz gegen jeglichen Stress; es „öffnet das Herz und klärt den Geist" (Quelle: Ernst Schrott „Die köstliche Küche des Ayurveda").

Basilikum findet Verwendung im Smoothie:
Im Garten der Lust (Seite 85)

Beifuß

(Artemisia vulgaris)
Ein Gruß der Mondgöttin

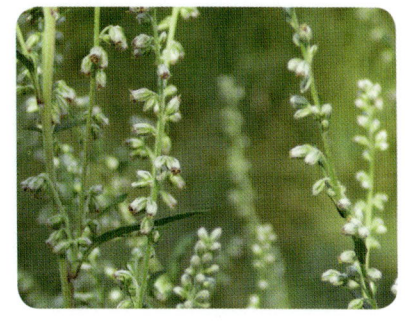

Als ältestes aller Kräuter wird der Beifuß als erste Pflanze bereits im angelsächsischen Neunkrätersegen (aus dem 9. oder 10. Jahrhundert) angesprochen. Und es ist kaum verwunderlich, dass dieser Pflanzenengel weltweit und seit undenklichen Zeiten in seinen unterschiedlichen Gestalten die Menschen vor allem in Zeiten des Übergangs mit seinen Heilkräften beschenkt und begleitet.

Niemand Geringeres als die Göttin Artemis stand dieser großen Pflanze als Namensgeberin zur Seite. Artemis ist die Schutzgöttin der Geburt und der Hebammen und gilt auch als die Mutter aller Hexen. Der Gürtel aus duftendem Beifuß verleiht ihr Zauberkräfte und Fruchtbarkeit und findet sich bis heute in Sonnenwendbräuchen wieder, in denen Frauen, mit Beifuß gegürtet, über die

Flammen des Sonnenwendfeuers springen. Dieses gynäkologische Universalmittel ist zugleich eine der ältesten Sakralpflanzen und kommt immer dann zum Einsatz, wenn es darum geht, die Schwellen zwischen den Welten zu überschreiten. Weltweit nutzen Schamanen den Beifuß auf ihren Reisen, und genauso nutzen wir den Beifuß unter der Geburt, welche ebenfalls ein Grenzerlebnis darstellt, um die ankommende Seele sicher in diese Welt zu geleiten. Wenn ich mich mit dem Pflanzenwesen verbinde, bewirkt dies eine Öffnung für die feinstofflichen Ebenen und die elementare Welt.

Doch zurück zur Frauenheilkunde: Im Beifuß finden wir in der Tat eine Universalmedizin, die die Säfte ins Fließen bringt, stark entgiftet und über die Hypophyse die gesamte hormonelle Achse ankurbelt. Er zeigt sich als machtvoller Verbündeter, wenn es darum geht, den Menstruationszyklus zu balancieren und den Eisprung auszulösen.

Als „Hüterin des weiblichen Schoßes" (Quelle: Wolf-Dieter Storl „Pflanzen der Kelten") öffnet er unter der Geburt den Muttermund und löst Wehen aus. Wie alle Artemisia-Arten sollte er aus diesem Grund nicht in der Schwangerschaft genossen werden.

Beifußblätter finden Verwendung in den Smoothies:
Estrogenia (Seite 37), *Die besten Tage* (Seite 50), *Die perfekte Welle* (Seite 67)

Beinwell
(Symphytum officinale)
Wallwurz für die Knochen

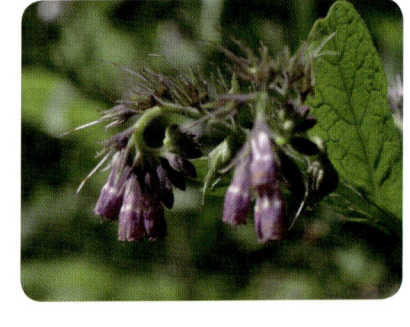

Bereits Medizinern der Antike sowie keltischen Druidenärzten war diese große Heilpflanze bekannt, und sie wurde durch die Jahrhunderte erfolgreich eingesetzt, um Knochenbrüche, Verstauchungen und Prellungen sowie schlecht heilende Wunden und sogar bösartige Tumoren zu heilen. Auf die Fähigkeit dieser Pflanze, die Kallusbildung und damit das Zusammenwachsen gebrochener Knochen zu beschleunigen, deutet schon der botanische Name hin, in dem das griechische Wort „symphein" (= zusammenwachsen) steckt. Für die beschleunigte Wundheilung durch den Beinwell ist das enthaltene Allantoin verantwortlich.

Auch als Nahrungspflanze, die reich an Mineralien (v.a. Kieselsäure), Aminosäuren und Vitamin B_{12} sowie Flavonoiden, Schleim- und Gerbstoffen ist, ist der Beinwell bekannt.

Leider leben wir in einer Zeit, in der die Natur oft verteufelt und künstlich geschaffenen, chemischen Substanzen, wie industriell hergestellten Nahrungsmitteln und Medikamenten, mehr Vertrauen entgegengebracht wird. „Pyrrolizidinalkaloide" heißt das böse Wort, welches wie ein Fluch auf diesem wundervollen Pflanzenengel lastet. Diese wurden als isolierte Substanz in riesigen Mengen armen, zum Teil trächtigen Ratten und Mäusen verabreicht, von denen etwa 50 Prozent im Anschluss an Leberschädigungen bis hin zu Leberkrebs litten. Außerdem hatten einige der trächtigen Tiere in der Folge Fehlgeburten, weswegen fortan vor dem Beinwell als leberkrebserregende, mutagene Pflanze gewarnt wurde. Viele Pflanzenfreunde lassen sich jedoch davon nicht beirren und verwenden die Wallwurz weiterhin. Die Kräuterkundige *Susun Weed* empfiehlt den Genuss des Beinwell aufgrund seines hohen Gehaltes an Mineralien sogar besonders schwangeren und stillenden Frauen. Dein Bauchgefühl wird dir sagen, ob die Beinwellblätter deinen Smoothie mit ihrem, allen Borretschgewächsen gemeinsamen, gurkenähnlichen Geschmack bereichern sollen oder ob du sie sicherheitshalber lieber weglassen möchtest. Natürlich solltest du den Beinwell nicht in großen Mengen und über lange Zeiträume zu dir nehmen.

Beinwellblätter finden Verwendung im Smoothie:
Knochenfreund (Seite 80)

Berberitze
(Berberis vulgaris)
Frischekick für den Magen

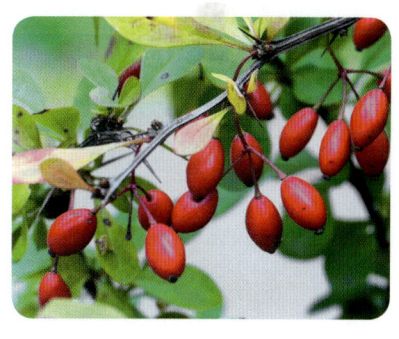

Benannt wurde diese Pflanze nach dem arabischen Stamm der Berber, aus deren Heimat sie ursprünglich stammt. Und so kennen wir die Früchte des Sauerdorns vor allem als schmackhafte Zutat in der arabischen Küche oder – aufgrund ihres hohen Gehaltes an Vitamin C – zunehmend als Superfood und Bestandteil einer zeitgemäßen, gesundheitsorientierten Ernährungsphilosophie. Dabei säumt die Berberitze bereits seit Jahrhunderten unsere heimischen Hecken, bietet vielen Vögeln Schutz und Nahrung und steht in uralter Tradition als Heilpflanze. Schon der berühmte Botaniker und Kräuterarzt *Jakob Dietrich Tabernaemontanus* (1525–1590) wusste: Die Berberitzenbeeren „seyn auch dem Magen gut und machen Lust zu essen".

Neben Vitamin C finden sich in den roten Früchten Carotinoide, Fruchtsäuren, Oxalsäure und Pektin. Die Wurzelrinde kommt vor allem bei Erkrankungen der Leber oder Gallenblase zum Einsatz. Das darin enthaltene Alkaloid Berberin kann Gebärmutterkontraktionen auslösen, **die Verwendung der Wurzelrinde und ihrer Zubereitungen ist daher in der Schwangerschaft absolut tabu!**

Berberitzenfrüchte finden Verwendung im Smoothie:
Magenfreund (Seite 56)

Bertram

(Anacyclus pyrethrum) – *Resorptionsmittel der Hildegard von Bingen*

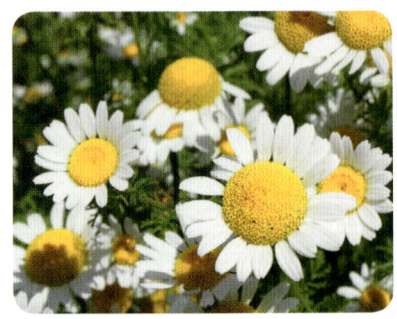

Sicherlich streute bereits die heilige Seherin *Hildegard von Bingen* über jede ihrer Mahlzeiten eine Prise ihres Lieblingsgewürzes, welches die Sonne Nordafrikas und der Mittelmeerregion in sich trägt und auch unseren Verdauungsorganen etwas von seiner Wärme schenkt. Laut *Hildegard* vermehrt der Bertram „das gute Blut" und reinigt den Intellekt. Er heilt und verhindert Krankheiten über seine Wirkung auf die Verdauung und wird erfolgreich bei Anämie und Fehlernährung eingesetzt. Laut des Dortmunder Heilpraktikers und Experten für Hildegardmedizin, *Peter Germann,* finden wir im Bertram *die* Einschleuserpflanze für Eisen.
▶ Die Bezugsquelle für Bertrampulver findest du auf Seite 155.

Bertrampulver findet Verwendung im Smoothie:
Irony (Seite 52)

Birke

(Folia betulae)
Von der Schönheit des Anfangs

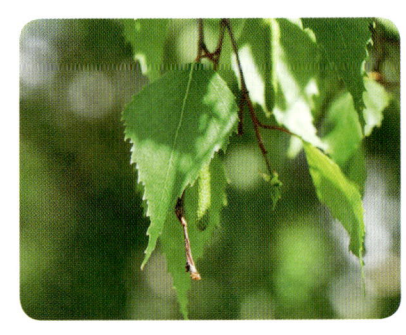

Die Birke ist der Baum des Neubeginns. Sie ist der Göttin in Gestalt der weißen Jungfrau geweiht. Als Pionierbaum besiedelt sie brachliegende Flächen noch vor ihrer Baumverwandtschaft, für die sie, freundlich und licht, den neuen Boden bereitet, um sich dann, wenn die anderen wachsen und gedeihen, allmählich wieder zurückzuziehen. Als Wiegenholz beschützt sie so auch die ersten Lebensmonate der Kinder. Wenn wir einen Neubeginn in unserem Leben wagen, gehört hierzu auch das Loslassen von dem, was alt und überholt ist. Das Vergangene ist vergangen, das Zukünftige noch nicht da – in jedem Moment beginnen wir wieder neu, wenn wir ganz und gar gegenwärtig sind. Doch das, was vergangen ist, gibt vermeintlich Sicherheit – selbst dann, wenn die Vergangenheit nicht freudvoll war – sie ist bekannt, wohingegen das Unbekannte manchmal Angst macht. Die Angst sitzt uns nicht immer im Nacken, sondern oft auch in der Blase. Nicht selten zeigt sich unser Unvermögen, die Vergangenheit loszulassen, in wiederkehrenden Blaseninfektionen.

Manche Frauen entwickeln immer dann, wenn eine Veränderung in ihrem Leben ansteht – besonders dann, wenn sie nottäte, aber doch noch nicht so richtig angegangen wird –, Blasenentzündungen. Hier stellt uns die Birke den Segen der Göttin zur Seite, mutig weiterzugehen und dem Neubeginn in jeder Sekunde zuversichtlich entgegenzublicken.

Auf einer ganz stofflichen Ebene regt sie über die in den Blättern enthaltenen Saponine die Harnausscheidung (Diurese) an, wodurch die auslösenden Erreger ebenso wie Stoffwechselschlacken besser ausgeschwemmt werden können. Zudem enthalten die Blätter einiges an Vitamin C.

Birkenblätter finden Verwendung in den Smoothies:
Im Fluss des Lebens (Seite 64), *Sonnengold* (Seite 77)

Borretsch
(Borago officinalis)
Herzfreude für die Milchbildung

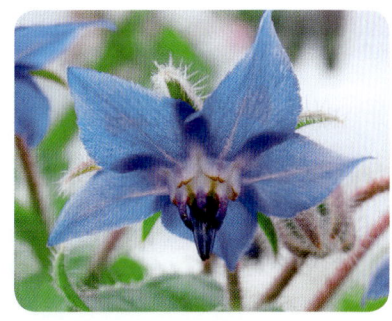

„Herzfreude" ist ein volksheilkundlicher Name dieser Pflanze, die aus dem Mittelmeerraum bei uns einreiste und sich gerne über ihre vor allem an ungesättigten Fettsäuren reichhaltigen Samen in unseren Gärten vermehrt. Und der Anblick dieses blauen Himmelssterns weitet und erfreut tatsächlich unseren Herzensraum. Daran ändern auch die Pyrrolizidinalkaloide nichts, die die Pflanze – gemeinsam mit einigen ihrer Geschwister – in der sogenannten „Wissenschaft" in Verruf brachte. Natürlich sollte sie aufgrund dieser nicht in riesigen Mengen und über lange Zeiträume verzehrt werden (Näheres siehe bei „Beinwell").

Bereits kurz nach Christi Geburt wusste der bekannte Gelehrte *Plinius der Ältere* (23–79 n. Chr.), dass der Borretsch uns Freude bringt. In der berühmten Akademie zu Salerno wurde dies in der Ausbildung der Ärzte aufgegriffen: „Der Borretsch kann sagen (…): Ich mache leichte Herzen, bringe Fröhlichkeit." Wird er aus diesem Grund volksheilkundlich gerade gestressten Frauen empfohlen? Jedenfalls ist dies sicherlich ein schöner „Nebeneffekt". Der Hauptgrund für seine Anwendung in diesem Smoothie ist die Anregung deiner Milchbildung, wenn du stillst. Da er auch über schweißtreibende und entzündungshemmende Eigenschaften verfügt, wird er, wie die anderen Pflanzen seiner Familie auch, in der Behandlung von Atemwegserkrankungen eingesetzt. Sein gurkenartiger Geschmack verleiht deinem Smoothie wie auch sommerlichen Salaten eine wunderbar frische Note. Neben Schleim- und Gerbstoffen enthält der Borretsch viele Mineralien (v.a. Kalium und Silicea), sowie Allantoin und Saponine.

Borretsch findet Verwendung im Smoothie:
Am Busen der Natur (Seite 72)

Brennnessel
(Urtica dioica)
Unser heimisches Superfood

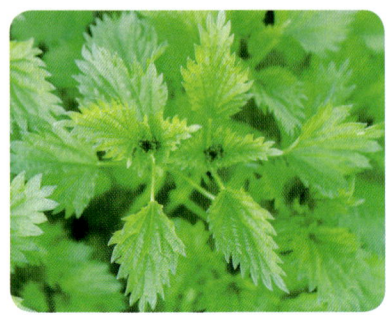

Als „wergulu" hat die Brennnessel im berühmten Angelsächsischen Neunkräutersegen nicht nur die Macht, vor Bosheit und Behexung zu bewahren, sondern auch gegen Schmerzen geht sie mit großen Kräften an. Und wahrlich, in der Brennnessel findest du eine große Verbündete, wenn du dich ein wenig dünnhäutig fühlst. Sie weckt die Kriegerin in dir und hilft, dir darüber bewusst zu werden, wo du dich zum Opfer machst. Sie unterstützt dich, die Verantwortung hierfür wieder an dich zu nehmen, statt einen Sündenbock im Außen zu suchen.

Keine Pflanze erdet uns so machtvoll wie die Brennnessel, da, wo wir die Bodenhaftung ein wenig verloren haben. Kein Wunder, denn Mutter Erde hält uns mit magnetischer Kraft, und da, wo zu wenig Eisen ist, fehlt auch die Erdanziehung. Die Brennnessel schenkt uns jede Menge leicht zu verwertendes Eisen. „Nebenbei" reinigt sie das Blut und befreit den Körper von Schlacken. Innerlich zur Ausleitung getrunken und äußerlich als Einreibung hilft sie wirksam gegen Gelenkschmerzen und bei rheumatischen Beschwerden.

Als „Königin der Heilpflanzen" (Quelle: Dr. Claudia Urbanovsky/Gwenc'hlan Le Scouëzec „Der Garten der Druiden") strotzt sie nur so vor Vitalität, und diese teilt sie gern mit dir. Alle Pflanzenteile, vor allem aber die Samen gelten als so starkes Tonikum, dass deren Genuss Mönchen und Nonnen im Mittelalter verboten gewesen sein soll. Denn, wenn wir voll in unserer Kraft stehen, weckt das natürlich auch unsere Lust auf Liebe.

Und tatsächlich enthalten die Samen hormonell wirksame Substanzen und Vitamine für die Fruchtbarkeit von Männern und Frauen (Quelle: Wolf-Dieter Storl „Pflanzen der Kelten"). Das wusste auch der berühmte Arzt und Botaniker *Pietro Andrea Mattioli* (1501–1577), der in seinem „Kreutterbuch" bereits im 16. Jahrhundert schreibt: „Nesselblätter, in Wein gesotten, machen zur Liebe feurig, locken zur Unkeuschheit."

Mindestens ein paar Blättchen dieser Kraftpflanze wandern nicht nur zur Kräftigung und Reinigung im Frühjahr, sondern das ganze Jahr hindurch in jeden Smoothie, den ich mir bereite. Da die Pflanze Histamin enthält, eignet sich ihr maßvoller Genuss auch in der Behandlung von Allergien (und wirkt dann wie eine sanfte Desensibilisierung, die das Immunsystem stärkt statt unterdrückt). Vorsicht ist jedoch bei bekannter Histaminintoleranz geboten.

Brennnesselspitzen finden Verwendung in den Smoothies:
Irony (Seite 52), *Grünkraft für zwei* (Seite 55), *Im Fluss des Lebens* (Seite 64), *Am Busen der Natur* (Seite 72), *Sonnengold* (Seite 77), *Knochenfreund* (Seite 80), *Amazonen-Drink* (Seite 83), *Im Garten der Lust* (Seite 85)

Cashewnuss
(Anacardium occidentale)
Gute Laune aus tropischen Wäldern

Diese in Brasilien beheimatete Steinfrucht, die botanisch eigentlich gar keine Nuss ist, liebt die tropische Wärme. Als „Mango des Waldes" ist sie in Asien auch bekannt.

Ihre Liebe zur Sonne teilt die Pflanze gerne mit dir und schenkt dir von ihrem gespeicherten Licht. Sie nährt und durchwärmt dich, wo es deiner Seele vielleicht ein wenig an Licht mangelt und an der Erinnerung, dass sie in ihrem Ursprung nichts anderes als eben dieses Licht ist. Neben reichlich hochwertigem Eiweiß, ungesättigten Fettsäuren, sowie den Nervenvitaminen B und E enthält der Samen viele Mineralien, sowie Selen und Zink, vor allem mehr Tryptophan als alle anderen hier genannten Heilpflanzen (nämlich 450mg auf 100g!). Dieses wird in unserem Körper in das „Zufriedenheitshormon" Serotonin umgebaut und hilft dir zu erkennen, dass die Sonne auch dann scheint, wenn du sie vielleicht gerade nicht sehen kannst.

Cashewnüsse finden Verwendung im Smoothie:
Sonnenschein für die Seele (Seite 88)

Chiasamen
(Salvia hispanica)
Kraftbringer einer Hochkultur

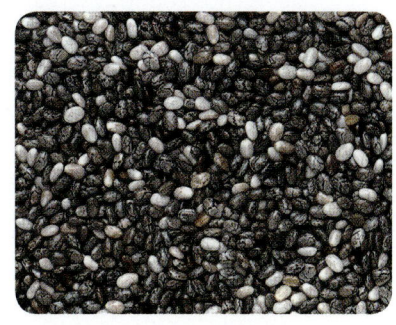

In der Sprache der Maya bedeutet „Chia" Stärke, und die vermag dir der Samen dieses südamerikanischen Salbeigewächses zu bringen. Für die Maya war einst Chia ein Grundnahrungsmittel und Therapeutikum. Reichlich Mineralien schenkt er dir (u.a. fünfmal so viel Kalzium wie Milch, viel Kalium und Eisen), weiterhin Eiweiße und die so wichtigen Omega-3- und Omega-6-Fettsäuren. Da diese sanft deine Hormone regulieren, beugen sie einem „Babyblues" vor beziehungsweise vermögen diesen zu lindern.

Das Konglomerat an hochwertigen Inhaltsstoffen fördert die Regeneration und den Aufbau von Gewebe (aus diesem Grund ist natürlich auch in der Schwangerschaft zum Genuss von Chiasamen geraten). Zudem binden Chiasamen Säuren und Giftstoffe und regen sanft die Verdauung an.

Chiasamen finden Verwendung in den Smoothies:
Die Kraft des Augenblicks (Seite 71), Knochenfreund (Seite 80)

Chlorella

(Chlorella pyrenoidosa/vulgaris)
Kleines Grün mit großer Wirkung

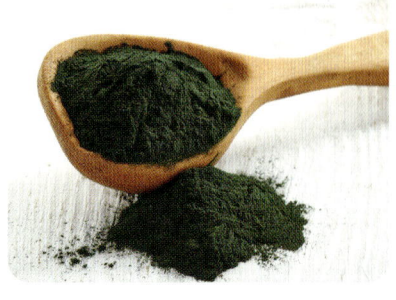

Bei dieser Mikroalge handelt es sich um die Substanz mit dem höchsten Chlorophyllgehalt auf diesem Planeten! Und so bedeutet ihr Name übersetzt so viel wie „kleines Grün". Dass allein das Chlorophyll über eine immense Kapazität verfügt, den Körper zu entgiften, wissen wir ja bereits. Doch zudem enthält die Alge in ihrer gesamten Zellwand ein Biopolymer, mit dem sie sich vor Giftstoffen und Schwermetallen schützt, welches sich bei höher entwickelten Pflanzen meist in Pollen oder Blütenstempeln befindet.

Indem die Süßwasseralge auf diese Weise ein Vielfaches ihres Eigengewichtes an Giftstoffen aufnehmen kann, reinigt sie nicht nur die Gewässer dieses Planeten, sondern auch unsere Körpersäfte. Hier ist natürlich wichtig, darauf zu achten, dass die Alge aus kontrolliert biologischer Züchtung stammt. Neben ihren Kräften, die Schwermetalle und andere Gifte aus dem Körper zu befördern, hält das „kleine Grün" eine große Palette an Nährstoffen für dich bereit – angefangen bei hochwertigen Aminosäuren, Folsäure, Vitamin B_{12} und Eisen. Es stellt somit gerade bei der Umstellung auf eine vegetarische und/oder vegane Ernährung ein hilfreiches Nahrungsergänzungsmittel dar.

Chlorellapulver findet Verwendung im Smoothie:
Metall-Detox (Seite 44)

Damiana

(Turnera diffusa)
Tonikum der Maya

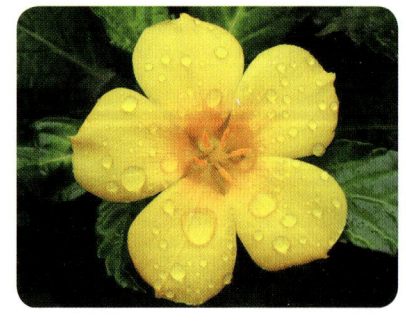

In unserer kleinen aphrodisischen Weltreise darf dieses Kraut aus Mexiko natürlich nicht fehlen. Ich liebe seinen Geschmack im Smoothie! Bei den Maya blickt Damiana bereits auf eine lange Tradition als Sexualtonikum zurück. Es erwärmt den Unterleib und hat leicht reizende Eigenschaften auf den Urogenitaltrakt. Es verfügt über eine leicht euphorisierende Wirkung auf die Psyche und entspannt die Nerven.

Zudem fördert dieser machtvolle Pflanzenengel die Fruchtbarkeit von uns Frauen, indem er wie der Rosmarin in der ersten Zyklushälfte den Eisprung, in der zweiten die Menstruationsblutung anregt. Auch bei Schmerzen zeigt er sich mit seinem wärmenden Wesen sehr hilfreich.

Von den Maya wird er traditionell auch als „Asthmabesen" bezeichnet, da Damiana auch die Lunge reinigt und kräftigt. Damianablätter können auch geraucht werden.

Damiana findet Verwendung im Smoothie:
Im Garten der Lust (Seite 85)

Eisenkraut
(Verbena officinalis)
Druidenzauber für die Geburt

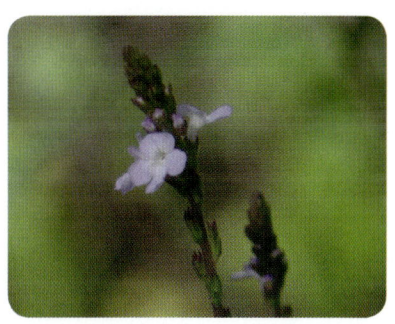

Auf den ersten Blick erscheint die zarte Pflanze mit den rosa Blüten recht unscheinbar, und doch haben wir es hier mit einem mächtigen Pflanzengeist zu tun. Als Zauberpflanze – vor allem für verschiedene Formen des Liebeszaubers – begleitet das Eisenkraut die Menschen in den südlicheren Gefilden Europas schon sehr lange. Bereits den druidischen Heilern war diese Pflanze heilig. Sowohl bei den gallischen Kelten als auch bei den Römern diente Eisenkraut auch der (energetischen) Reinigung ihrer Altäre. (Der Name des Eisenkrautes geht auf das altkeltische Wort „ferfain" zurück. „Fer" bedeutet „Besen" oder „Feger" und „fain" bedeutet „Stein".)

Das im Kraut enthaltene Iridoidglykosid Verbenalin macht das Eisenkraut zudem zu einer ganz großen Frauenheilpflanze – wohl kaum eine Hebamme, die gebärenden Frauen nicht den Tee empfiehlt, wenn es zu einer Wehenschwäche kommt. Dem Smoothie gibt eben dieses Verbenalin einen recht bitteren Geschmack. Das Verbenalin stimuliert die Gebärmutter und löst Kontraktionen aus. Auch die Austreibung der Nachgeburt kann mithilfe dieses Pflanzenengels erleichtert werden.

Doch das Eisenkraut hält noch sehr viel mehr Gaben für uns bereit: Bereits bei bestehendem Kinderwunsch greift es uns (bzw. der Hypophyse) unter die Arme, indem es die Ausschüttung des Follikel stimulierenden Hormons FSH und damit den Eisprung anregt; in der zweiten Zyklushälfte wirkt es die Menstruation fördernd, es lindert Beschwerden im Klimakterium und fördert die Milchbildung stillender Frauen. Da das Verbenalin sich an die TSH-Rezeptoren in der Schilddrüse anlagert, reguliert und entspannt es deren Aktivität und kann durchaus einmal (in Kombination mit weiteren Pflanzen) in der Behandlung einer Hyperthyreose probiert werden. Weiterhin gilt Eisenkraut als Tonikum für die Nerven, aktiviert die Verdauung sowie Leber und Gallenblase.

Eisenkraut findet Verwendung im Smoothie:
Die perfekte Welle (Seite 67)

Engelwurz
(Angelica silvestris oder archangelica)
Ein Engel in Pflanzengestalt

Eine Pflanze, deren Name auf jene himmlischen Wesen hinweist, die uns schützend begleiten und auf unserem Lebensweg unterstützen, muss eine sehr machtvolle Heilpflanze sein!

Majestätisch erhebt sich dieser Engel in Gestalt einer Pflanze in Wald und Wiesen über seine Pflanzennachbarn und strahlt ein königliches Selbstvertrauen aus. Dabei liebt er es, seine Wärme zu teilen, sein Selbstvertrauen grenzt nicht aus, sondern nimmt mit hinein. Wer sich mit dieser magischen Schutzpflanze verbindet, fühlt sich kraftvoll, geborgen und in diesem Erdenkörper zu Hause – ohne dabei die Anbindung nach oben zu verlieren.

Medizinisch wird eher die Wurzel der Pflanze verwendet. Ihr Auszug findet sich in Lebenselixieren und Magenmitteln, doch auch frauenheilkundlich findet der Engelwurz Verwendung zur Förderung des Eisprungs und in der Behandlung von Zysten.

Alle Pflanzenteile enthalten jedoch Furanocumarine, das heißt, der Kontakt mit der Haut und die dauerhafte Einnahme kann in Verbindung mit der Einwirkung des Sonnenlichtes bei empfindlichen Personen zu phototoxischen Reaktionen oder Lichtempfindlichkeit führen. Meine Erfahrung ist jedoch, dass ab und zu ein Blatt oder ein paar Blütenknospen im Smoothie kein Problem darstellen.

Engelwurz findet Verwendung im Smoothie:
Amazonen-Drink (Seite 83)

Feige
(Ficus carica)
Von der Süße des Lebens kosten

Die Feige ist der erste, namentlich erwähnte Baum in der Bibel und ließ ihre kraftvollen Wurzeln bereits tief in die Erde des Garten Edens wachsen. Wahrscheinlich begleitet dieser machtvolle Lebensbaum die Menschen schon seit einigen Jahrtausenden und hat überdies göttliche Verwandte. Der Pipal- oder Bodhi-Baum, der „Baum der Erleuchtung" wird bis heute in Indien sehr verehrt. Beheimatet im Orient, wurde der Verzehr der Feigen bereits im Alten Ägypten empfohlen, um Krankheiten vorzubeugen.

Fülle und Wohlstand schenkt uns dieser Baum, er trägt reichlich (Schein-)Früchte mit unzähligen Samen (den eigentlichen Früchten) und kann von Juli bis November dreimal im Jahr beerntet werden. Dass er auch den Römern als Baum der Fruchtbarkeit galt, deutet auch sein botanischer Name (Ficus) an, der sich möglicherweise von „fecundus" (= fruchtbar) herleiten lässt.

Im Alten Griechenland galten die Früchte als Aphrodisiakum und waren dem Dionysos geweiht, dessen – aus Feigenholz geschnitzter – Phallus in feierlichen Prozessionen durch die Ortschaften getragen wurde. Es ist wohl kaum verwunderlich, dass ein solcher Baum eine Frucht hervorbringen muss, die reich an Vitalstoffen ist.

In der Feige finden wir eines der basischsten Lebensmittel überhaupt, und sie strotzt vor Mineralien (v.a. Kalium, Kalzium, Eisen, Phosphor und Magnesium), Vitaminen (v.a. Vitamin A, B_1 und andere B-Vitamine) und Antioxidantien. Mit Zink und Tryptophan hellt sie sanft deine Stimmung auf und lässt dich teilhaben an der Süße des Lebens. Sie wirkt allgemein nährend und kräftigend, vertreibt die Müdigkeit, verbessert Konzentration und Ausdauer – alles Eigenschaften, die ihr einen würdigen Platz in einem Smoothie einräumen und der die Lust auf die Liebe weckt.

Feigen finden Verwendung in den Smoothies:
Die Kraft des Augenblicks (Seite 71), *Im Garten der Lust* (Seite 85)

Fenchel
(Foeniculum vulgare)
Frohmacher der Hildegard von Bingen

Diese Wärme liebende (und Wärme schenkende) Pflanze ist eines der ganz großen Antimelancholika der heilkundigen Seherin *Hildegard von Bingen*. Der Fenchel befreit den Körper von schadhaften Säften, reguliert die Verdauung und wirkt krampflösend auf die Bauchorgane. Alle Teile dieser Pflanze sind essbar und sollten reichlich genossen werden – auch und ganz besonders, wenn du dich etwas dünnhäutig fühlst, denn das Wesen des Fenchel unterstützt auch die Verdauung seelischer Einflüsse. Laut Hildegard „macht der Fenchel den Menschen fröhlich und verleiht eine gute Gesichtsfarbe und guten Körpergeruch und macht eine gute Verdauung" (Quelle: Wighard Strelow „Hildegard-Heilkunde von A–Z"). In Indien ist es Tradition, nach jeder Mahlzeit eine Mischung mit Fenchelsamen zu kauen – für die Verdauung und einen frischen Atem.

Ein paar gemahlene Fenchelsamen gehören außerdem in jeden Smoothie stillender Frauen, denn der Fenchel fördert die Milchbildung und beugt Blähungen und Koliken beim Kind vor. Für diese Wirkungen ist hauptsächlich das reichlich enthaltene ätherische Öl zuständig, zudem enthält Fenchel unter anderem Flavonoide und Cumarine.

Fenchelsamen finden Verwendung in den Smoothies:
Feuerlöscher (Seite 58), *Am Busen der Natur* (Seite 72)

Fichte

(Picea abies), junge Triebe (Turiones pini)
Bündelung der Kraft

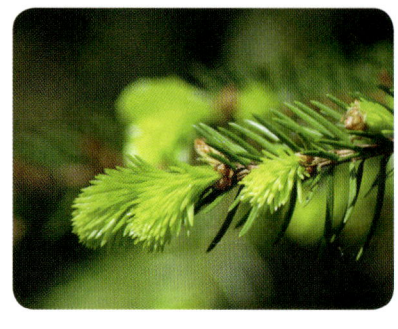

Die jungen Triebspitzen der Fichte, die im späten Frühjahr geerntet werden, geben diesem Kraftgetränk mit ihrem erfrischenden, säuerlichen Geschmack das gewisse Etwas. Neben viel Vitamin C enthalten sie ätherisches Öl, Gerbstoff und Zucker. Werden ältere Nadeln verwendet, ist der Geschmack etwas herber und der Gehalt an ätherischen Ölen höher. Die meisten von uns werden diese aus Erkältungsbädern kennen, denn sie haben eine Auswurf fördernde, Hustenreiz stillende und Krankheitskeime abtötende Wirkung, wegen der sie bereits seit alter Zeit bei Erkrankungen der Atemwege angewendet werden.

Die Fichte ist der Lebensbaum unserer AhnInnen und findet sich bis heute in vielen Bräuchen. Als immergrüner Baum trägt sie die Vegetationskraft durch den Winter und so holen wir sie bis heute als „Weihnachtsbaum" in unseren Wohnraum und schmücken sie mit Symbolen der Fruchtbarkeit (rote Kugeln), Speisen für die Andersweltlichen (Äpfeln, Nüssen und Gebäck) und Licht. Der gesamte Habitus der Fichte ist Ausdruck von gebündelter Lebenskraft: ihre aufrechte Statur ebenso wie die schmalen, spitzen „Blätter". Und genau diese Kraft schenkt sie dir und deinem Kind nun: Sie richtet auf, wärmt und umhüllt, sie schenkt euch Zuversicht und neue Energie. Traditionell wird sie unter anderem auch als Schmerztherapeutikum, zur Behandlung von Haut und Schleimhaut, zur Anregung der Blutzirkulation und Wehentätigkeit angewendet. Ihr Duft vermittelt Geborgenheit, „wenn es darum geht, dem körperlichen Wesen die Erde als Heimat zu vermitteln" (Quelle: Renato Strassmann „Baumheilkunde"). Da die Fichte zudem mit dem Kosmos und den Welten jenseits unserer sichtbaren Welt verbindet, wird sie hier zum Mittler und begleitet die Seele deines Kindes sicher in diese Ebene des Seins.

Fichtentriebe finden Verwendung im Smoothie:
Ginger High (Seite 68)

Flohsamen

(Plantago psyllium/indica)
Gute Laune für den Darm

Wie seine tierischen Namensvettern sehen sie aus, die kleinen unscheinbaren Samen dieses Wegerichgewächses – und wie diese verfügen sie über Kräfte, die an ihrer Statur gemessen wirklich erstaunen: In unserem Darm nehmen sie viele

Gifte und Schlacken Huckepack und befördern sie nach draußen. Dabei können sie bis zum 40-fachen Volumen, gemessen an ihrer Ausgangsgröße, aufquellen. Die Schleimstoffe legen sich schützend auf unsere Schleimhäute und lindern Entzündungen. Zugleich wird durch das vergrößerte Volumen und die reichlich enthaltenen Ballaststoffe sanft die Peristaltik angeregt.

Die Ballaststoffe dienen zudem unseren nützlichen Untermietern, den Bakterien im Darm, als Nahrung. Unsere Verdauung hängt unabdingbar mit deren Wohlbefinden zusammen. Wenn sich unsere Bakterienflora wohlfühlt, hebt sich auch unsere Stimmung, und so wusste bereits *Hildegard von Bingen,* dass „Flohsamen (...) das bedrückte Gemüt des Menschen" erfreuen. Echte Hildegard-Fans geben über jede Mahlzeit einen Teelöffel Flohsamen und erfreuen sich einer guten Verdauung.

Auch Juckreiz in der Schwangerschaft, Hauterkrankungen und Allergien werden durch den Genuss der Flohsamen gelindert. Dabei ist aber immer auf eine ausreichende Trinkmenge zu achten! Wenn der Flohsamen sämtliche Flüssigkeit im Darm aufnimmt und du zu wenig trinkst, kann dadurch der Stuhl umso fester werden.

Flohsamen finden Verwendung im Smoothie:
Pfad-Finderin (Seite 62)

Franzosenkraut
(Galinsoga ciliata/parviflora)
Pionier mit Ausdauer

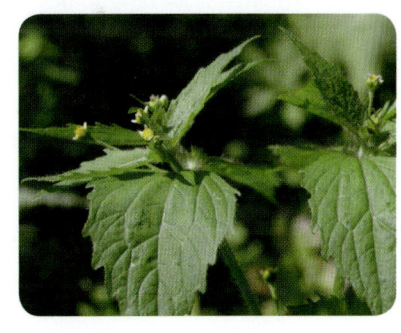

Als das Franzosenkraut zu Zeiten Napoleons von Süd- bzw. Mittelamerika bei uns einwanderte und sich rasch verbreitete, galt es bald als gefährlicher Neophyt und hat leider bis heute seinen Ruf als Unkraut nicht verloren. Dabei ist es nicht nur äußerst schmackhaft im Smoothie, sondern kann mit vielen wertvollen Inhaltsstoffen aufwarten, z.B. Vitamin A und C, sowie reichlich Kalium, Kalzium, Eisen, Magnesium und Mangan.

In seiner Heimat findet das Franzosenkraut Verwendung als Gewürz und Heilpflanze bei Bauchschmerzen. Als Pionierpflanze schenkt es Brachflächen seine Grünkraft. Äußerlich bescheiden und doch groß an Durchsetzungskraft, sollten wir seine Kräfte nicht unterschätzen, sondern einladen in unsere Gärten und unseren Eisentrank.

Franzosenkraut findet Verwendung im Smoothie:
Irony (Seite 52)

Frauenmantel
(Alchemilla vulgaris)
Im Schutz des Rosentaus

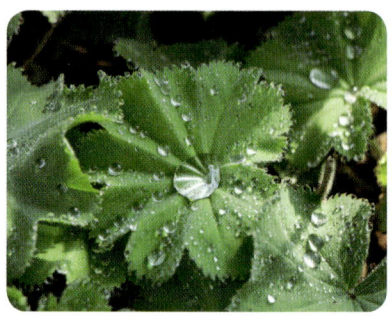

Das Wesen dieses so sanftmütig erscheinenden Rosengewächses bewahrt tatsächlich ein Geheimnis, denn seine progesteronartige Wirkung ist bis heute nicht wissenschaftlich erforscht, zeigt sich jedoch seit Jahrhunderten in der volksmedizinischen Anwendung als Frauenheilpflanze. Diese verlieh ihr auch den Namen Allerfrauenheil.

Ihren botanischen Namen erhielt sie wiederum von den Alchemisten, die beobachteten, dass die Pflanze über ihren Blattrand Wasser ausscheidet, das sogenannte Guttationswasser. Ein Wasser, welches einst vom Himmel fiel, über die Erde von einer Pflanze aufgenommen, wieder ausgeschieden und sozusagen dem Himmel dargeboten wird, durchläuft einen nahezu alchemistischen Transformations-und Reinigungsprozess. So verwundert es kaum, dass diesem Wasser, welches dem Frauenmantel auch den viel älteren Namen „Rosentau" verlieh, eine verjüngende und regenerierende Wirkung nachgesagt wird. Gleiches gilt natürlich für eine Pflanze, die solches vermag und zugleich Signaturkundigen zeigt, dass ihr Blatt, dem Geburtsschoß gleich, dieses Wasser wie ihre Leibesfrucht birgt.

Die älteste Schwester der Rose vermag uns ein ganzes Frauenleben lang zur Seite stehen angefangen bei der Linderung von pramenstruellen Stimmungsschwankungen, Brustspannen, Heißhungerattacken und Menstruationsbeschwerden (die durch einen Progesteronmangel verursacht werden), bis hin zur Begleitung durch die Schwangerschaft als auch zur Linderung klimakterischer Beschwerden. Vor allem aber ist sie eine alte Schutz- und Zauberpflanze, die uns auf allen Ebenen in unserem Ja zum Frausein bestärkt.

Frauenmantelblätter finden Verwendung in den Smoothies:
Alchemillas Geheimnis (Seite 38), *Adebars Nestbereiter* (Seite 40), *Die besten Tage* (Seite 50), *Grünkraft für zwei* (Seite 55), *Magenfreund* (Seite 56), *Die Kraft des Augenblicks* (Seite 71), *Knochenfreund* (Seite 80)

Gänseblümchen
(Bellis perennis)
Tausendschöne Blume der Ostara

Das Gänseblümchen weckt in uns Erinnerungen an unsere Kindertage, an denen wir auf Sommerwiesen vor uns hin träumten, während wir Kränze aus den zarten Blumen flochten. Lieblich und unschuldig kommt es daher und hat eine klare, reine Ausstrahlung. So wundert es nicht, dass es auch als Pflanze des Neubeginns gilt und als solche auch der germanischen Frühlingsgöttin Ostara zugeordnet wird. Als Heilpflanze hat es eine Affinität zum weiblichen Becken und gilt in der Homöopathie als „Arnika der Gebärmutter" (siehe Smoothie zur Rückbildung *Die Kraft des Augenblicks*, Seite 71). Das Gänseblümchen strafft das Bindegewebe und regt die Ausleitung und den Stoffwechsel der Haut an. Damit wird das Tausendschön zu einer traditionsreichen Pflanze für die Schönheit. Wann immer deine Haut Unreinheiten aufweist, ist dies ein Hinweis darauf, dass ein Übermaß an Giftstoffen den Körper belastet, die nun über die Haut ausgeleitet werden. Im Gänseblümchen findest du eine Verbündete, die Entgiftungsprozesse deines Körpers zu unterstützen und zugleich die Haut zu klären.

Wenn Gifte in deinen Körper eindringen, findet gewissermaßen eine Verletzung deiner Grenzen statt. Auch bei Grenzverletzungen auf der feinstofflichen Ebene unterstützt das Gänseblümchen dich darin, deine Grenzen klar und deutlich zu setzen, ohne dich dabei zu verschließen. Klare Grenzen machen dich sichtbar!

Gänseblümchen finden Verwendung in den Smoothies:
Die Kraft des Augenblicks (Seite 71), *Charisma* (Seite 84)

Gänsefingerkraut
(Potentilla anserina)
Das Krampfkraut von Pfarrer Kneipp

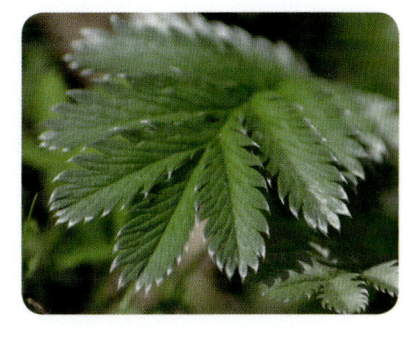

Wie auch die Wiesenkönigin und viele andere in diesem Buch genannte Heilpflanzen gehört das bescheiden anmutende Gänsefingerkraut zur königlichen Familie der Rosengewächse. Aufgrund seiner intensiven, krampflösenden Wirkung, vor allem auf die glatte Muskulatur, erweist es sich als starker Helfer bei Menstruationskrämpfen. Wahrscheinlich waren bereits unsere Urahninnen diesem kleinen Pflänzlein sehr dankbar für diese Qualitäten und sotten das Kraut in Ziegenmilch.

Mondig kommt es daher mit seinen silbrigen, rhythmisch gefiederten Blättchen und erinnert dich sanft, auch deinen Zyklus wieder mit dem Rhythmus der Mondin zu harmonisieren. Sonnig wiederum lachen dir die zarten gelben Blüten entgegen. Allein der Anblick dieser ausgewogenen Ästhetik kann dich unterstützen, auch seelische Verkrampfungen loszulassen und auch beziehungsweise gerade während deiner Tage gelassen ins Leben zu blicken. Dass wir uns für eine nähere Betrachtung und Meditation mit dem Gänsefingerkraut in Erdennähe begeben, hat einen wunderbar erdenden Nebeneffekt.

Gänsefingerkraut findet Verwendung im Smoothie:
Die besten Tage (Seite 50)

Gelbwurz
(Curcuma longa)
Ayurvedischer Zauber für die Leber

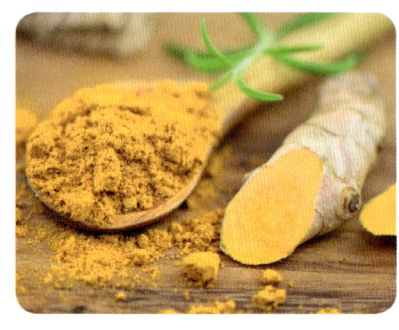

Ein schmackhafter Vertreter der Familie der Ingwergewächse findet sich oft in meinen Smoothies. Farblich zeigt er sich intensiv wie Indien, das Land aus dem er unter anderem stammt, und seine Heilkräfte stehen dem an Intensität in nichts nach: Im Gelbwurz (auch Kurkuma, Tumerik oder Sanskrit „Haridra") begegnet dir eine der ganz großen Heilpflanzen der ayurvedischen Medizin. Er erwärmt, spendet Energie und reinigt das Blut, die Gebärmutter und auch die Muttermilch.

Er wird oft als Desinfektionsmittel eingesetzt und tötet nicht nur Bakterien, sondern auch Würmer; sogar dem Schmerzdämon kommt er – wie auch die anderen Mitglieder seiner Familie – aufgrund seines Gehalts an den ätherischen Ölen Cineol und Kampher bei. Eine (leider an armen Ratten durchgeführte) Studie von 2010 hat zudem gezeigt, dass Kurkuma den Körper auch von Quecksilber entgiftet (Quelle: Agarval et al. „Detoxification and antioxidant effects of curcumin in rats experimentally exposed to mercury").

In seiner Anwendung als Leberheilpflanze ist der Gelbwurz inzwischen auch im Westen bekannt und findet sich in vielen naturheilkundlichen Präparaten für die Stoffwechselzentrale unseres Körpers. Der Wirkstoff Curcumin wirkt galletreibend und regt die Bewegung der Gallenblase und damit den Gallenabfluss an. Zudem hat Curcumin antioxidative Eigenschaften, die die Leber vor Belastungen durch Gifte schützen.

Gelbwurz findet Verwendung in den Smoothies:
Metall-Detox (Seite 44), *Ein Freund für die Leber* (Seite 46), *Die Kraft des Augenblicks* (Seite 71), *Sonnenschein für die Seele* (Seite 88)

Gerstengras
(Hordeum vulgare)
Geschenk der Kornmutter Ceres

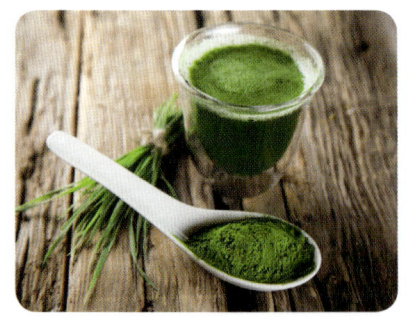

Sieh einmal dich selbst an einem Sonnentag über eine satte, saftige Wiese gehen. Die Gräser wiegen sich sanft im Wind und streicheln deine Beine, goldgrün leuchten sie in der Sonne, kein Grashalm gleicht dem anderen, ein Summen und Brummen umgibt dich, es riecht nach Sommer ... du genießt die Fülle ... Die Gräser, Haar von Mutter Erde, haben uns Menschen schon seit Anbeginn der Zeit als Nahrungspflanzen begleitet, zunächst in all ihren Wildformen und schließlich auch kultiviert. Und unter all ihren Formen nimmt das Gerstengras eine ganz besondere Position als Vitalstoffwunder sondergleichen ein: Es versorgt uns mit allen lebensnotwendigen Vitaminen, mit Folsäure, Mineralien (es enthält doppelt so viel Kalzium und Kalium wie Weizengras), Spurenelementen, Aminosäuren, Ballaststoffen, Antoxidantien, Enzymen u.a.

Letztere beschleunigen die Zellregeneration und -reparatur um ein Vielfaches und wirken somit nicht nur Alterungsprozessen entgegen, sondern begünstigen auch das gesunde Wachstum des Kindes im Mutterleib.

Sein regelmäßiger Genuss senkt einen erhöhten Spiegel von LDL-Cholesterin, einen erhöhten Blutdruck und Blutzucker, es moduliert die Darmflora, heilt eine angegriffene Darmschleimhaut, unterstützt das Immunsystem und hebt sanft den Serotoninspiegel, womit es sich auch als Antidepressivum (und sogar in der Suchttherapie) qualifiziert. Weiterhin strotzt das Gerstengras der Behandlung mit sogenannten Pflanzenschutzmitteln, mindert selbst die Auswirkungen radioaktiver Strahlung und lässt sich sogar auf 4.000 m Höhe noch kultivieren (im Himalaya dient die Gerste Menschen, die in dieser unwirtlichen Höhenlage leben, als Hauptnahrungsmittel).

Es belebt und vitalisiert einerseits, hat jedoch, des Abends genossen, auch eine schlaffördernde Wirkung. Vor allem aber schenkt es dir und deinem Kind Grünkraft pur.

▶ Eine Bezugsquelle für Gerstengraspulver findest du auf Seite 155.

Gerstengraspulver findet Verwendung im Smoothie:
Grünkraft für zwei (Seite 55)

Giersch
(Aegopodium podagraria)
Lebenslust und Vitalität

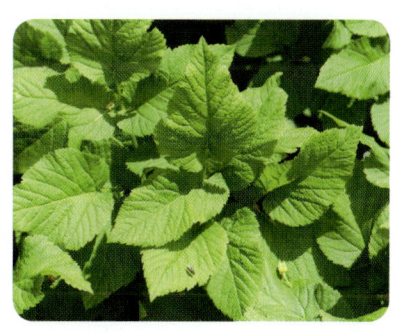

Wenn wir, der Weisheit der Alten lauschend, davon ausgehen, dass die Kräuter, die wir für unsere Heilung brauchen, in unserer Nähe wachsen, dann benötigen wohl viele von uns den Giersch. Statt ihn – wie viele ärgerliche GärtnerInnen – zu verteufeln und aus unseren Gärten zu vertreiben (ein Versuch, der sowieso misslingt), sollte er also reichlich in unsere Smoothies, Salatschüsseln und Suppen, auf Brote, in Currys und Eintöpfe wandern. Dazu eignen sich am besten die immer wieder neu austreibenden, jungen Blättchen, aber auch ältere Blätter und Blüten. Diese haben einen köstlich würzigen Geschmack, der ein wenig an Selleriegrün erinnert. Und er ist nicht nur eine Delikatesse, sondern strotzt nur so an Kraft, die dieser großzügige Pflanzenengel gerne an uns weitergibt. Als echter Freund der Menschen schenkt er uns reichlich hochwertiges Eiweiß, Mineralien (u.a. Kalium, Magnesium, Kalzium, Mangan), Vitamin A und C, sowie Flavonoide. Als Helferlein bei Rheuma und Gicht schwemmt er erfolgreich Harnsäure und andere Säuren aus dem Körper aus. Dieser Eigenschaft verdankt er sogar seinen botanischen und diverse volksmedizinische Namen. „Podagra" ist der medizinische Name für einen Gichtanfall im Großzehengrundgelenk. Die Erkrankung geht zurück auf eine vermehrte Ansammlung von Harnsäure in den Gelenken (z.B. durch hohen Fleischkonsum). Er wirkt allgemein regulierend auf dein Säure-Basen-Gleichgewicht. Weiterhin verfügt er über entzündungshemmende und harntreibende Eigenschaften.

Giersch findet Verwendung im Smoothie:
Knochenfreund (Seite 80)

Goldrute
(Solidago virgaurea)
Lichtbringer für die Blase

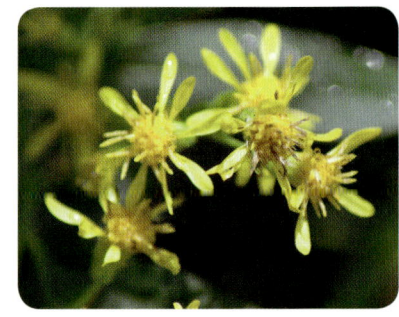

In der Behandlung von Blasen- und Nierenentzündungen ist die Goldrute im wahrsten Sinne des Wortes Gold wert. Sie verleiht dem Smoothie eine etwas herbe, zusammenziehende Geschmacksnote. Sie ist widerstandsfähig, vital, und der Anblick ihrer Blüten erhellt, dem Himmelsgold gleich, sonnig dein Gemüt. Da, wo deine Harnorgane möglicherweise durch Kälte und Nässe Schaden genommen haben, regt sie mit ihrem Licht die Harnausscheidung an. Zugleich zeigt sie sich als sehr potent darin, sowohl viralen als auch bakteriellen Erregern sowie Pilzen in den Harnorganen den Garaus zu machen.

Die Goldrute enthält Flavonoide, Saponine und Gerbsäure und wirkt sich kräftigend und aktivierend auf dein Nierengewebe aus, wenn dir etwas „an die Nieren gegangen" ist. Der erste Teil ihres Namens leitet sich her vom lateinischen Wort „solidare", welches „zusammenführen" bedeutet. Dies bezieht sich auf ihre zusammenführende Wirkung in ihrer Anwendung als Wundauflage. Doch auch dann, wenn wir auf Beziehungskonflikte mit Nierenbeschwerden reagieren, hilft sie uns, uns wieder „solidarisch" zu zeigen. Für den Smoothie können neben der heimischen Goldrute (die, auf die Erreger bezogen, das breiteste Anwendungsspektrum hat) auch die kanadische und andere Goldrutenarten verwendet werden.

Goldrutenblätter finden Verwendung im Smoothie:
Sonnengold (Seite 77)

Granatapfel
(Punica granatum)
Sinnbild der Fruchtbarkeit und Fülle

Die Paradiesfrucht Persiens gilt seit jeher als Jungbrunnen und Inbegriff der Fruchtbarkeit und Fülle. In der ayurvedischen Medizin finden alle seine Teile Anwendung als Heilmittel, und er balanciert alle Konstitutionstypen. Doch warum wird in Indien fast pauschal allen Frauen mit Fertilitätsstörungen der Genuss von Granatäpfeln empfohlen? Die Signatur des Granatapfels erinnert im Querschnitt an die Eierstöcke, seine Blüte hat die Form der Gebärmutter, Rot ist die Farbe des Lebens. Die Alten fühlten vielleicht bereits, was wir heute im Labor erschauen und wussten – ebenso wie wir heute –, dass es die Samen des Paradiesapfels sind, die ein Geheimnis hüten: Sie enthalten reines Östron, ein Östrogen, welches mit dem im Eierstock gebildeten biochemisch vollkommen identisch ist. Im Gegensatz dazu handelt es sich in der Regel bei den sogenannten Phytohormonen um Inhaltsstoffe in den Pflanzen, die eine hormon*ähnliche* Wirkung aufweisen. Da das Östron im Granatapfel im Vergleich zu synthetisch hergestellten Hormonen eine sehr sanfte Wirkung hat, sind entsprechende Nebenwirkungen (bis hin zur Entstehung von Krebs) bei regelmäßigem Genuss von Granatapfel nicht zu erwarten. Dass bei einem unerfüllten Kinderwunsch ein Hormonstatus zu erstellen ist (am besten aus dem Speichel) und Granatapfelsamen bei einer deutlichen Östrogendominanz und bestehender Schwangerschaft nicht in hohen Dosen konsumiert werden sollten, versteht sich von selbst.

Zusätzlich zum Fruchtbarkeit und Spannkraft schenkenden Östron enthält der Granatapfel weitere wertvolle Inhaltsstoffe, wie Polyphenole und Vitamin C.

Granatapfel findet Verwendung in den Smoothies:
Estrogenia (Seite 37), *Adebars Nestbereiter* (Seite 40), *Hitzefrei* (Seite 79)

Gundelrebe
(Glechoma hederacea)
Lichtbringer in alter Tradition

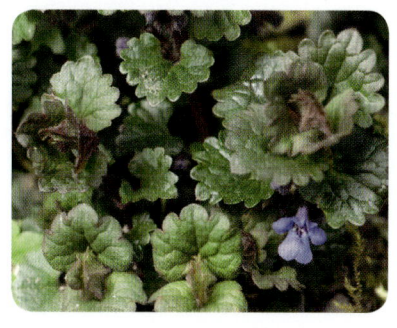

Dieses Wunderblättchen war bereits unseren germanischen und keltischen Ahnen vertraut und schützte sie nicht nur vor Verhexung, sondern auch vor so manchem Krankheitsdämon. Als Nahrungspflanze versorgt dich dieser zarte Pflanzenengel mit reichlich Vitamin C und Kalium. Zudem enthält er ätherisches Öl, welches dem Smoothie eine sehr interessante Geschmacksnote verleiht, und Saponine sowie Labiatengerbstoffe. Letzteren wird eine antibiotische Wirkung nachgesagt, weswegen einer der Namen dieser Pflanze auch „Herr des Eiters" (= Gund) ist. Schon im frühen Frühjahr krönt der Gundermann die Gründonnerstagssuppe, eine magische Kultspeise unserer Ahnen, die mit ihren Kräften Gesundheit für das ganze Jahr schenken soll. Das ist nicht einfach ein Aberglaube, denn wie auch die anderen Gründonnerstagskräuter versorgt uns die Gundelrebe nach dem langen Winter mit Vitaminen und reinigt kraftvoll das Blut – ganz besonders von Blei und Quecksilber, weswegen der Gundermann im Smoothie zur Metallausleitung natürlich nicht fehlen darf. Dabei wärmt und erdet uns dieses sanfte Pflanzenwesen und trägt sein Licht genau in jene Bereiche des Körpers, die sich in der Stagnation durch die Giftbelastung befinden. Die Kraft, stagnierende Prozesse ins Fließen zu bringen, machte sich (und uns) bereits die weise Seherin *Hildegard von Bingen* zunutze, die Gundelrebe in der Behandlung von Myomen einsetzte (deren Entstehung mitunter ebenfalls mit einer Schwermetallbelastung in Verbindung gebracht wird).

Gundelrebe findet Verwendung im Smoothie:
Metall-Detox (Seite 44)

Hafer, grüner
(Avena sativa)
Kraft durch Biegsamkeit

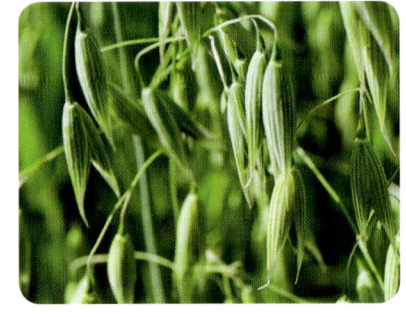

Hast du schon einmal an einem Haferfeld gestanden und zugesehen, wie der Wind mit den Ähren spielt? Weich und leicht lässt sich der Hafer auf dieses Spiel ein, gibt sich hin an den Tanz der Elemente … der Wind wird zum Sturm … der Hafer neigt sich, beugt sich zur Erde … Plötzlich schweigt der Wind, der Sturm ist vorüber; den Weizen auf dem Nachbarfeld, der ihm lange die Stirn bot, hat er umgelegt, und er bleibt liegen. Der Hafer aber steht wieder auf, leicht und mühelos. Sein Wesen ist die Biegsamkeit, durch die er eine große Stabilität gewinnt. Und die teilt er gerne mit dir, wenn die Stürme des Lebens dich vielleicht einmal etwas zu sehr beuteln. Wie ein guter Freund fängt er die Erschütterungen ab und richtet dich wieder auf.

Für den Smoothie wird der grüne Hafer kurz vor der Blüte geerntet oder das getrocknete Kraut pulverisiert. Als Heiltee begleitet er uns Menschen übrigens schon seit mehr als 2.000 Jahren, und vermutlich ist das Wissen um dessen Kräfte aus dem Reich der Mitte zu uns gekommen. Doch auch unsere germanischen Vorfahren bauten ihn bereits an.

Traditionell wurde er vor allem zur Ausleitung von Harnsäure und anderen Schlacken verwendet und hat sich in diesem Zusammenhang bei rheumatischen Erkrankungen sowie Erkrankungen der Haut bewährt. Für seine Flexibilität verantwortlich ist die reichlich enthaltene Kieselsäure, die ihn gemeinsam mit dem Biotin (in den Körnern) und Zink zu einem Haut- und Haar-, zu einem Schönheitsmittel erster Güte macht. Weiterhin enthält er reichlich Eisen, Mangan, Flavonoide, Saponine und Pektin; für seine leicht beruhigende Wirkung ist das Alkaloid Avenin zuständig. Einige Autoren warnen vor dem Verzehr in der Schwangerschaft – vermutlich wegen der ausleitenden, harntreibenden Wirkung. Ich habe jedoch gute Erfahrungen mit dem Hafer gemacht und empfehle ihn gerne dann, wenn es ein wenig mehr Nervenstärke braucht.

Weiterhin regt der Hafer die Milchbildung stillender Frauen an. Aus diesem Grund ist er in Form von Hafermilch im Smoothie für die Milchbildung *Am Busen der Natur* (siehe Seite 72) enthalten.

Da er uns, wo wir geschwächt sind, wieder zu Kräften bringt, wurde der Genuss von Hafer von der weisen *Hildegard von Bingen* und anderen Heilkundigen vor allem in der Rekonvaleszenz nach zehrenden Erkrankungen empfohlen. Dass sie Gesunden von einem übermäßigen Verzehr eher abrät, hat vielleicht mit seiner aphrodisierenden Wirkung zu tun. Das sollte uns jedoch nicht abhalten von unserem Geburtsrecht Gebrauch zu machen, „glücklich und froh" zu leben, „wie der Mops im Haferstroh".

Grüner Hafer findet Verwendung in den Smoothies:
Aus Sandmännchens Beet (Seite 60), *Traumblüten* (Seite 89)

Hagebutte
(Scheinfrucht der Rosa canina)
Rosenäpfel für die Gelenke

Bekannt sind uns die leuchtend roten Scheinfrüchte der wilden Rose oft schon seit Kindertagen, in denen wir einander die darin enthaltenen Früchte als „Juckpulver" in den Ausschnitt steckten. Und diese sollten trotz ihres hohen Gehaltes an ungesättigten Fettsäuren und Proteinen besser aus den roten Fruchtschalen entfernt werden, da sie, im Smoothie mitverwendet, die Schleimhäute reizen können.

Den meisten ist auch der hohe Gehalt an Vitamin C und Antioxidantien bekannt, weswegen die Hagebutten oftmals in der Prophylaxe und Behandlung von Erkältungskrankheiten zur Stärkung des Immunsystems und zur Vorbeugung von Krebs eingesetzt werden. Auch in der Behandlung von Harnwegsinfekten kommen die Hagebutten zur Ansäuerung des Harns zur Anwendung; ebenso zur Entfernung von Nierengrieß.

Unseren Vorfahren dienten die getrockneten Schalen als Vitaminvorrat in den langen, entbehrungsreichen Wintermonaten. Die Hagebutte enthält circa zehnmal so viel Vitamin C wie Zitrusfrüchte. Das Power-Vitamin ist es auch, welches die Kollagenbildung anregt. Dies ist ein Faserbestandteil, der Knochen, Sehnen und Gelenken Festigkeit und Flexibilität schenkt. Neben diesem enthalten die „Rosenäpfel" auch Vitamin A, E, K und B-Vitamine, viele Mineralien, sowie Pektine, Fruchtsäuren und Carotinoide, zudem weitere Inhaltsstoffe, die Entzündungen (z.B. der Gelenke) und Schmerzen lindern. Für Letzteres (Gelenkschmerzen, Rückenschmerzen oder auch Knochenschmerzen bei Osteoporose) solltest du die Hagebuttenschalen allerdings über einen Zeitraum von mindestens drei bis vier Monaten anwenden, um eine Wirkung zu erzielen, die dann allerdings recht nachhaltig sein kann.

Hagebuttenschalen finden Verwendung im Smoothie:
Knochenfreund (Seite 80)

Hexenkraut
(Circaea lutetiana)
Zauberpflanze der Circe

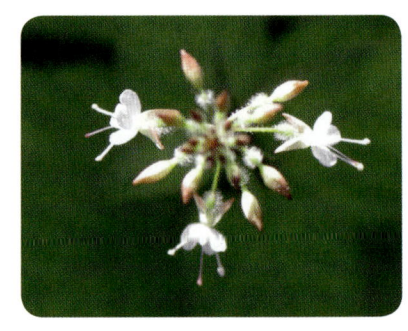

Diese zunächst recht unscheinbar wirkende Pflanze, die ihr Licht vor allem im tiefen Schatten des Waldes leuchten lässt, hat mich von der ersten bewussten Begegnung an bezirzt. Sie beweist, dass es keine pompöse Blüte braucht, um zu strahlen und magnetisch anzuziehen – und zeigt sich den Fein-Sinnigen, zart und lieblich, zugleich kraftvoll und ausdauernd.

Als Heilpflanze findet sie kaum Verwendung. Sie wirkt blutstillend und leicht harntreibend. Neben Gerbstoffen enthält sie Oxalsäure, weswegen die rohen Blätter nicht in großen Mengen genossen werden sollten. Doch blickt das Hexenkraut, wie der Name schon sagt, auf eine lange Tradition als Zauberpflanze zurück, und kundige Frauen verwendeten sie durch die Jahrhunderte, um ihre Anziehungskraft auf Männer zu verstärken.

Doch nicht nur die Männerwelt lässt sich mit dem Hexenkraut bezirzen. So empfiehlt der Dortmunder Heilpraktiker *Peter Germann* die Tinktur auch vor Prüfungen.

Zudem soll das Hexenkraut vor Unheil und Verzauberung schützen (und diesen Schutz können wir gebrauchen, denn auch in unserer heutigen, „aufgeklärten" Zeit gibt es viele Formen der „Verzauberung", zum Beispiel die kollektive Hypnose und Vernebelung unseres Geistes durch die Massenmedien). Ein paar Hexenkrautblüten verwandeln deinen Smoothie in einen magischen Zaubertrank.

Hexenkraut findet Verwendung im Smoothie:
Charisma (Seite 84)

Himbeere
(Rubus idaeus)
Sommerfülle mit Geschmack

Die Himbeere mit ihren verführerisch süßen Früchten gehört ebenso wie der Frauenmantel zur Familie der Rosengewächse und spricht so die Venuskräfte in uns an. Volksmedizinisch findet der Genuss ihrer Blätter schon lange Anwendung bei Menstruationsbeschwerden und Unfruchtbarkeit, wobei ihre hormonregulierenden Qualitäten nicht naturwissenschaftlich erforscht wurden. Sie enthalten jedoch reichlich Vitamin E, welches als „Fruchtbarkeitsvitamin" gilt. Bekannter ist ihre stopfende Wirkung bei Durchfallerkrankungen, die sich auf den Gehalt an Gerbstoffen zurückführen lässt. Sie kräftigen das Bindegewebe, öffnen und erweichen den Muttermund, weswegen sie (v.a. im letzten Schwangerschaftsdrittel genossen) auf eine Geburt vorbereiten, die ohne Dammschnitte auskommt. Außerdem finden sich Mineralien, Vitamin C und Flavonoide in den samtigweichen Blättern. Diese sind auch reichlich in den Früchten enthalten, die uns insbesondere mit antioxidativ wirkenden Anthocyanen versorgen und den Smoothie geschmacklich in einen Trank paradiesischer Sommerfülle verwandeln.

Himbeeren finden Verwendung in den Smoothies:
Alchemillas Geheimnis (Seite 38), *Grünkraft für zwei* (Seite 55)

Himbeerblätter finden Verwendung in den Smoothies:
Alchemillas Geheimnis (Seite 38), *Adebars Nestbereiter* (Seite 40), *Grünkraft für zwei* (Seite 55)

Hirtentäschelkraut
(Capsella bursa pastoris)
Beherzt gegen Blutungen

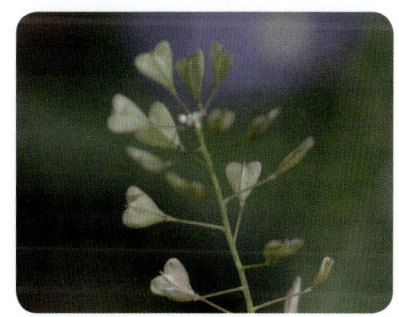

Bescheiden bietet das Hirtentäschelkraut in unseren Gärten und am Wegesrand seine herzförmigen Früchte dar und wird dabei allzu oft übersehen. Dabei punktet es nicht nur mit seinem zarten rucolaartigen Geschmack, sondern blickt auf eine überraschend große Tradition als Heilpflanze zurück. Bei seinem Gang durch die Medizingeschichte stand es schon Koryphäen wie Hippokrates oder Paracelsus helfend zur Seite und verhalf ihnen – zusammen mit vielen anderen Pflanzenengeln – zu deren Ruhm.

Das Hirtentäschelkraut hilft uns, unsere Kräfte zu bewahren, wo wir uns mitunter ein wenig verausgaben. Auf der stofflichen Ebene stillt das Hirtentäschelkraut zuverlässig Blutungen; auch eine übermäßige Menstruationsblutung, wohingegen es den Wochenfluss anregt. Es stärkt deine erschöpfte Gebärmutter und hat zudem eine oxytocinähnliche Wirkung. Diese machen sich Hebammen auch unter der Geburt zum Austreiben der Plazenta zunutze. Zudem stillt auch hier das Hirtentäschelkraut eine verstärkte Blutung. Aus diesem Grund sollte das Hirtentäschelkraut in der Schwangerschaft nicht genossen werden. Neben den Senfölglykosiden, die für den leicht kresseartigen Geschmack zuständig sind, enthält es Aminosäuren, sowie reichlich Kalzium und Kalium, Vitamin C, Saponine und Flavonoide.

Hirtentäschelkraut findet Verwendung im Smoothie:
Die Kraft des Augenblicks (Seite 71)

Holunder
(Sambucus nigra)
Blütenkleid der Frau Holle

Der Holunder hat lange Tradition als Schutzbaum für Haus und Sippe. Sein Name lässt sich herleiten von der germanischen Muttergöttin Holle oder Hulda, die in unseren Märchen wie in unseren Herzen bis heute lebendig ist. Unter dem Holunder baten unsere Ahninnen die Göttin um Fruchtbarkeit, erbaten ihren Schutz für ungeborene Kinder und fanden auch einen Eingang in das Hollenreich. Ihm opferten die Menschen Milch, und auch die Plazenta wurde an seinen Wurzeln begraben, der Baum als „Geburtsbaum" gepflanzt. Aus Achtung der großen Heilkraft in allen Pflanzenteilen zieht man mancherorts bis heute den Hut vor einem Holunder, und es soll Unglück bringen, ihn zu fällen.

Dennoch spielt der Holunder als Frauenheilpflanze heute eher eine untergeordnete Rolle. Seine vielen Beerenfrüchte dienten einst als Hinweis auf eine Steigerung der Fruchtbarkeit, und eine Abkochung aus den Wurzeln sollte die Gebärmutter erweichen. Die Signatur spiegelt unter anderem Qualitäten der dreifaltigen Göttin: weiße Blüten (die jungfräuliche Göttin), rote Stängel, roter Saft (die Fruchtbarkeitsbringende), schwarze Beeren (die weise Alte). Der Beerensaft wirkt antineuralgisch und die Rinde als Auflage ebenfalls schmerzlindernd; Blätter und Rinde wirken abführend (Hinweis: Blätter, Rinde, Wurzel und Beeren sollten auf keinen Fall in der Schwangerschaft gebraucht werden). Zudem wirken die Blüten schweißtreibend, fiebersenkend, das Immunsystem stärkend, harntreibend und mild östrogenartig; ihr Duft soll die Lust zur Liebe wecken.

Verwende im Smoothie generell nur die Blüten. Sie verleihen ihm einen wundervoll-blumigen Geschmack und erinnern dich an die Präsenz der Göttin in dir.

Holunderblüten finden Verwendung in den Smoothies:
Estrogenia (Seite 37), *Adebars Nestbereiter* (Seite 40)

Ingwer
(Zingiber officinalis)
Die Milch der Göttin

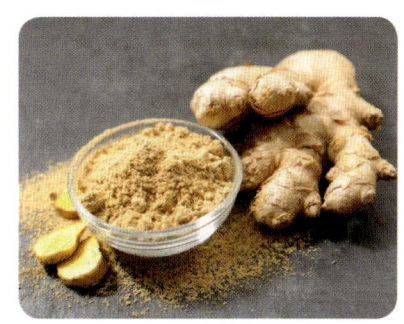

Nicht heimisch ist diese machtvolle Wurzel in unseren Breitengraden und hat mit ihrem asiatischen Zauber doch im Nu unsere Küchen und Herzen erobert. Allein aus geschmacklichen Gründen findet sich in meinen persönlichen Lieblingssmoothies immer auch ein ordentliches Stück Ingwer.

In Indien und Nepal darf die Zauberwurzel in keiner schamanischen oder spirituellen Zeremonie fehlen, sie gilt als „Milch der Göttin Parvati" (= die Gestalt gewordene, ur-weibliche Kraft); mancherorts handelt es sich gar um das Sperma Shivas (= die ur-männliche Kraft) oder entspringt dessen Nerven. In der alten indischen Medizin, dem Ayurveda, spielt die göttliche Knolle eine ganz zentrale Rolle, vermag sie als universale Medizin doch machtvoll unseren Körper zu entgiften und zu wärmen, ohne selbst bei hitzigen Temperamenten das Feuer allzu sehr zu entfachen. Menstruationskrämpfe gehen nach der ayurvedischen Lehre immer auch mit einer Anreicherung von Giften im Körper einher, und die sanfte Entgiftung gilt als grundlegend für deren Behebung.

Zudem enthält Ingwer Stoffe (Gingerole und Shoagole), die – ähnlich wie die Salicylsäure im Mädesüß – die schmerzauslösenden Enzyme hemmen. Neben Mineralien und Vitamin C enthält Ingwer auch Glutathion, welches als starkes Antioxidans unser Immunsystem aktiviert, sowie entzündungshemmende Polyphenole.

Auf der energetischen Ebene klärt Ingwer den Geist und hilft dir, tiefer zu meditieren. Manche Schamanen in Nepal essen immer ein Stückchen Ingwerwurzel, bevor sie in Trance gehen.

Ingwer findet Verwendung in den Smoothies:
Die besten Tage (Seite 50), *Magenfreund* (Seite 56), *Ginger High* (Seite 68), *Die Kraft des Augenblicks* (Seite 71), *Amazonen-Drink* (Seite 83), *Im Garten der Lust* (Seite 85)

Johannisbeere, schwarze
(Ribes nigrum)
Von der Leichtigkeit des Loslassens

Die Blätter der schwarzen Johannisbeere verleihen dem Smoothie einen feinen, würzig-herben Geschmack. Sie wirken ebenfalls harntreibend und finden aufgrund ihrer harnstoffbindenden Eigenschaft auch Anwendung in der Therapie rheumatischer Erkrankungen. Zudem sollen sie eine hormonregulierende Wirkung auf die Nebenniere und die Eierstöcke haben, weswegen sie auch in Behandlung klimakterischer Beschwerden zum Einsatz kommen.

Als dynamisierte Urtinktur eignen sich die Blätter der schwarzen Johannisbeere ganz besonders für Menschen, die unter der Dualität und Widersprüchlichkeit des Seins leiden und sich nach bedingungsloser (mütterlicher) Liebe und symbiotischer Einheit sehnen. Im Smoothie kann uns die Pflanze auch dann unterstützen, wenn Verlustängste und das Festhaltenwollen so stark sind, dass sich diese in einer Entzündung der ableitenden Harnwege manifestieren.

Johannisbeerblätter finden Verwendung im Smoothie:
Beerenkraft (Seite 77)

Johanniskraut
(Hypericum perforatum)
Goldenes Elfenblut

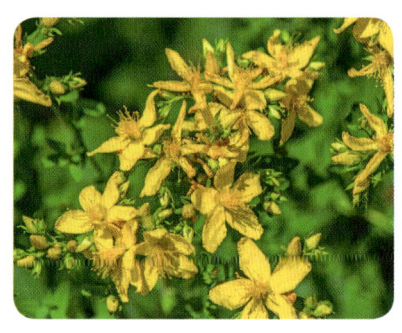

Kein großer Kräuterheiler in der Geschichte der europäischen Heilkunde, der je an diesem Kraut vorbeigegangen wäre – und wie auch: Mit seinem strahlenden Wesen leuchtet es uns schon von Weitem entgegen. Es steht genau an jenen Plätzen, wo die Lichtkräfte am größten sind und öffnet in der Zeit der Sommersonnenwende, tausend strahlenden Sonnen gleich, seine Blüten. Allein sein Anblick erfreut und erhellt. Und so durchlichtet und erwärmt es unsere Gemüter und vertreibt auch so manchen Krankheits- und Schmerzdämon. Als Kräuterbüschel aufgehängt, schützt es Haus und Hof und vermag auch emotionale Spannungen seiner Bewohner sanft zu lösen.

Das Johanniskraut war das Lieblingskraut des großen Arztes *Paracelsus*. Es vertreibt mit den Dämonen auch die Wahnvorstellungen und die Angst. „Die Adern auf den Blättern sind ein Zeichen, dass die Perforate alle Phantasmata im Menschen und auch außerhalb austreibt. Denn die Phantasiegebilde rufen Erscheinungen hervor, sodass der Mensch Geister und Gespenster sieht und Phantasien hört." Bekannt ist vielen sicherlich das „Rotöl", welches aus leicht gequetschten Blütenknospen hergestellt wird und durch den Wirkstoff Hypericin seine Farbe erhält. Dieses hilft, äußerlich angewendet, bei Nervenschmerzen und unterstützt die Wundheilung und Narbenbildung. Sollte keine frische Pflanze (Blätter und/oder Blüten) erhältlich sein, kann dem Smoothie auch ein Teelöffel des Rotöls beigefügt werden. Regelmäßig über ein paar Wochen genossen, hellt das Johanniskraut spürbar deine Stimmung auf und schenkt dir neue Lebensfreude. Neben dem Flavonoid Hypericin enthält das Johanniskraut zudem Gerbstoffe, ätherisches Öl und Anthocyane.

Hinweise: Das Johanniskraut enthält selbst so viel Licht, dass es unter Umständen die Haut für Licht empfindlich werden lässt.

Mit den Dämonen und Krankheitserregern wie Viren, Pilze und Bakterien vertreibt das Johanniskraut auch die eine oder andere Chemiekeule aus dem Körper und beeinträchtigt die Wirkung von diversen Medikamenten (u.a. Kontrazeptiva). Sprich im Zweifelsfall mit einer Heilpraktikerin/einem Heilpraktiker oder einer Ärztin/einem Arzt, ob du Johanniskraut verwenden kannst.

Johanniskraut findet Verwendung im Smoothie:
Sonnenschein für die Seele (Seite 88)

Kamille
(Matricaria recutita)
Pflanzenmutter von sanftem Wesen

„Erinnere dich, Kamille, was du verkündet hast (...); dass niemals jemand durch Ansteckung das Leben verliere, nachdem man ihm Kamille zur Speise bereitet habe."

So wird bereits im Angelsächsischen Neunkräutersegen aus dem 9. Jahrhundert der Kamille gehuldigt, und weitere Loblieder könnten wir singen, kennen doch die meisten von uns bereits seit Kindertagen die Blüten als großes Heilmittel bei Entzündungen und Infekten, bei Bauchweh und Übelkeit. Doch nicht nur das Urbild der Mutter, mit der wir die Kamille assoziieren (da meist sie es war, die uns dereinst den Tee reichte) vermittelt uns nun Geborgenheit – es ist das Wesen der Pflanze selbst, welches „mütterlich umhüllend" (Quelle: Gudrun und Peter Germann „Pflanzen der Aromatherapie") die Symptome von Reizüberflutung und Stress mildert.

Als Pflanzenmutter steht sie dir zur Seite, ohne dir die Selbstverantwortung abzunehmen und führt dich sicher in die neue Lebensphase. Sie beruhigt die Stressgedanken, die dich vielleicht abends am Einschlafen hindern, ohne sie zu unterdrücken. Als „Mutterpflanze" entkrampft sie sanft auch die Gebärmutter.

Die entzündungshemmende, antibakterielle Wirkung der Kamille geht zurück auf das blaue ätherische Öl, welches bis zu 1,5 Prozent in den Blüten enthalten ist, weiterhin enthalten die Blüten Flavonoide, Cumarine und Schleimstoffe.

Als Pionierpflanze, die auf Brachflächen siedelt, bereitet die Kamille den Boden für Neues – auch für einen neuen Abschnitt in deinem Leben.

Kamillenblüten finden Verwendung im Smoothie:
Aus Sandmännchens Beet (Seite 60)

Hinweis: Da die Kamille zugleich ein mildes Emmenagogum, das heißt, ein die Menstruation treibendes Mittel ist, sollte sie in der Schwangerschaft nicht in größeren als den angegebenen Mengen und über einen längeren Zeitraum genossen werden.

Kapuzinerkresse
(Tropaeolum majus)
Feuriger Helfer für das Immunsystem

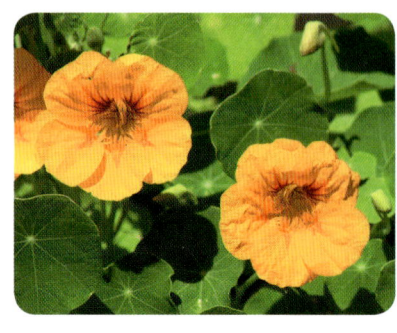

Weit gereist ist dieser Pflanzenengel, um uns sein Licht und seine Wärme zu schenken. In seiner Heimat Peru begleitet er die Menschen schon lange mit seinen Heilkräften. Bei uns ziert die Kapuzinerkresse vor allem aus optischen Gründen die Gärten. Ihre Blätter und Blüten wandern aufgrund ihrer köstlichen Schärfe jedoch auch hier und da mal in den Salat. Die Pracht ihrer Blüten kündet von ihrem Feuer, welches sie in das Wässrige, Feuchte (wie zum Beispiel die verkühlten Harnwege) hineinträgt. Die schildförmigen Blätter weisen uns auf ihre schützende, abschirmende Kraft gegen viele Erreger hin.

Sie trägt Licht in das Dunkel und Bewusstheit in das Unbewusste. Die energetische Bewegung ist von innen nach außen; sie leitet aus und erhöht unsere Strahlkraft und damit auch unsere Immunabwehr. Oft wird die Kapuzinerkresse auch als pflanzliches Antibiotikum bezeichnet und eingesetzt. Davon abgesehen, dass diese Namensgebung etwas irreführend ist (richtet sie sich doch nicht „gegen das Leben"), haben doch die reichlich enthaltenen Senfölglykoside, die ihr ihre Schärfe verleihen und durch die Zerkleinerung im Mixer ihre Kraft entfalten, eine breit gefächerte Wirkung gegen verschiedene Bakterien, Viren und Pilze. Die Kapuzinerkresse sollte bei einer akuten Blasenentzündung reichlich zum Einsatz kommen.

Kapuzinerkresse findet Verwendung im Smoothie:
Beerenkraft (Seite 77)

Kardamom
(Elettaria cardamomum)
Samen des Paradieses

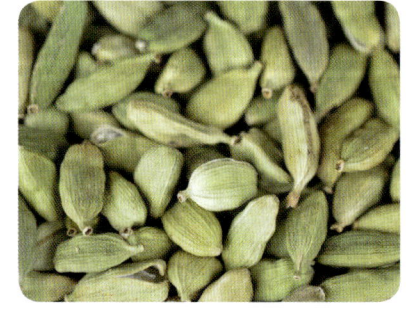

Noch ein asiatischer Gefährte gesellt sich in den Smoothie wider den Schmerz – nicht nur, weil ich seinen Geschmack ebenso sehr liebe wie den des Ingwers. Mit seinem intensiven ätherischen Öl durchwärmt er und hüllt dich liebevoll ein wie ein guter Freund an deiner Seite. Er wirkt krampflösend und stimmungsaufhellend. Er stärkt und kräftigt gerade dann, wenn du dich vielleicht ein klein wenig zu durchlässig fühlst.

In Indien aromatisiert er zahlreiche Süßspeisen. Zudem verhilft er zu einer guten Verdauung und einem guten Körpergeruch. Auf der körperlichen Ebene wirkt er eher kühlend, das heißt, er besänftigt ein eher überschießendes Verdauungsfeuer, welches auch zu üblen Gerüchen führt. „Nebenbei" hat er schleimlösende, antibakterielle und fungizide Wirkungen (Borneol und Cineol) und verbessert die Durchblutung (Kampher).

Die Intensität, emotionale Wärme und Süße des Kardamom lässt uns von indischen Nächten träumen und zeichnet ihn in seiner Verwendung auch als Aphrodisiakum aus.

Kardamom findet Verwendung in den Smoothies:
Die besten Tage (Seite 50), *Die perfekte Welle* (Seite 67), *Im Garten der Lust* (Seite 85)

Kartoffel
(Solanum tuberosum)
Magenschutz aus der Erde

Aus Südamerika wanderte die Erdknolle erstmals im 16. Jahrhundert nach Europa ein und wurde in diesen Tagen ausschließlich von den Reichen und Vornehmen genossen. Erst seit dem 18. Jahrhundert wird die Kartoffel, die zur Pflanzenfamilie der Nachtschattengewächse gehört, auf deutschen Äckern angebaut. Sie versorgt uns unter anderem mit Mineralstoffen und Vitaminen (B-Vitamine, Provitamin A, Vitamin C und E). Der Vitamingehalt nimmt allerdings nach einem Monat Lagerung bereits um 50 Prozent ab. Auch durch das Kochen gehen viele natürlich Vitamine verloren.

Weiterhin enthält die Kartoffel circa 30 Prozent Stärke. Ihr Genuss reguliert unseren Säure-Basen-Haushalt, kann den Blutzucker- und Cholesterinspiegel senken und schützt den Magen. Für Letzteres verantwortlich ist ein „Gift" namens Solanin. Dieses befindet sich vor allem als Fäulnisschutz direkt unter der Schale der Knolle (Achtung: grüne und/oder gekeimte Kartoffeln sowie Kartoffeln, die von Braunfäule befallen sind, enthalten höhere Dosierungen des Solanins). Da Solanin hitzebeständig ist, wird es durch das Kochen nicht zerstört, geht aber teilweise in das Kochwasser über, weswegen manchmal empfohlen wird, dieses wegzugießen und die Kartoffeln vor dem Kochen zu schälen.

Doch wie so oft macht die Dosis das Gift, und so müsste man beim heutigen Solanin-Gehalt wohl fast drei Kilogramm rohe, ungeschälte Kartoffeln verspeisen, um erste Vergiftungserscheinungen zu erleiden. Die im Smoothie enthaltene Menge jedenfalls ist unbedenklich. Du kannst den Kartoffelsaft natürlich auch pur zu dir nehmen (z.B. viermal täglich 1 Esslöffel).

Kartoffelsaft findet Verwendung im Smoothie:
Feuerlöscher (Seite 58)

Koriander

(Coriandrum sativum)
Mobilisiert Gifte und erhellt das Gemüt

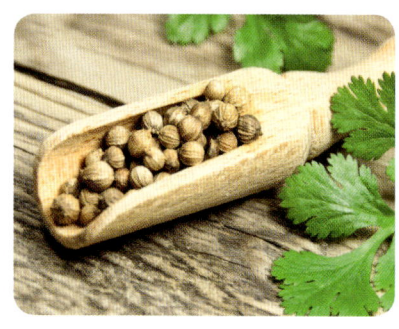

Dieser schmackhafte Doldenblütler ist wahrscheinlich ursprünglich in der östlichen Mittelmeerregion beheimatet, lässt sich aber in den wärmeren Monaten leicht in unseren Gärten und im Topf kultivieren. Seine grünen Blätter und auch die ausgereiften Samen sind reich an ätherischen Ölen.

Aus der asiatischen Küche kaum wegzudenken, führt die Sonne liebende Pflanze in unseren Kochtöpfen leider eher ein Schattendasein, und manch einer rümpft gar seine Nase über das „Wanzenkraut". Dabei sollten wir uns seine verdauungsfördernden und entzündungshemmenden Eigenschaften durchaus zunutze machen.

Auch unsere Stimmung vermag der Koriander sanft aufzuhellen. Wahrscheinlich, weil er mit geballter (Grün-)Kraft Gifte in unserem System mobilisiert, die uns nicht selten im wahrsten Sinne „auf die Nerven" gehen. In der traditionellen ayurvedischen Medizin wird das Korianderkraut bei Vergiftungen aller Art eingesetzt, in neueren Studien wurde gezeigt, dass das Kraut besonders Schwermetalle und Aluminium ausleitet (Quelle: Dr. med. Joachim Mutter „Gesund statt chronisch krank").

Eine Studie von 1995 empfiehlt hierzu eine Menge von 3 bis 5 Gramm frischem Korianderkraut täglich. Wenn viele Gifte aus dem Bindegewebe mobilisiert werden und sich im Fließsystem befinden, stellt dies eine große Belastung für den Körper dar und kann zu Entgiftungskrisen mit Kopfschmerzen und Übelkeit bis hin zu Benommenheit führen. Aus diesem Grund sollte der Koriander einschleichend dosiert und mit anderen ausleitenden und Gifte bindenden Pflanzen kombiniert werden, wie dies im Smoothie *Metall-Detox* der Fall ist. Auf diese Weise wird verhindert, dass die mobilisierten Gifte ins Nervensystem einwandern.

Männer mit Kinderwunsch sollten mit dem Koriander etwas zurückhaltend sein. Grundsätzlich solltest du natürlich nicht zusätzlich Gifte mobilisieren, wenn du ein Kind zeugen möchtest, da diese sowohl die Spermienqualität als auch die Eizellen beeinträchtigen. Koriander hat darüber hinaus aber auch die Eigenschaft, die Spermienzahl beim Mann zu verringern (Quelle: Hans-Heinrich Rhyner/Birgit Frohn „Heilpflanzen im Ayurveda").

Korianderblätter finden Verwendung im Smoothie:
Metall-Detox (Seite 44)

Koriandersamen finden Verwendung im Smoothie:
Im Garten der Lust (Seite 85)

Lavendel
(Lavandula angustifolia)
Nervenstärke und Klärung

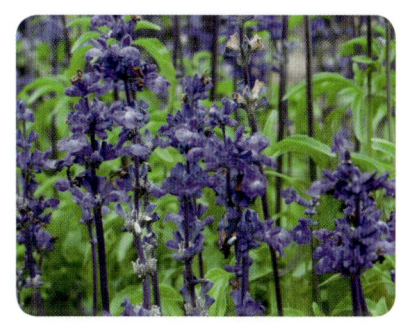

Der Name Lavendel leitet sich von dem lateinischen Wort „lavare" ab, das bedeutet „waschen". Und das machen die zarten Blüten mit dem intensiven Gehalt an ätherischen Ölen vor allem auf der feinstofflichen Ebene: Sie klären und reinigen, befreien dich von energetischen Altlasten und bereiten so den Raum für Neues. Sie stärken die Nerven und unterstützen dich, dich gegen ein Zuviel an Anforderungen abzugrenzen. Am Abend sorgen sie für Entspannung und wirken schlaffördernd. Der feine ätherische Blütenduft trägt dich sanft ins Traumland und erinnert dich an dein spirituelles Erbe – vielleicht auch an Kindertage bei der Großmutter, die Lavendelsäckchen zwischen die Wäsche in den Schrank legte und auch beim Wäschewaschen immer etwas Lavendel dazugab.

Die beruhigende Wirkung von Lavendel erstreckt sich auch auf die Gebärmutter. Bei vorzeitigen Wehen kann begleitend neben anderen Maßnahmen wie Magnesiumgaben durchaus auch ein Versuch mit Lavendel gemacht werden (am besten das ätherische Öl in einem Basisöl in den Bauch einreiben).

Neben der feinstofflichen Reinigung hält der Lavendel nämlich auch so manchen Krankheitsdämon sowie Motten und Ungeziefer fern. Außer ätherischen Ölen enthalten die Blüten auch Gerbstoffe, Flavonoide und Phytosterole.

Lavendelblüten finden Verwendung im Smoothie:
Traumblüten (Seite 89)

Lein
(Linum usitatissimum)
Schleimhautschutz und Seelenfreund

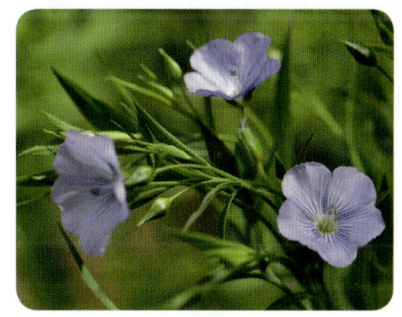

Der Lein begleitet mit seinem freundlichen Wesen die Menschen schon seit alters her und wird weltweit als Kulturpflanze angebaut. Neben Fasern zur Herstellung von edlen Stoffen liefern seine Samen die Ölgrundlage für Farben und ökologischen Holzschutz. Die ätherisch feinen Blüten erwecken mit ihrem Himmelsblau in der Betrachtung unsere spirituelle Sehnsucht, klären den Geist und weiten das Herz – verlieren dabei jedoch nicht an Bodenhaftung.

Die ausgereiften Samen dienen als Grundlage zur Gewinnung des Leinöls, welches reich an ungesättigten Fettsäuren ist und sich zu Recht einen Ruf als wirksamen Schutzfaktor für die Blutgefäße erworben hat, vermag der regelmäßige Genuss doch die Triglyceride und LDL-Cholesterin zu senken. Zudem enthält es Polyphenole, die als Radikalenfänger eine antioxidative Wirkung in unserem Körper entfalten. Die Samenhüllen sind reich an Schleim, der entzündungshemmend wirkt und sich schützend auf eine angegriffene Darmschleimhaut legt und auch äußerlich in Form von Umschlägen Anwendung findet. Der Genuss von Leinsamen regt zudem die vaginale Schleimproduktion an (was ihn für einen Smoothie zur Geburtsvorbereitung ebenso qualifiziert wie für Mischungen im Klimakterium).

Für den Smoothie *Estrogenia* besonders interessant sind zudem die Lignane in der Samenhülle (im Öl sind diese ebenfalls, wenn auch in geringerer Dosierung vorhanden), die eine östrogenähnliche Wirkung im Körper haben. Darüber hinaus wirken sie schlaffördernd (sind auch im Baldrian enthalten). Lignane gehören zu den Phytoöstrogenen, die zudem als Antioxidans wirken und sedierende Eigenschaften haben; auch den Pflanzen dienen sie vermutlich als Abwehrstoff gegen Krankheiten und kontrollieren deren Wachstum. Lignane sind beispielsweise in der Baldrianwurzel, in Lein und Sesam enthalten.

Leinmehl findet Verwendung in den Smoothies:
Estrogenia (Seite 37), *Grünkraft für zwei* (Seite 55), *Aus Sandmännchens Beet* (Seite 60), *Die perfekte Welle* (Seite 67), *Hitzefrei* (Seite 79)

Leinöl findet Verwendung in den Smoothies:
Alchemillas Geheimnis (Seite 38), *Adebars Nestbereiter* (Seite 40), *Grünkraft für zwei* (Seite 55), *Sonnenschein für die Seele* (Seite 88)

Linde
(Tilia)
Baum der Liebenden

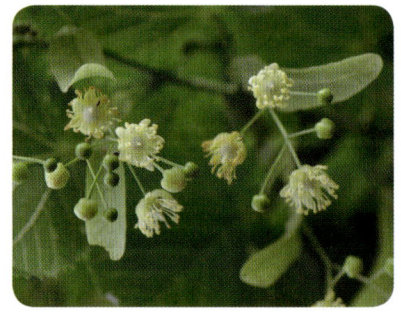

Das Wesen des Lindenbaums strahlt auf allen Seinsebenen Harmonie aus. Die Form dieses traditionsreichen Baumes, die herzförmigen Blätter, der milde Geschmack und die sanften Heilwirkungen sind Ausdruck eines perfekten Gleichgewichts. Und nicht umsonst war dieser Baum einst der Göttin geweiht, galt der Platz unter der Dorflinde den Menschen einst als wichtiger Versammlungsplatz, als Ort, an dem Gerichtsurteile gefällt wurden, an dem rauschende Feste stattfanden und Liebende einander tief in ihren Herzen begegneten.

Die Linde schenkt Linde-rung auch da, wo die Gemüter vielleicht ein wenig erhitzt und die Menschen von (Stress-)Gedanken zerfahren und zerstreut sind. Sie stellt sich dir mild und gütig zur Seite, wo du dein inneres Gleichgewicht wiederfinden möchtest. Sie beruhigt und gleicht aus, sie stärkt und weitet dein Herz, wo es vielleicht ein wenig eng geworden ist.

Die Blüten finden auch bei Erkältungskrankheiten Anwendung, wirken entspannend, schleimlösend und leicht schweißtreibend. Sie enthalten ätherisches Öl, Schleim, Gerbstoffe, Saponin und ein schweißtreibendes Glycosid. Die Blätter enthalten Bitterstoffe.

Lindenblüten finden Verwendung in den Smoothies:
Aus Sandmännchens Beet (Seite 60), *Traumblüten* (Seite 89)

Löwenzahn
(Taraxacum officinale)
Lichtbringer für Leber und Gemüt

Etwa 500 Namen hat der Löwenzahn im deutschsprachigen Raum – und wahrscheinlich gibt es ebenso viele Indikationen für seine Anwendung als Heilpflanze. Schon in Kindertagen sprach der Engel des Löwenzahns zu uns, während wir an Sommertagen seinen fliegenden Samenschirmchen unsere Kinderträume mit auf die Reise gaben.

Eine Pflanze, die so allgegenwärtig ist, strotzt nur so vor Vitalität und Lebensfreude – und genau die vermag sie in uns auch zu entfachen. Besonders im Frühling wecken die ersten Blättchen der Pusteblume mit ihren Vital- und Bitterstoffen selbst den letzten Winterschläfer auf und befördern mit ihrer verdauungsfördernden, galle- und harntreibenden und den Lymphfluss aktivierenden Wirkung die Stoffwechselschlacken, die sich im Winter angesammelt haben aus unserem Körper und Gemüt nach draußen.

Mit seiner Wärme bringt er all das ins Fließen, was erstarrt ist; dies kann sich auch auf „Ideen, Wertvorstellungen und Anschauungen" beziehen: „Der Löwenzahn dynamisiert die Wandlungs- und Anpassungsprozesse, löst Stauungen und Erstarrungen in Geist und Körper und vermittelt dadurch neue Lebenskraft" (Quelle: Roger und Hildegard Kalbermatten „Pflanzliche Urtinkturen"). Blätter, Blüten und Wurzeln finden sich durch das ganze Pflanzenjahr in meinen Smoothies und Salaten. Alle Pflanzenteile enthalten u.a. Bitterstoffe, Flavonoide, Cumarine; die Wurzel enthält im Herbst bis zu 40 Prozent Inulin. Löwenzahn enthält reichlich Kalium und Magnesium und circa achtmal so viel Vitamin C wie Kopfsalat (Quelle: Steffen G. Fleischhauer/Jürgen Guthmann/Roland Spiegelberger „Essbare Wildpflanzen einfach bestimmen").

Löwenzahn findet Verwendung in den Smoothies:
Metall-Detox (Seite 44), *Ein Freund für die Leber* (Seite 46), *Die besten Tage* (Seite 50), *Im Fluss des Lebens* (Seite 64), *Sonnenschein für die Seele* (Seite 88)

Mädesüß
(Filipendula ulmaria, Spirea ulmaria)
Eine Königin auf der Wiese

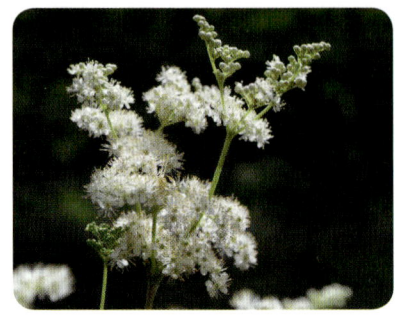

Diese so lieblich anmutende Heilpflanze, die mit ihrem mandelartigen Duft Bienen und andere bestäubende Insekten sowie schnuppernde Menschennasen betört, hat es ganz schön in sich. So hat sie den bekannten Kopfschmerztabletten zu ihrem Namen verholfen. Für unsere keltischen Ahnen zählte sie zu den drei heiligsten Pflanzen. Ihr wurde nachgesagt, dass sie so manch übelwollende Kräfte aus der geistigen Welt zu vertreiben vermag, und ebenso machtvoll vertreibt sie den Schmerzdämon.

Ihren mandelartigen, süßlichen Duft, der dem Smoothie zugleich eine recht „medizinische" Note verleiht, verdankt sie der Salicylsäure, die auch für die schmerzstillende und blutverdünnende Wirkung verantwortlich ist. Anders als die synthetisch hergestellten Schmerzmittel zeigt sich das Mädesüß aufgrund seines Gerbstoffgehaltes jedoch deutlich magenfreundlicher. Allerdings gilt hier, wie so oft, nicht der Satz „Viel hilft viel". Da Mädesüß ebenfalls ein schwach toxisches Glycosid enthält, kann es bei Überdosierung zu Kopfschmerzen führen (die im Rezept angegebenen Mengen sind jedoch auch bei schwankendem Wirkstoffgehalt unbedenklich).

Der bevorzugte Standort des Mädesüß, sumpfige Bachufer und feuchte Auen, kennzeichnet die Pflanze zudem als echte Yin-Pflanze. Auch wir Frauen haben ja vor oder während unserer Menstruation mitunter „etwas näher ans Wasser gebaut". Dies bewerten wir ebenso wie unsere Mitwelt oft eher negativ. Doch das Mädesüß lehrt uns, dass sich in dieser besonderen Empfindsamkeit auch ein großes Potenzial verbirgt. So nimmt es dir nicht nur deine körperlichen Schmerzen, sondern balanciert auch sanft und liebevoll deine weiblichen Qualitäten. Es öffnet dich deiner inneren Weisheit gegenüber und vertieft die Intuition. Dabei erinnert es dich mit seiner kraftvollen Lieblichkeit an dein innerstes Wesen; dieses ist frei von Schmerz und wahrhaft königlich.

Mädesüß findet Verwendung im Smoothie:
Die besten Tage (Seite 50)

Traditionelles Ende der „Sammelzeit"

Ab „Samhain" (11. Neumond nach der Wintersonnenwende, heutiges Halloween) gehören die Kräuter den „Andersweltlichen". Das ist natürlich Ermessenssache, denn grundsätzlich können einige Kräuter in milden Wintern durchgehend für die direkte Verwendung gesammelt werden.

Malve

(Malva sylvestris, Malva moschata, Alcea rosea)

Samt und Seide für die Schleimhaut

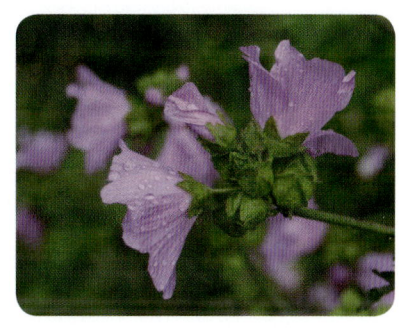

Das Wesen der gesamten Pflanzenfamilie der Malvengewächse ist geprägt von Milde und Sanftheit, die wunderschönen Blüten vereinen in sich ätherischfeine Elfenkräfte mit erdverbundener Stofflichkeit. Tief verwurzelt mit einer starken Pfahlwurzel bietet insbesondere die Stockrose (Alcea rosea) hoch erhoben ihre Blüten den geflügelten Boten der Sonne dar.

Die reichlich in der Malve enthaltenen Schleimstoffe legen sich wie Balsam, wie Samt und Seide auf die angegriffenen Schleimhäute und finden seit alters her Verwendung in der Behandlung von Bronchialerkrankungen wie Husten aber auch bei Sodbrennen und anderen Erkrankungen des Verdauungstraktes (z. B. Entzündungen des Dickdarms).

Auch der Smoothie erhält durch die Malve eine seidige Konsistenz, und der Geschmack aller Pflanzenteile ist angenehm mild. Neben den Schleimstoffen enthält die Malve Gerbstoffe, Kalium und Flavonoide.

Malvenblüten und -blätter finden Verwendung im Smoothie:
Feuerlöscher (Seite 58)

Mandel

(Prunus dulcis – der Mandelbaum;
Amygdalus communis – die Frucht)

Vom Licht der Liebe

Das liebevolle Wesen des Mandelbaumes begleitet uns Menschen schon lange; vermutlich wird er bereits seit ca. 4.000 Jahren kultiviert. Er gilt als Baum der Mystiker und verkörpert unsere höchsten Ideale sowie die Liebe selbst (Quelle: Fred Hageneder „Die Weisheit der Bäume").

Der botanische Name für die Frucht, Amygdalus, leitet sich her vom alten sumerischen „Ama Ga", dies bedeutet „Große Mutter". Und sie liebt uns, die Große Mutter und schenkt uns in diesem Steinobst, den Früchten des Mandelbaumes, das Allerbeste, nämlich reichlich ungesättigte Fettsäuren, hochwertiges Eiweiß, Mineralien (v.a. Magnesium und Kalium), sowie B-Vitamine und Vitamin E. Wenn unser Land noch seinen Wintertraum träumt, erfreut in südlichen Gefilden bereits der Mandelbaum mit seinen weißen Blüten die Herzen der Menschen, und so schenkt uns seine Frucht reichlich Sonnenwärme.

Mandeln puffern als basisches Lebensmittel überschüssige Säuren in unserem Körper. Sie regulieren die Darmflora und verbessern die Knochendichte (indem sie die Tätigkeit der Osteoklasten regulieren). Genieße sie reichlich in der Schwangerschaft. Sie beugen der Übelkeit vor (indem sie deine Insulinsensitivität verbessern, beugen sie einem rapiden Abfallen deines Blutzuckerspiegels vor), lindern Sodbrennen, verhindern Heißhungerattacken und nähren dich und dein Kind nicht nur auf der grobstofflichen Ebene, sondern ebenso mit ihrer Lebenswärme.

Mandelöl findet Verwendung im Smoothie:
Grünkraft für zwei (Seite 55)

Mandelmus findet Verwendung in den Smoothies:
Grünkraft für zwei (Seite 55), *Magenfreund* (Seite 56), *Knochenfreund* (Seite 80)

Geschälte Mandeln finden Verwendung im Smoothie:
Feuerlöscher (Seite 58)

Mango
(Mangifera indica)
Götterspeise für Kraft und Stärke

Bereits 1.200 v. Chr. wurde diese Frucht in den Veden als Speise der Götter gepriesen und gilt bis heute als Nationalspeise der Inder. Der imposante, immergrüne Baum, der sich in tropischen Regenwäldern wohlfühlt, gilt als Symbol der Kraft und Stärke, zur Erntezeit wird er zum Inbegriff der Fülle und Süße des Lebens. Mensch und Tier laben sich an ihm.

Die Mango zählt zu den karotinreichsten Lebensmitteln. Dieses wird von unserem Körper in Vitamin A umgewandelt, welches uns nicht nur zu einer verbesserten Sehkraft verhilft, sondern auch zur Erneuerung unserer Hautzellen beiträgt. Weiterhin enthält die Mango viel Vitamin C und Mineralien. Sie regt Appetit und die Verdauung an und stärkt das Herz.

Die weißen bis rosafarbenen und nach Lilien duftenden Blüten des Mangobaums symbolisieren das Erblühen der Liebe in unserem Herzen.

Wenn du dein Herz öffnest für deine Mitwelt und vor allem auch für dich selbst, und die Liebe wieder frei fließen kann, dürfen die alten Verletzungen und Ängste heilen – ein Heilungsprozess, der ansteckend ist: Dein Herz wird zum Magneten für andere Herzen.

Mango findet Verwendung in den Smoothies:
Die besten Tage (Seite 50), *Charisma* (Seite 84)

Mariendistel

(Carduus marianus)
Magischer Schutz für Leber und Seele

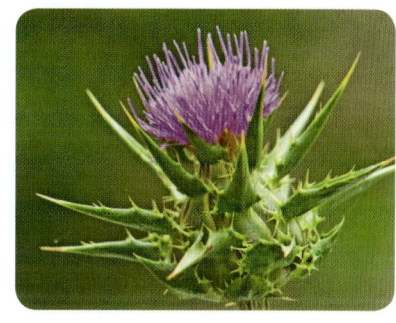

Heilpflanzen, die seit der Christianisierung der Maria unterstellt sind, waren einst der Göttin geweiht, bei den Germanen der Freya, die Liebe, Lust und die Fruchtbarkeit in uns weckt. Alle Pflanzen der Göttin bzw. Marienpflanzen sind zumeist machtvolle Frauenheilpflanzen. So ist ein weiterer Name der Mariendistel auch „Frauendistel". Als solche fördert sie die Menstruation und die Milchbildung stillender Frauen.

Bekannter ist die in der Mittelmeerregion beheimatete Mariendistel in der heutigen Naturheilkunde jedoch als echter Freund der Leber. Der Wirkstoffkomplex Silymarin (Flavonoid-Abkömmling) vermag die Zellwände der Leber derart zu verändern, dass dort keine Gifte mehr eindringen können – er wirkt also als Leberschutz. Weiterhin stimuliert er die Regeneration der Leberzellen und wirkt galletreibend, das heißt, er unterstützt die Leber in ihrer Arbeit. Darüber hinaus finden wir im Silymarin ein Antioxidans, welches begleitend in der Behandlung, aber auch zur Prophylaxe von Krebserkrankungen zum Einsatz kommen kann.

Mariendistelsamen kannst du selbst sammeln oder auch im Kräuterfachhandel oder in der Apotheke kaufen.

Mariendistelsamen finden Verwendung in den Smoothies:
Ein Freund für die Leber (Seite 46), *Am Busen der Natur* (Seite 72)

Melde

(Atriplex) oder weißer Gänsefuß
(Chenopodium album)
Vergessenes Gemüse mit heilenden Kräften

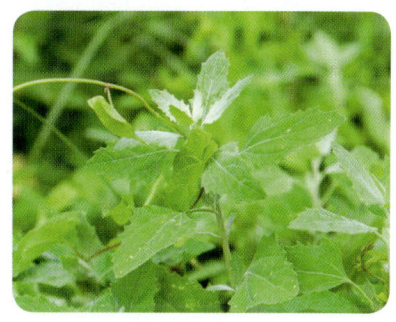

Es ist erstaunlich, wie diese Pflanzenfamilie es schafft, so allgegenwärtig und doch so unbekannt zu sein, doch zeugt ihr Habitus von großer Ausdauer und Wachstumskräften. Als Nahrungspflanzen stehen die Pflanzen dieser Familie in alter Tradition, wenngleich sie etwas in Vergessenheit gerieten.

Gerne stehen sie an sonnigen Standorten in nährstoffreicher Erde und fristen doch als Heilpflanzen eher ein Schattendasein. Den Samen aller Gänsefußgewächse wird jedoch eine sanfte Östrogenwirkung nachgesagt. Sie wandern also nicht nur wegen ihres angenehm nussigen Geschmacks in den Smoothie *Estrogenia* (Seite 37).

Da die Melde auch die Verdauung aktiviert und wirkungsvoll einer Verstopfung entgegenwirkt, wird sie im Volksmund auch als „Scheißmelde" bezeichnet. Die enthaltenen Saponine wirken entzündungshemmend, und die Samen sollen die Durchspülung der Harnwege unterstützen.

Allerdings sollten sämtliche Gänsefußgewächse nicht bei Nierensteinen verwendet werden, da sie reichlich Oxalsäure enthalten. Da sie zudem reichlich Eisen an Bord haben, können sie sich auch bei entsprechendem Mangel bewähren.

Melde findet Verwendung in den Smoothies:
Estrogenia (Seite 37), *Pfad-Finderin* (Seite 62), *Sonnengold* (Seite 77)

Minze
(z.B. Mentha piperita oder Mentha spicata)
Die Blume mit den hundert Tugenden

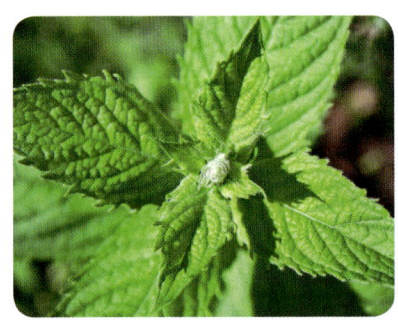

… so nannte sie der berühmte Kräuterarzt *Maurice Mességué,* (*1921, Quelle: Didier Mességué „Die Kräuter meines Vaters") und wahrlich, die Minze hält viele Geschenke für uns bereit.

In diesem Smoothie machen wir uns ihre bremsende Wirkung auf die Milchbildung zunutze. Darüber hinaus erfrischt und entkrampft die Minze – nicht nur unsere Verdauungsorgane, sondern auch die Psyche. Sie treibt die Galle, die sich gerne mit den Emotionen staut, und lindert Übelkeit, Blähungen und Kopfschmerzen. Außerdem tötet die Minze Bakterien, was sie zu einem wirksamen und zuverlässigen Helfer bei Erkältungskrankheiten macht. Einst war die Minze auch Bestandteil des berühmten „Vier-Räuber-Essigs", mit dem sich einst vier Räuber salbten, um in Zeiten der Pest unbeschadet die Opfer der Seuche auszurauben.

Ähnlich wie die Kamille haben wir es hier mit einem Pflanzenwesen zu tun, welches die meisten von uns bereits seit Kindertagen kennen. Und – ebenfalls ähnlich der Kamille – hängt es vielfach von unseren frühen Prägungen und damit verbundenen Assoziationen ab, ob wir die Minze mögen oder nicht. Die einen assoziieren sie mit unangenehmen Empfindungen des Krankseins, andere mit schneller Linderung und Erfrischung. Doch selbst wenn du die Minze bislang nicht so sehr mögen solltest, lohnt sich der Geschmackstest im Smoothie. Mag sein, dass du sie auch dann nicht mehr missen möchtest, wenn du längst abgestillt hast.

Köstlich ist vor allem im Sommer eine „Limonade" aus frischer Minze, Zitrone und Wasser. Die Minze kühlt, wo zu viel Hitze ist – sei es die Hitze der Sommersonne, die Hitze einer Entzündung oder auch ein überhitztes Gemüt. Dennoch ist Mességué der Ansicht, „dass sie die Sexualfunktionen bei Mann und Frau reguliert und allerlei Liebesspiele begünstigt". Seit jeher, meint er, gehöre die Minze in jeden Liebestrank (Quelle: Didier Mességué „Die Kräuter meines Vaters").

Neben dem ätherischen Minzöl, welches für die Heilwirkungen zuständig ist, enthält die Minze Gerbstoffe und Flavonoide.

Minze findet Verwendung in den Smoothies:
Magenfreund (Seite 56), *Abstiller* (Seite 74)

Möhre
(Daucus carota)
Wurzelkraft für Mutter und Kind

Die heute kultivierte Möhre und ihre wilde Verwandte ist mehr als ein gesundes Gemüse und wird bereits seit alter Zeit auch als Heilpflanze eingesetzt. Von ihrer die Milchsekretion stillender Frauen anregenden Wirkung wusste bereits im 16. Jahrhundert der bekannte Botaniker und Arzt *Jakob Theodor Tabernaemontanus*: „(...) sie machen den Seugammen viel Milch" (Quelle: www.kraeuter.ch).

Der regelmäßige Genuss der Möhre soll auch die Fruchtbarkeit und Libido von Frauen und Männern verbessern, dieser Auffassung waren bereits griechische Heiler der Antike. Etwas besser erforscht ist die harntreibende Wirkung der Möhre sowie ihre verdauungsfördernden Eigenschaften. Sowohl bei Durchfall als auch Verstopfung kann sie verwendet werden. Sie verhindert die Aktivität von Salmonellen und anderen pathogenen Keimen. Volksmedizinisch wird das Wurzelgemüse schon lange in der Behandlung von Tumoren verwendet. Diese Wirkung wurde durch die Wissenschaft bestätigt, die krebshemmende Inhaltsstoffe (Lycopin, Falcarinol) in der Möhre fand.

Dass die farbenfrohe Kraftwurzel auch ein guter Freund der Haut und des Augenlichtes ist, ist vor allem auf ihren hohen Gehalt an Betacarotin zurückzuführen. Neben diesem enthält sie viele Mineralien, Folsäure und Pektin.

Weniger bekannt ist die volksheilkundliche Anwendung der Samen als Verhütungsmittel für Frauen. Werden diese regelmäßig eingenommen, sollen sie verhindern, dass die befruchtete Eizelle sich in der Gebärmutter einnisten kann.

Möhren finden Verwendung im Smoothie:
Am Busen der Natur (Seite 72)

Muskatnuss
(Myristica fragrans)
Seelentröster und Herzöffner

„Wenn ein Mensch Muskatnuss isst, öffnet es sein Herz und putzt seine Sinnesschärfe und trägt ihm etwas Geniales ein", wusste bereits *Hildegard von Bingen*

(Quelle: Wighard Strehlow „Die Ernährungstherapie der Hildegard von Bingen"). Für sie gilt die Muskatnuss als Universal-Nervenmittel und findet bei jeder Form von Trübsinn reichlich Verwendung, aber auch bei Konzentrationsstörungen und Erschöpfung sowie Trägheit.

In der ayurvedischen Medizin gilt die Muskatnuss, die in Indien und Südostasien am Muskatbaum wächst, ebenfalls als wichtiges Mittel der Beruhigung eines agitierten Geistes und der Nerven. Bei Schlafstörungen wird empfohlen, vor dem Einschlafen etwas Muskat in Milch einzunehmen. Zudem wirkt Muskat verdauungsfördernd und schmerzstillend (z.B. bei Menstruationsschmerzen). Dass die ayurvedische Medizin die Muskatnuss ebenfalls als Aphrodisiakum nennt, steht der beruhigenden Wirkung in keinster Weise entgegen, denn, solange wir uns gestresst fühlen, vergeht uns ja mitunter auch die Lust.

Bekanntlich macht ja die Dosis das Gift; die Muskatnuss wirkt bei Überdosierung leicht halluzinogen und narkotisch. Neben den Nüssen werden in ihrer indischen Heimat auch die Muskatblüten verwendet. Nüsse, Blüten und Blätter enthalten ein ätherisches Öl, das für die Nerven beruhigende Wirkung zuständig ist; die Nüsse enthalten zudem Fett und den Wirkstoff Myristicin.

Hinweis: Da wir in der Muskatnuss auch ein mildes Emmenagogum finden, sollte sie in der Schwangerschaft nicht verwendet werden.

Muskatnuss findet Verwendung im Smoothie:
Traumblüten (Seite 89)

Papaya
(Carica papaya)
Frucht für ein langes Leben

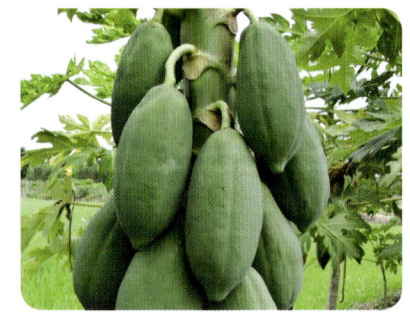

Nicht nur ein Gaumen-, sondern auch ein Augenschmaus ist diese farbenstarke Frucht für mich, die die Erinnerung an laue, tropische Nächte weckt. In der traditionellen Medizin Asiens schon lange als Gesundbrunnen bekannt, für die Indios die „Frucht für ein langes Leben", ist die entzündungshemmende, das Immunsystem aktivierende und Leber regenerierende Wirkung inzwischen auch im Westen erforscht worden – aber Achtung: das Enzym Papain, welches hierfür verantwortlich gemacht wird, befindet sich vor allem in den schmackhaften, scharfen Kernen und der Schale, die zumeist auf dem Kompost oder Müll landen. Den Kernen wird zudem eine progesteronartige Wirkung nachgesagt. In den Smoothie sollten sie also unbedingt mit hinein. Männer mit Kinderwunsch sollten die Kerne allerdings nicht über einen längeren Zeitraum täglich konsumieren – in Asien werden diese traditionell und mit Erfolg als Verhütungsmittel für den Mann eingesetzt – eine gesunde Alternative, über die verhütende Paare durchaus nachdenken sollten!

Papaya findet Verwendung im Smoothie:
Metall-Detox (Seite 44)

Preiselbeere

(Vaccinium vitis-idaea) oder
Cranberry (Vaccinium macrocarpon)
Mit Beerenkräften wider die Bakterien

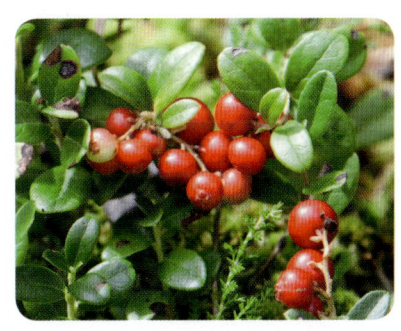

Dieser Strauch aus der Familie der Heidekrautgewächse hat es in sich, und der vorbeugende Verzehr von Preiselbeersaft bei einer Neigung zu Blaseninfekten ist in der Volksmedizin bekannt. Blätter und Beeren verfügen über harnwegdesinfizierende und auch harntreibende Eigenschaften. Für die antibiotische Wirkung ist Arbutin verantwortlich, ein Glykosid, welches sich auch in Bärentraubenblättern findet. Das Arbutin entfaltet seine antibiotischen Eigenschaften im alkalischen Harn. Somit sollte eine Behandlung mit Preiselbeeren, Cranberrys oder Bärentraubenblättern nicht mit Maßnahmen zur Ansäuerung des Milieus kombiniert werden.

Für die amerikanische Schwester der Preiselbeere, Cranberry, konnte nachgewiesen werden, dass ihr regelmäßiger Genuss die Anhaftung von E.-coli-Bakterien an der Blasenschleimhaut verhindert. Zudem enthalten die Beeren reichlich Vitamin C und E, Eisen, Kupfer und Zink, sowie Polyanthocyanidine, denen als Antioxidantien auch krebsfeindliche Kräfte nachgesagt werden.

Preiselbeeren und Preiselbeerblätter finden Verwendung in den Smoothies:
Beerenkraft (Seite 77), *Sonnenschein für die Seele* (Seite 88)

Rose

(Rosa canina o.a.)
Königin der Pflanzen

Natürlich darf die Königin der Blumen in einem Smoothie, der der Einladung einer Kinderseele gewidmet ist, nicht fehlen. Als Blume der Liebe ist die Rose der Inbegriff der Verschmelzung männlicher und weiblicher Energien und somit auch der Vereinigung von Spermium und Eizelle. Zutiefst weiblich gibt sich die

Rose mit ihren samtigen Blütenblättern, ihrem venusischen Duft und ihrer verführerischen Schönheit. In ihrer Wehrhaftigkeit, ihren Stacheln und ihrer Statur vervollkommnet sie ihr Wesen mit einer starken, integeren Männlichkeit. Aus der Einheit von Yang und Yin, dem Tanz männlicher und weiblicher Energie, Shiva und Shakti geht die gesamte Schöpfung hervor – im Innen wie im Außen. Die Rose erinnert uns daran.

Zugleich reinigt sie mit ihren Heilkräften das Nest. Denn sie ist nicht nur die Pflanze mystischer Verzückung, sondern schenkt uns überdies reichlich Gerbstoffe und ätherisches Öl (mit Flavonoiden und Geraniol), welches über antibiotische und pilzfeindliche Kräfte verfügt. So unterstützt uns die Rose beispielsweise darin, das Milieu unserer Schleimhäute (besonders auch des Darmes) zu sanieren, ohne die physiologische Bakterienflora anzugreifen. Und dabei schmeckt besonders das Hydrolat im Smoothie *Adebars Nestbereiter* einfach köstlich und rundet dessen Geschmack liebevoll ab.

▸ Eine Bezugquelle für Rosenhydrolat findest du auf Seite 155.

Rosenblüten und Rosenhydrolat finden Verwendung in den Smoothies:
Alchemillas Geheimnis (Seite 38), *Adebars Nestbereiter* (Seite 40), *Die perfekte Welle* (Seite 67), *Charisma* (Seite 84)

Rosmarin
(Rosmarinus officinalis)
Meerestau und Liebesfeuer

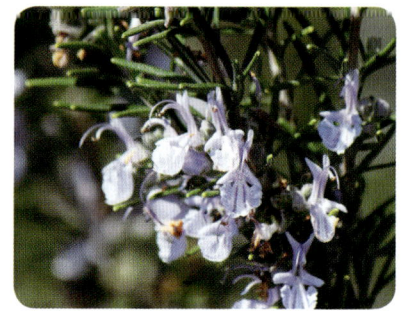

Diese Pflanze erinnert nicht nur mit ihrem Duft, der auf ein reichhaltiges Angebot an ätherischen Ölen zurückzuführen ist, an die Wärme der Sonne während des letzten Mittelmeerurlaubs – er entfacht kraftvoll auch das Feuer in uns. Während wir von lauen Sommernächten träumen, wacht Aphrodite über uns, der er geweiht ist („ros" = „Tau", „Mare" = „Meer").

Als mildes Aphrodisiakum entfacht er die Liebeslust, als Tonikum schenkt er dir Wärme, verbessert die Durchblutung und regt so den Kreislauf an. Zudem regt er die Tätigkeit der Keimdrüsen an und auf diese Weise in der ersten Zyklushälfte auch den Eisprung, in der zweiten Zyklushälfte die Menstruation. Achtung: Wie alle die Menstruation fördernden Pflanzen (Emmenagoga) kann er auch die Wehentätigkeit anregen, das heißt, er sollte nicht in größeren Mengen in der Schwangerschaft genossen werden.

Rosmarin findet Verwendung in den Smoothies:
Die perfekte Welle (Seite 67), *Im Garten der Lust* (Seite 85)

Rote Bete

(Beta vulgaris)
Farbenstark für die Leber

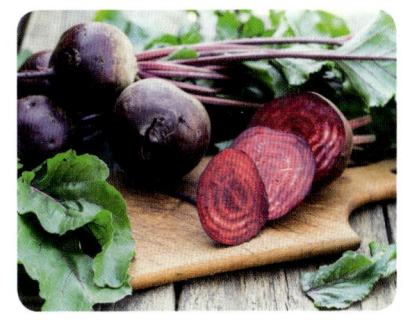

Die Rote Bete verleiht deinem Smoothie neben einem feinen Geschmack eine wunderschöne Farbe, die alles vorhandene Grün in sich aufzunehmen scheint. Diese Farbenpracht hat es in sich: Sie enthält reichlich Betain, einen sekundären Pflanzenstoff, der sich oft auf unseren Tellern finden sollte. Auch diejenigen, die wie viele andere ein „Eingelegte-Rote-Bete-Kindheitstrauma" haben, sollten der roten Powerrübe noch eine Chance geben – sie hält ein vollkommen neues Geschmackserlebnis für dich bereit, wenn sie frisch vom Feld oder aus dem Garten kommt.

Das Betain stimuliert unsere Leberzellen, kräftigt die Gallenblase und putzt die Gallengänge frei. Gleiches macht es auch mit unseren Blutgefäßen (da Betain den Homocystein-Spiegel senkt, der maßgeblich an der Entstehung von Gefäßablagerungen beteiligt ist). Aus diesem Grund und aufgrund der reichlich enthaltenen Folsäure gilt die rote Wunderknolle wohl in der Volksmedizin schon lange als Blutreiniger und senkt zudem einen erhöhten Blutdruck. Das reichlich enthaltene Apfelpektin unterstützt die Ausleitung von Schwer- und Leichtmetallen.

Die Rote Bete findet vermutlich schon seit 2.000 Jahren Verwendung als Heil- und Nahrungspflanze. Über die Entlastung der Leber und die Ausleitung von Giften hellt sich oftmals schon unsere Stimmung auf – das Betain hebt darüber hinaus sanft unseren Serotoninspiegel im Blut an.

Die Blätter der Roten Bete enthalten im Übrigen noch mehr Vitalstoffe als die Knolle und sollten somit unbedingt mit in den Smoothie beziehungsweise auf den Teller wandern. Sie enthalten u.a. reichlich Kalzium, Magnesium, Kalium, Phosphor, Eisen, Kupfer, Kieselsäure, die Vitamine C, A, K sowie Oxalsäure.

Rote Bete findet Verwendung im Smoothie:
Ein Freund für die Leber (Seite 46)

Rotklee

(Trifolium pratense)
Ein Dreiblatt für die Hormone

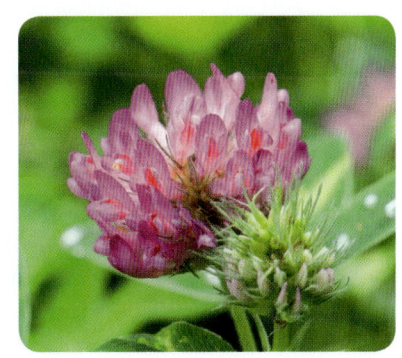

„Rotklee macht weich, weiblich und sinnlich."
Margret Madejsky

Von asiatischen Frauen ist bekannt, dass sie weniger unter klimakterischen Beschwerden leiden als westliche Frauen. Zudem erkranken sie seltener an Brustkrebs. Inzwischen konnte in mehreren Studien belegt werden, dass es hier einen Zusammenhang mit einer Ernährung gibt, die viel Soja enthält. Dies führte zu einem regelrechten Sojaboom in der Nahrungsmittel-, aber auch in der naturheilkundlichen Pharmaindustrie. Leider mehren sich nicht nur die Heilungserfolge, sondern auch die Allergien gegen Soja-Eiweiß, welches zudem schwer verdaulich ist. Lebensmittel auf Soja-Basis entstammen weder heimischen Pflanzen, noch sind sie frisch, sondern meist intensiv weiterverarbeitet worden. Heimische Pflanzen werden oft viel besser vertragen.

Mutter Natur schenkt uns alles, was wir brauchen – und um an heimische Isoflavone zu kommen, jene Stoffe, die für die östrogenartige Wirkung im Soja verantwortlich sind –, brauchen die meisten von uns nicht einmal weit zu gehen. Der Rotklee, der reichlich Isoflavone enthält, ist ebenso wie seine weiße Schwester, die ebenfalls über östrogenartige Wirkfaktoren verfügt, selbst in städtischen Gegenden relativ verbreitet.

Seit alters her ist der Klee mit seinen drei Blättern der Göttin geweiht, dargestellt in der Jungfrau, der Mutter und der weisen Alten. In allen drei Lebensaltern unterstützt er dich mit seiner sanften Hormonwirkung, schützt vor Krebs und reinigt dein Blut. Die Blüten, aber auch die Blätter sollten über einen längeren Zeitraum deine Smoothies bereichern, um ihre vollen Wirkkräfte in deinem Organismus entfalten zu können.

Rotklee findet Verwendung in den Smoothies:
Estrogenia (Seite 37), *Hitzefrei* (Seite 79)

Salbei
(Salvia officinalis)
Sonnenschein mit Hitzefrei

Mit seinem reichhaltigen Angebot an ätherischen Ölen ist das mediterrane Heilblatt dir wahrscheinlich wie den meisten Menschen als Gurgelmittel und Tee bei Infektionen des Mundraums und bei Erkältungskrankheiten bekannt. Hier entfaltet es seine Kräfte gegen Bakterien, Viren und Pilze.
Darüber hinaus zeigt die sonnenhungrige Pflanze eine mild östrogenartige Wirkung und stimuliert die Nebennierenrinde. Besonders bei klimakterisch bedingten Hitzewallungen mit Schweißausbrüchen reguliert der Salbei zuverlässig die Schweißsekretion, ohne die damit einhergehenden Entgiftungsprozesse zu unterdrücken.

Bei stillenden Frauen hemmt er die Milchbildung, weswegen er traditionell auch zum Abstillen verwendet wird. Der Salbei schenkt dem Smoothie eine geballte Ladung Sonne und lässt dich auch geschmacklich teilhaben an der Intensität seines Wesens und seinem mediterranen Traum.

Aufgrund seines hohen Thujongehaltes sollte er in größeren Mengen nicht über einen längeren Zeitraum (und vor allem nicht in der Schwangerschaft) genossen werden.

Salbeiblätter finden Verwendung in den Smoothies:
Abstiller (Seite 74), *Hitzefrei* (Seite 79)

Schafgarbe
(Achillea millefolium)
Augenbraue der Venus

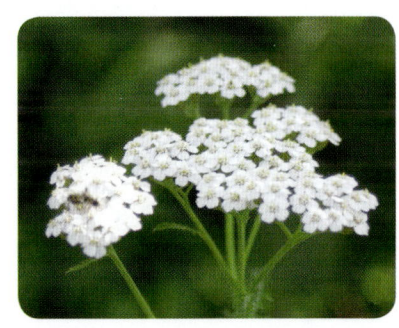

Die Schafgarbe zählt – ähnlich wie das Gänseblümchen – zu den Pflanzen, die bis vor einer Generation fast jeder Laie kannte. Dennoch sind ihre umfassenden Heilgeschenke an Mensch, Tier und Erde (sie zählt auch zu den Bodenheilern) nicht annähernd so bekannt. Zuallererst handelt es sich um eine ganz große Frauenheilpflanze. Die Schafgarbe reguliert allgemein das hormonelle Gleichgewicht und den Menstruationszyklus. Sowohl bei zu starker als auch bei ausbleibender oder schmerzhafter Blutung kommt sie ausgleichend zum Einsatz. Sie führt uns in die goldene Mitte und aktiviert bei einem Mangel an Progesteron die entsprechenden Drüsen. Zudem wirkt sie galletreibend und gleicht unser Säure-Basen-Gleichgewicht aus.

Auch bei Appetitlosigkeit sowie Verdauungsproblemen mit Krämpfen kann das sanfte Wesen der Schafgarbe Entspannung bringen. Gleiches gilt, wenn die Nerven gerade etwas überspannt sind und wir uns gestresst fühlen. Die Schafgarbe gleicht aus und klärt unseren Blick für das Wesentliche.

Am bekanntesten ist jedoch ihre Anwendung als Wundheilmittel – weniger wegen ihrer die Blutgerinnung fördernden Eigenschaften als wegen ihrer entzündungshemmenden, antibiotischen Kraft, die wir vor allem ihrem blauen ätherischen Öl verdanken und uns auch bei Blasenentzündungen zunutze machen können. („Keine Operation ohne Schafgarbenschutz!", schärfte bereits *Hildegard von Bingen* ihren Anhängern ein.) Neben diesem enthält sie Gerb- und Bitterstoffe, Flavonoide, Vitamine, Kalium und Kupfer. Sie bereichert den Smoothie ebenso wie sommerliche Salate oder Suppen (zum Beispiel die berühmte Gründonnerstagssuppe, eine Kultspeise, die bereits unsere vorchristlichen Ahnen kannten) mit ihrem intensiv würzigen Geschmack.

Schafgarbenblätter finden Verwendung in den Smoothies:
Alchemillas Geheimnis (Seite 38), *Die besten Tage* (Seite 50), *Die Kraft des Augenblicks* (Seite 71), *Beerenkraft* (Seite 77)

Schaumkraut, behaartes
(Cardamine hirsuta)
Feuriger Freund aus dem Garten

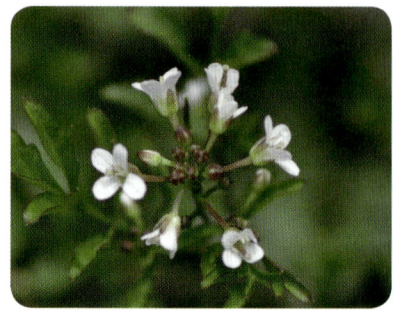

Optisch eher bescheiden und in den Gärten oft als „Unkraut" ausgerupft, gibt sich dieser Pflanzenengel geschmacklich sehr temperamentvoll, denn wie seine anderen Kresse-Geschwister enthält er reichlich Senfölglykoside. Diese verwöhnen nicht nur unsere Gaumen bereits im frühen Frühjahr mit ihrem scharfen Geschmack, sondern heizen unserem Stoffwechsel ordentlich ein, indem sie Leber und Galle aktivieren.

Wenn es uns ein wenig an feuriger Lebenswärme fehlt, kann sich dies ebenfalls in einem Harnwegsinfekt (einer „verkühlten" Blase) äußern, dem das behaarte Schaumkraut nicht nur mit Feuer, sondern auch mit reichlich Vitamin C begegnet.

Die „antibiotischen" Kräfte der Senfölglykoside, die uns unser grüner Freund im Smoothie *Sonnengold* offenbart, begegnen uns auch in der Kapuzinerkresse (siehe Seite 124) wieder. Das Schaumkraut wirkt außerdem leicht harntreibend und gilt in der Volksmedizin nicht umsonst als „Blutreiniger".

Behaartes Schaumkraut findet Verwendung im Smoothie:
Sonnengold (Seite 77)

Sesam
(Sesamum indicum)
Würze der Götter

„Mit Sesam würzen die Götter." So sagt eine babylonische Keilschrift von 2.000 v. Chr. und belegt somit, dass uns das nährende Pflanzenwesen des Sesams schon Jahrtausende begleitet. Unsere Ahnen kannten noch nicht all die verwirrenden Namen seiner hochwertigen Inhaltsstoffe, doch sie haben den Nährwert und die großen Heilkräfte des Sesams erlebt. Als ich den Sesam zum ersten Mal in einen meiner Smoothies einlud, hatte dies vor allem geschmackliche Gründe, doch ich war überrascht, wie sehr ich mich auch auf der feinstofflichen Ebene genährt fühlte. So verwunderte es mich weniger zu erfahren, dass der Sesam in der traditionellen chinesischen Medizin zur Stärkung der eigenen Mitte eingesetzt wird.

Der Sesam enthält reichlich mehrfach ungesättigte Fettsäuren, unter anderem Linolsäure, aus der „gutes" Cholesterin gebildet wird, ein wichtiger Baustein für unsere Hormone. Weiterhin schenkt er uns Vitamine, besonders das „Fruchtbarkeitsvitamin" E, aber auch B-Vitamine und reichlich Kalzium und Magnesium. Darüber hinaus enthält er Antioxidantien, die zu den Lignanen gehören (diese wirken östrogenartig, siehe auch „Lein", Seite 127).

Sesam findet Verwendung in den Smoothies:
Im Fluss des Lebens (Seite 64), *Amazonen-Drink* (Seite 83), *Traumblüten* (Seite 89)

Spitzwegerich
(Plantago lanceolata) –
Der König des Weges

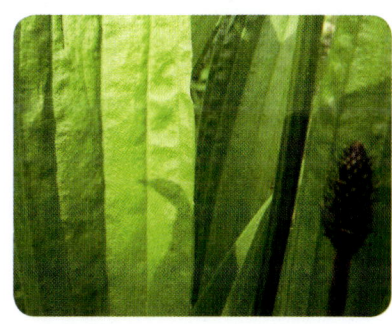

Als „Mutter der Wurze" wird der Wegerich im Angelsächsischen Kräutersegen angerufen. Als König des Weges widersteht er nicht nur Wagen und trampelnden Füßen (er nutzt diese sogar zur Verbreitung seiner Samen), sondern auch dem Gift der Ansteckung und den Krankheitsdämonen. „Rich" ist ein altdeutsches Wort für „König", lateinisch „rex" oder englisch „rich" (= reich) leiten sich ebenfalls von diesem Wort her.

Als „Lachsnerblatt" („Lachsner" waren die Schamanen, die zauberkundigen HeilerInnen unserer AhnInnen) oder „Heilblatt" stand er den Heilkundigen vermutlich schon seit Anbeginn menschlicher Heiltätigkeit zur Seite, und seine großen Kräfte können hier nur ausschnitthaft dargestellt werden.

Aufrecht, klar und geradlinig steht er da und erinnert dich an jene Anteile in dir, die Struktur geben, an deine dir ganz eigene Aufrichtigkeit. Auf der stofflichen Ebene schenkt er dir hierfür jede Menge Kieselsäure, die deine Knochen, Haare und Nägel nährt. Zudem näht er „mit Goldfäden" Wunden zusammen. Sicherlich bezog sich der berühmte Kräuterpfarrer *Sebastian Kneipp* (1821–1897) in dieser einfühlsamen Formulierung auf körperliche Verletzungen, doch auch die Wunden unserer Seele fügt der Spitzwegerichengel kraftvoll-unmittelbar und zugleich sehr sanft wieder zusammen.

Als „Wald-und Wiesenpflaster" kannst du die zerriebenen Blätter auf Verletzungen auftragen, wenn du unterwegs bist. Sogar Hieb- und Stichverletzungen, sowie Bisse von Tieren lassen sich erfolgreich mit dem Spitzwegerich und seinen Verwandten behandeln. Er enthält das Glykosid Aucubin, einen antibiotisch wirksamen Inhaltsstoff und entzündungshemmende Saponine und Schleimstoffe. Auf Insektenstiche oder Ekzeme aufgetragen, lindert er den Juckreiz. Wenn du viele Brennnesseln für deine Smoothies gesammelt hast, werden sich deine Finger ebenfalls über etwas Spitzwegerichsaft aus zerriebenen Blättern freuen. (Vorsicht: Die Finger färben sich dadurch etwas grün.) Die Schleimstoffe haben sich auch ganz besonders in der Behandlung von Husten und Erkältungskrankheiten bewährt, schützend legen sie sich wie ein Film auf die angegriffene Schleimhaut. Dafür sollte der Spitzwegerich mit kaltem Wasser angesetzt werden, denn das Kochen (z. B. als Tee) zerstört diese Schleimstoffe. Im Smoothie bleiben sie natürlich ebenfalls erhalten. Zudem schenkt dir dieses Heilkraut Vitamin C und B, sowie Zink und Kalium. Weiterhin enthält es Flavonoide und Bitterstoffe und punktet mit einem dezenten, leicht pilzartigen Geschmack.

Spitzwegerich findet Verwendung in den Smoothies:
Knochenfreund (Seite 80), *Amazonen-Drink* (Seite 83)

Stiefmütterchen
(Viola tricolor)
Schönheit von innen

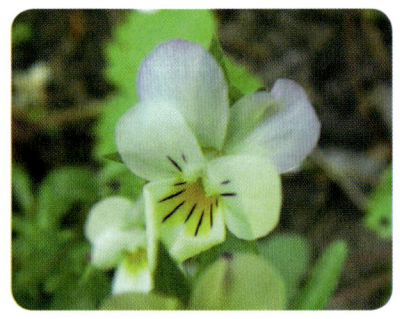

Das Stiefmütterchen führt zu Unrecht in der gängigen Phytotherapie ein recht stiefmütterliches Dasein. Dabei finden wir in ihm eine kraftvolle Heilpflanze für die Haut. Und die Haut ist das Spiegelbild unseres Stoffwechsels – wenn dieser überfordert ist, über die Leber, Nieren, Darm und Lunge Gifte aus dem Körper auszuleiten, findet eine verstärkte Ausleitung über die Haut statt. Dies zeigt sich dann oft in Unreinheiten bis hin zu Akne. Das Stiefmütterchen unterstützt die Ausleitung über die Nieren und die Haut und klärt das Hautbild.

Zugleich ist die Haut das Spiegelbild der Seele. Wenn dir etwas „unter die Haut" geht, zeigt sich das auch an deren Oberfläche. Ebenso zeigt sie an, wo unsere Grenzen, unsere Integrität vielleicht auch einmal nicht geachtet wurden. Die Haut ist unser Kontakt-, aber auch Abgrenzungsorgan per se. Und das Stiefmütterchen die Pflanze, sie zu klären.

Das Stiefmütterchen enthält neben der schmerzstillenden Salicylsäure auch Schleimstoffe, Gerbstoffe, Vitamin C und E.

Es ist so zart und verletzlich in seiner Erscheinung und dabei so lieblich und fein gezeichnet in seiner Blüte, dass es Beschützerinstinkte im Betrachter weckt. Gleiches gilt für Menschen, denen das Stiefmütterchen unterstützend zur Seite steht. Sie sind oftmals extrem verletzlich und versuchen doch vehement und mit zahlreichen kosmetischen Mitteln, den äußeren Schein zu wahren. Der Engel des Stiefmütterchens erinnert dich daran, dass wahre Schönheit keine Frage des Make-ups ist, sondern aus der Tiefe deiner Seele nach außen dringen darf. Zeige dich, wie du bist, denn genau so und nicht anders bist du vollkommen.

Stiefmütterchenblüten finden Verwendung im Smoothie:
Charisma (Seite 84)

Storchenschnabel, stinkender
(Geranium robertianum)
Kindsmacher in alter Tradition

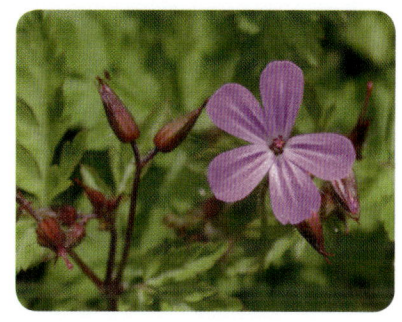

Vielleicht war es die Signatur dieser Pflanze (ihr Samenstand erinnert optisch an einen Storchenschnabel), die dazu führte, dass der Genuss dieser Heilpflanze – v.a. in Form eines Medizinalweins – vermutlich schon seit Jahrhunderten Frauen mit Kinderwunsch empfohlen wurde. Warum er die Empfängnis fördert beziehungsweise die Fruchtbarkeit von Mensch und Tier steigert, ist bislang unbekannt.

Ähnlich wie seine kälteempfindliche Verwandtschaft aus der Ferne, die Duftgeranien, zeigt er jedoch eine das Immunsystem modulierende Wirkung und aktiviert zudem den Lymphfluss. Er stillt Blutungen, heilt mit Hilfe von Gerbstoffen Geschwüre, wirkt antiviral (z.B. bei Herpes) und antibakteriell. Sein freundliches, luftiges Pflanzenwesen steht uns besonders dann zur Seite, wenn traumatische Ereignisse sich blockierend auf die Funktionen unserer Hormondrüsen auswirken oder die Fruchtbarkeit durch Stress und Melancholie beeinträchtigt ist. Liebevoll führt er uns zurück in die Leichtigkeit des Seins. Er verleiht dem Smoothie eine leicht herbe, interessante Note, die zudem männliche und weibliche Energien in uns sanft ausbalancieren kann.

Stinkender Storchenschnabel findet Verwendung im Smoothie:
Adebars Nestbereiter (Seite 40)

Taubnessel, weiße
(Lamium album)
Gesandte der Venus

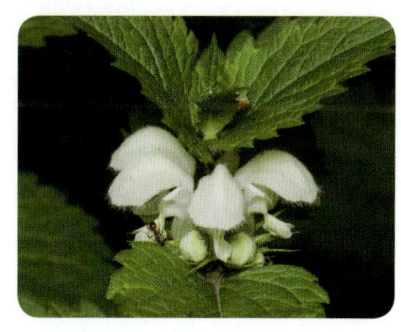

In der Taubnessel begegnet uns eine uralte Frauenheilpflanze – in der Renaissance der Venus geweiht, in der christlichen Tradition mit Mutter Maria verbunden. Sie begleitet uns Frauen schon seit alters her und in vielen Kulturen. Die Signatur ihrer Lippenblüte, die ihren süßen Nektar vor allem den Hummeln darbietet, erinnert an das weibliche Genital, zu dem die Taubnessel in ihrer Heilwirkung eine besondere Affinität hat. Die reichlich in der weißen Taubnessel enthaltenen Schleimstoffe legen sich reizmildernd und einhüllend auf angegriffene Schleimhäute. Auch die Schleimhäute der Harnorgane, besonders der Nieren, werden durch die Schleimstoffe geschützt und beruhigt und lindern in Kombination mit den ebenfalls enthaltenen Saponinen erfolgreich Entzündungen. Letztere wirken zudem mild harntreibend.

Weitere Inhaltsstoffe dieses sanftmütigen Pflanzenengels sind Flavonoide, Gerbstoffe, sowie reichlich Mineralien. Geschmacklich lässt die Taubnessel Milde walten und hält sich im Smoothie eher zurück. Aus diesem Grund eignet sie sich aber auch sehr gut als Wildgemüse und -salat für Menschen, die sich an den Genuss von Wildkräutern geschmacklich erst noch gewöhnen müssen. Da die Schleimstoffe während des Erhitzens zerstört werden, eignet sich eine Zubereitung als Smoothie bestens, um deren volle Wirksamkeit zu erfahren.

Taubnesselspitzen mit Blüten finden Verwendung in den Smoothies:
Feuerlöscher (Seite 58), *Beerenkraft* (Seite 77)

Vanille
(Vanilla fragrans)
Von der Liebe zu dir selbst

Das Mark aus den Schotenfrüchten, welches dem Smoothie den tropischen Zauber Südamerikas verleiht, zählt neben Safran zu den kostbarsten Gewürzen der Welt. Es regt die Verdauung und die Nierenfunktion an. Doch viel wichtiger für unseren Smoothie *Charisma* ist die Entdeckung, dass die Vanille Inhaltsstoffe enthält, die chemisch den menschlichen Pheromonen (Sexualduftstoffen) verwandt sind.

Der Duft und Geschmack der Vanille regen zudem die Ausschüttung von Endorphinen (Glückshormonen) an. Die Vanille verstärkt das Selbstvertrauen und Bewusstsein, das Allerkostbarste verdient zu haben.

Vanillemark findet Verwendung in den Smoothies:
Pfad-Finderin (Seite 62), *Charisma* (Seite 84), *Im Garten der Lust* (Seite 85)

Vogelmiere
(Stellaria media)
Delikate Sternchenblüte

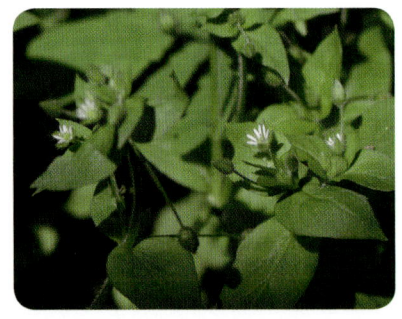

Diese von vielen als Gartenunkraut verkannte Pflanze mit ihren zarten Blättern und lieblichen weißen Blüten ist nicht nur geschmacklich eine Delikatesse, sondern wartet mit einem ganzen Füllhorn an Vitalstoffen auf. Sie enthält doppelt so viel Kalzium, dreimal so viel Kalium und Magnesium und siebenmal so viel Eisen, zwei- bis achtmal so viel Vitamin A und C wie Kopfsalat, zudem unter anderem B-Vitamine, Kupfer, Selen und Kieselsäure. Vor allem das Vitamin C gilt als wichtiger Einschleuser für Eisen in den Körper.

Da die Vogelmiere so mild im Geschmack ist, eignet sie sich auch sehr gut für Menschen, deren Gaumen noch ein wenig der Gewöhnung an die oft bitterstoffreichen Wildpflanzen bedürfen. Sie regt zudem die Verdauung und den Lymphfluss an und unterstützt so den Stoffwechsel.

Vogelmiere findet Verwendung in den Smoothies:
Adebars Nestbereiter (Seite 40), *Irony* (Seite 52), *Pfad-Finderin* (Seite 62)

Walnuss
(Juglans regia)
Götterspeise für die Fruchtbarkeit

Weit gereist ist diese „welsche Nuss" – aus Vorderasien kam sie einst über die Griechen und Römer zu uns, denen die Nuss als Speise ihrer Götter galt (*juglans* kommt von „jovis glans" und bedeutet „Eichel des Jupiter"). Die Nüsse versorgen uns in der Tat mit vielen, hochwertigen Inhaltsstoffen, vor allem mit Omega-3-Fettsäuren, Vitamin E und anderen Vitaminen, Folsäure und reichlich Mineralien. So ist es auch nicht verwunderlich, dass der Genuss der Nüsse in manchem Hochzeitsbrauch auftaucht und Fruchtbarkeit und Liebe schenken soll. Warum sie wiederum von anderen Heilkundigen eher abgelehnt oder gar verteufelt wurden, ist nicht bekannt – vielleicht liegt das daran, dass der Baum nur wenig andere Pflanzenwesen in seiner Nähe duldet und mittels Duftstoffen sowohl Insekten fernhält als auch das Wachstum von Pflanzen hemmt. Diese Eigenschaft gab Anlass zu einer 2010 durchgeführten Studie, die mögliche, das Wachstum hemmende Eigenschaften auf Tumorzellen prüfen wollte. „Zufällig" entdeckten die Forscher dabei eine Substanz in den Blättern, die dem menschlichen Progesteron identisch ist (Quelle: Guido Pauli et al. „Journal of Natural Products"). Und diese Eigenschaft ist es, die wir uns in diesem Smoothie zunutze machen wollen. Wohldosiert verleihen die Blätter einen angenehm würzigen Geschmack.

Wer einen empfindlichen Magen hat, sollte allerdings ein wenig vorsichtig sein, denn die Blätter enthalten zudem reichlich Gerbstoffe, die nicht nur Pilze und Bakterien, sondern mitunter auch die Magenschleimhaut angreifen können. Eventuell kann es dann sinnvoll sein, die Walnussblätter im Smoothie mit Schleimhaut schützenden Schleimdrogen zu kombinieren (z.B. Taubnessel, Malve oder Lein).

Walnussblätter finden Verwendung im Smoothie:
Alchemillas Geheimnis (Seite 38)

Weizengras
(Tricitum aestivum)
Haar der Mutter Erde

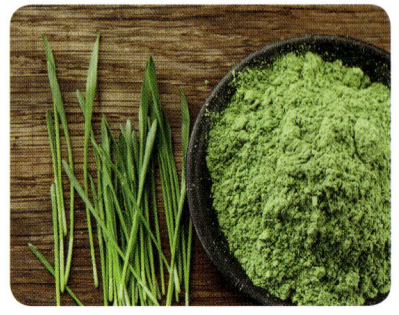

Dieses Superfood darf in keiner „Fruchtbarkeitsmischung" fehlen, denn es ist selbst ein Inbegriff der Fülle. Es heißt, dass Weizengras bis zu 60-mal mehr Vitamin C enthalte als Orangen, 11-mal mehr Kalzium und 30-mal mehr Vitamin B_1 als Rohmilch, sowie fünfmal mehr Eisen und 50-mal mehr Vitamin E als Spinat. Es enthält auch reichlich Chlorophyll, Eiweiß, Selen, Zink und weitere B-Vitamine und Enzyme.

Weizengras entsäuert den Körper, bindet Gifte im Darm und stärkt das Immunsystem. Zudem aktiviert es den Sympathikusnerv und damit unsere Tatkraft, wenn wir uns antriebslos und müde fühlen. Es gilt als Aphrodisiakum. Es schenkt dir also Grünkraft pur und gibt dem Smoothie den Geschmack von frisch gemähtem Gras an einem wunderschönen Sommertag.

Weizengras findet Verwendung in den Smoothies:
Adebars Nestbereiter (Seite 40), *Irony* (Seite 52), *Ginger High* (Seite 68), *Im Garten der Lust* (Seite 85), *Sonnenschein für die Seele* (Seite 88)

Zimt
(Cinnamomum verum)
Asiatisches Feuer für den Stoffwechsel

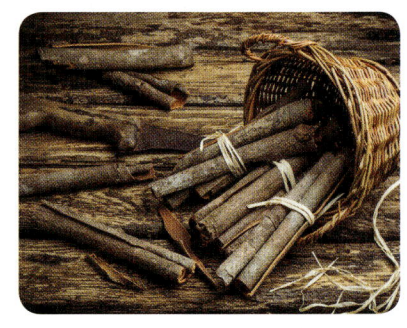

Ein wenig gemahlene Zimtrinde verleiht den Smoothies geschmacklich das gewisse Etwas und wartet zudem mit einem umfangreichen Wirkspektrum auf (vor allem durch Zimtaldehyde und Eugenol). Zimt ist eine der ältesten, bekannten Gewürz- und Räucherpflanzen und blickt vor allem in der ayurvedischen Medizin auf eine lange Tradition als Heilpflanze und Aphrodisiakum zurück. Er verstärkt das Feuerelement in unserem Körper und regt Darm-, Herz- und Atemtätigkeit an. Da die anregende Wirkung sich auch auf die Wehentätigkeit bezieht und Zimt die Gebärmutter tonisiert, ist in der Schwangerschaft jedoch Vorsicht beim Verzehr geboten.

Weiterhin erhöht er die Empfindlichkeit gegenüber Insulin, weswegen ihn wohl auch die weise Seherin *Hildegard von Bingen* reichlich zur Reduktion von „Fehlsäften" und zum Ankurbeln des Stoffwechsels sowie zur hormonellen Regulation verwendete. „Wer ihn oft isst, dem mindert Zimt die Fehlsäfte und führt Heilsäfte herbei" (Quelle: Wighard Strehlow „Die Ernährungstherapie der Hildegard von Bingen").

Im Smoothie *Amazonen-Drink* (siehe Seite 83) machst du dir seine Eigenschaft zunutze, auch psychisch zu erwärmen. Er „öffnet die Sinne und fördert die Kreativität" (Quelle: Gudrun und Peter Germann „Pflanzen der Aromatherapie", bezogen auf das ätherische Öl). Zudem löst er sanft deine Ängste und macht Lust auf die Liebesabenteuer der wahrhaften Kriegerin in dir.

Zimt findet Verwendung in den Smoothies:
Die perfekte Welle (Seite 67), *Amazonen-Drink* (Seite 83)

Zitronenmelisse
(Melissa officinalis)
Ausgleichende Universalmedizin

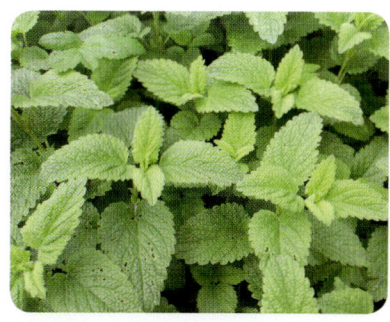

Das freundliche Wesen der Melisse verleiht den Smoothies einen köstlichen, mild-zitronigen Geschmack. Zugleich steht dir hier ein Pflanzenengel mit großen Heilkräften zur Seite, den bereits Paracelsus als Universalmedizin rühmte. Dass die Melisse in der Volksmedizin auch als „Frauenkraut" bezeichnet wird und ihr eine mild östrogenartige Wirkung nachgesagt wird, ist in der heutigen Phytotherapie allerdings weniger bekannt, macht sie jedoch zu einem wichtigen Helfer in diesen Smoothies.

Darüber hinaus löst die Melisse sowohl körperliche als auch seelische Verkrampfungen. Sie hilft, gerade dann das psychische Gleichgewicht zurückzuerlangen, wenn mit den Hormonen auch der Seelenfrieden ein wenig durcheinandergerät.

Zudem zeigt sich der Pflanzenengel Melisse als wirkungsvoller Partner in der Behandlung viraler Infekte (vor allem in der Behandlung von Herpesinfektionen).

Zitronenmelissenblätter finden Verwendung in den Smoothies:
Estrogenia (Seite 37), *Aus Sandmännchens Beet* (Seite 60), *Am Busen der Natur* (Seite 72), *Amazonen-Drink* (Seite 83)

Sammel- und Erntekalender

Besondere Sammelzeiten für den Wintervorrat:
- Frühlings-Tag-und-Nacht-Gleiche und/oder Beltane (5. Vollmond nach der Wintersonnenwende): belebende, ausleitende Frühlingskräuter wie Löwenzahn, Brennnesseln, Vogelmiere, behaartes Schaumkraut, Gundelrebe
- Sommersonnenwende: Pflanzen auf der Höhe ihrer Kraft, z.B. Johanniskraut, Mädesüß, Baldrianblüten, Schafgarbe, Rotklee
- Herbst-Tag-und-Nacht-Gleiche: Früchte und Samen

● Blätter ● Blüten ● Samen/Frucht ● Wurzeln

Pflanze	Kalender	Seite
Ackerschachtelhalm	M A M J J A	S. 92
Apfelbeere	A S O	S. 94
Baldrian	A M J J A	S. 96
Basilikum	F M A M J J A S O N	S. 97
Beifuß	M A M J J A S O	S. 97
Beinwell	A M J J A S O	S. 98
Berberitze	J A S	S. 99
Birkenblätter	A M J J A S O	S. 100
Borretsch	J J A S O N	S. 101
Brennnessel	M A M J J A S O	S. 102
Eisenkraut	A M J J A	S. 105
Engelwurz	F M A M J J A S O	S. 106
Fenchel	A M J J A S O	S. 107
Fichtentriebe	A M J	S. 108
Franzosenkraut	M A M J J A S	S. 109
Frauenmantel	A M J J A S	S. 110
Gänseblümchen	M A M J J A S O N	S. 110
Gänsefingerkraut	A M J J A S O N	S. 111
Gerstengras	J F M A M J J A S O N D	S. 112
Giersch	A M J J A S O N	S. 113
Goldrute	A M J J A S O N	S. 114
Gundelrebe	M A M J J A	S. 115
Hafer, grüner	J F M A M J J A S O N D	S. 116
Hagebutte	A M J J A S O N	S. 117

Pflanze	J	F	M	A	M	J	J	A	S	O	N	D	Seite
Hexenkraut					M	J	J	A					S. 118
Himbeere					M	J	J	A	S				S. 119
Hirtentäschelkraut			M	A	M	J							S. 119
Holunder						M	J						S. 120
Johannisbeere, schwarze			M	A	M	J	J	A	S				S. 121
Johanniskraut				A	M	J	J	A	S				S. 122
Kamille					M	J	J						S. 123
Kapuzinerkresse				A	M	J	J	A					S. 124
Koriander						J	J	A					S. 126
Lavendel						M	J	J	A				S. 127
Lein								A	S				S. 127
Linde				A	M	J	J	A	S				S. 128
Löwenzahn	J	F	M	A	M	J	J	A	S	O	N	D	S. 129
Mädesüß			M	A	M	J	J	A	S				S. 130
Malve				A	M	J	J	A	S	O	N		S. 131
Mariendistel							J	A	S	O			S. 133
Melde/weißer Gänsefuß				A	M	J	J	A	S	O			S. 133
Minze				A	M	J	J	A	S	O			S. 134
Möhre				A	M	J	J	A	S	O			S. 135
Preiselbeere/Cranberry			M	A	M	J	J	A	S				S. 137
Rose				A	M	J	J	A	S	O			S. 137
Rosmarin	J	F	M	A	M	J	J	A	S	O	N	D	S. 138
Rote Bete						J	J	A	S	O	N		S. 139
Rotklee			M	A	M	J	J	A	S	O			S. 139
Salbei			M	A	M	J	J	A	S	O	N		S. 140
Schafgarbe		F	M	A	M	J	J	A	S	O			S. 141
Schaumkraut, behaartes	J	F	M	A	M	J	J	A	S	O	N	D	S. 142
Spitzwegerich		F	M	A	M	J	J	A	S	O	N		S. 143
Stiefmütterchen				A	M	J	J	A	S				S. 144
Storchenschnabel, stinkender		F	M	A	M	J	J	A	S	O	N		S. 145
Taubnessel, weiße		F	M	A	M	J	J	A	S	O	N		S. 145
Vogelmiere		F	M	A	M	J	J	A	S	O	N		S. 146
Walnuss			M	A	M	J	J	A	S				S. 147
Weizengras	J	F	M	A	M	J	J	A	S	O	N	D	S. 148
Zitronenmelisse			M	A	M	J	J	A	S	O			S. 149

Sammel- und Erntekalender

Schlusswort

Da sitzen wir nun in diesem Kreis, tief verbunden mit all jenen Frauen, die mit ihren Geschichten und ihrem Pflanzenwissen eine Brücke durch die Zeiten und Kulturen bauten, tief verbunden mit den Kreisläufen des Lebens, wissend, dass einem jeden Werden das Vergehen und einem jeden Vergehen ein neues Werden folgt.

    Und so endet dieser Kreis nicht hier und jetzt, da wir ihn öffnen. Deine Reise geht weiter ... meine Reise geht weiter ... und vielleicht werden wir wieder einmal beisammensitzen und den Geschichten aus der grünen Welt gemeinsam lauschen wie dem Rauschen der Grünkraft in unseren Adern, dem Pulsieren der Grünkraft in unseren Herzen. Der Kessel in unserer Mitte ist gut gefüllt - so reich sind die Geschenke von Mutter Erde.

*Mögen wir uns daran erinnern,
wenn wir im Büro oder in der S-Bahn sitzen.*

*Mögen wir uns erinnern, wenn wir uns wieder einmal
abgeschnitten und allein fühlen.*

*Mögen wir uns vor allem dann erinnern,
wenn eine sogenannte Krankheit uns zeigt,
dass wir gerade nicht im Einklang mit der Natur schwingen.*

*Mögen wir unsere Sinne fein sein lassen,
sodass wir zu verstehen vermögen,
was unsere Pflanzengeschwister uns erzählen.*

*Mögen wir aus der Fülle ihrer Gaben schöpfen
und ihnen aus der Fülle unserer Gaben unseren Dank darbringen.*

*Mögen wir vor allem eines von ihnen lernen:
Dass wir wie sie Kinder dieser Erde sind, tief verwurzelt und verbunden.*

*Mögen dich die Pflanzen darin unterstützen, die zu sein, die du bist –
in deiner vollen Kraft und Schönheit.*

Du bist einzigartig, und wir brauchen dich.

Danksagung

Ich danke von ganzem Herzen all jenen, die an der Entstehung dieses Buches mitgewirkt haben.

Viele mutige, weise Frauen haben im Gang durch die Geschichte das Heil- und Pflanzenwissen zusammengetragen und bewahrt. Sie haben Sorge getragen, dass die Verbindung zu unseren Wurzeln niemals verloren ging und dass die Tore noch immer weit geöffnet sind, die uns den Zugang zur grünen Welt und direkte Kommunikation mit den Pflanzenwesen ermöglichen. Ich danke all diesen Frauen, dass ich an ihr Wissen und ihre Weisheit anknüpfen darf.

Ich danke meinem Partner Reiner Angermeier, der mir mit naturheilkundlichem Rat und Ermutigung zur Seite stand, der auch kritisch hinterfragt, konstruktiv ergänzt und mutig jeden einzelnen Smoothie gekostet hat (wissend, dass ein Mann genau dann in seiner vollen männlichen Kraft ist, wenn er auch seine weibliche Seite lebt ☺).

Ebenso danke ich meiner Schwester, der Hebamme Verena Gansewendt (www.hebamme-oberberg.de), für ihren (kräuter-)kundigen Rat und das Prüfen meiner Rezepte.

Meiner Freundin Verena Hoff danke ich für das kritische Lesen meines Manuskriptes und das ehrliche Feedback. Weiterhin danke ich meinen Freunden Santosh Ralph Nussholz (www.gestaltvision.de) und Carmen Mekouar für ihre wertvollen Tipps (v.a. den mit der Aufstellung ☺) und die Bestärkung.

Ich danke meinen Lehrerinnen und Lehrern, vor allem Wolf-Dieter Storl für die Begegnung, Inspiration und Erinnerung an mein kulturelles Erbe.

Außerdem danke ich meinem Verleger Raphael Mankau für die stets angenehme Kommunikation und meiner Lektorin Diana Napolitano für das sorgfältige, wertschätzende Lektorat, für die vielen Stunden vor dem PC, die Offenheit und all das Herzblut, das in dieses Buch geflossen ist.

All dies wäre jedoch nicht von Wert – schwarze, abstrakte Zeichen auf einem Berg von Papier –, wenn es nicht zum Leben erweckt würde, wenn es nicht zur Anwendung und praktischen Erfahrung käme. Dafür danke ich meinen PatientInnen und den TeilnehmerInnen meiner Seminare und Kräuterwanderungen für ihr Vertrauen, ihre Experimentierfreude und ihre Rückmeldungen. Und dafür danke ich auch dir, liebe Leserin.

Mein tiefster Dank schließlich gilt jenen uralten Wesen, die uns lehren und nähren, die uns ihre Heilkräfte und auch alles Wissen zu diesem Buch so bedingungslos schenken – auch dann, wenn wir ihnen als Kollektiv respektlos begegnen: den grünen Pflanzen und unser aller Mutter, der Mutter Erde.

Adressen für Kräuterwanderungen und -seminare

Seminare der Autorin im Bergischen Land:
Andrea Wichterich
Kaas 5
51515 Kürten
Tel.: 0 22 68/90 78 19
E-Mail: kontakt@gaiaveda.de
Webseite: www.gaiaveda.de & www.naturheilkundepraxis.eu

Kolleginnen, die ich sehr schätze:
Heilpraktikerin Angelika Kötting
Hauptstraße 43
53567 Asbach
Tel.: 0 26 83/96 95 52
Mobil: 01 51/23 44 44 87
E-Mail: a-koetting@web.de
Webseite: www.naturheilpraxis-koetting.de

Naturheilpraxis Breitenthal und Kräuterschmiede ErdenFeuer
Birgit Lecheler
Am Kirchenweg 14
86488 Breitenthal
Tel.: 0 82 82/82 93 38
E-Mail: birgitlecheler@gmx.de
Webseite: www.naturheilpraxis-breitenthal.de

Claudia Backenecker
Augustin-Wibbelt-Straße 56
44534 Lünen
Tel.: 01 74/2 81 30 04
E-Mail: info@wildkraeuter-alessia.de
Webseite: www.wildkraeuter-alessia.de

Eine sehr schöne Seite mit vielen Informationen rund um Wildpflanzen, Buchempfehlungen und PLZ-Register mit Anbietern von Kräuterführungen und -seminaren:
www.wildpflanzenliebe.wordpress.com

Fundierte Heilpflanzenausbildungen für Therapeuten und Laien:
PhytAro
Heilpflanzenschule Dortmund
Gudrun Germann
Im Karrenberg 56
44329 Dortmund Kirchderne
Tel.: 02 31/88 08 66 13
E-Mail: info@phytaro.de
Webseite: www.phytaro.de

Bezugsquellen

Frische Pflanzen und Kräuter aus Bio-Anbau:
Die Blumenschule
Sabine Friesch
Augsburger Str. 62
86956 Schongau
E-Mail: info@blumenschule.de
Webseite: www.blumenschule.de

Getrocknete Kräuter für die Smoothie-Herstellung im Winter:
Artemisia
Hopfen 29
88167 Stiefenhofen im Allgäu
E-Mail: info@artemisia.de
Webseite: www.artemisia.de
(Leider hat Tilmann Schlosser, die Seele von Artemisia, im Frühjahr 2016 seinen Körper verlassen, doch nach wie vor gibt es bei Artemisia ein feines Sortiment von getrockneten Kräutern, aber auch frischen Pflanzen in hervorragender Qualität.)

Diverse Smoothie-Pulver, wenn keine frischen Wildkräuter zur Verfügung stehen:
www.lebepur.com
www.feinstoff.net

Gerstengraspulver von sehr guter Qualität:
Webseite: www.gerstengras-natur.de
E-Mail: info@gerstengras-natur.de

Bertramwurzelpulver und andere Produkte nach Hildegard von Bingen:
www.shop.hildegard.de/Kraeuter-Gewuerze-Tees (Jura Naturheilmittel)

Anbieter von Rosenhydrolat:
Oshadi GmbH
Lindengarten 2
77836 Rheinmünster
Tel.: 0 72 27/9 95 74 80
E-Mail: info@oshadi-shop.de
Webseite: www.oshadi-shop.de

WADI GmbH
Erfurter Str. 4
85368 Eching
Tel.: 0 89 89/05 25 50
E-Mail: info@etherischeoele.de
Webseite: www.etherischeoele.de

Dynamisierte Ur-Tinkturen von Heilpflanzen in hervorragender Qualität:
www.ceresheilmittel.de

Eine Auswahl an hochwertigen Mixern:
www.keimling.de/mixer.html

Literaturverzeichnis

Agarval et al.: *Detoxification and antioxidant effects of curcumin in rats experimentally exposed to mercury.* Im Journal of applied Toxicology Juli 2010; 30 (5), S. 457- 468: doi:10.1002/jat.1517, online abgerufen im Februar 2016: http://www.ncbi.nlm.nih.gov/pubmed/20229497

Dioscorides, Pedacii Anazarbei: *Kreutterbuch 1610.* Reprint Konrad Kölbl Verlag 1964

Emoto, Masaru: *Die Botschaft des Wassers.* Koha Verlag 2010

Fischer-Rizzi, Susanne: *Medizin der Erde.* AT Verlag 2010

Fischer-Rizzi, Susanne: *Blätter von Bäumen.* AT Verlag 2007

Fleischhauer, Steffen Guido/Guthmann, Jürgen/Spiegelberger, Roland: *Essbare Wildpflanzen.* AT Verlag 2015

Germann, Gudrun und Peter: *Pflanzen der Aromatherapie.* Franckh Kosmos Verlag 2012

Gutzmann, Gerhard: *Das Große Lexikon der Heilsteine, Düfte und Kräuter.* Methusalem Verlag UG 2014

Hageneder, Fred: *Die Weisheit der Bäume.* Franckh Kosmos Verlag 2014

Hageneder, Fred/Heng, Anne: *Das Baum-Engel-Orakel.* Neue Erde 2015

Kalbermatten, Roger und Hildegard: *Pflanzliche Urtinkturen.* AT Verlag 2011

Kalbermatten, Roger: *Kompendium der Ceres-Heilmittel.* CERES AG 2002

Madejsky, Margret: *Lexikon der Frauenkräuter.* AT Verlag 2008

Madejsky, Margret: *Das alternative Kinderwunschbuch.* Arkana 2015

Madejsky, Margret: *Alchemilla. Eine ganzheitliche Kräuterheilkunde für Frauen.* Goldmann 2000

Mességué, Didier: *Die Kräuter meines Vaters.* Molden Verlag München 1982

Müller-Ebeling, Claudia/Rätsch, Christian/Storl, Wolf-Dieter: *Hexenmedizin. Die Wiederentdeckung einer verbotenen Heilkunst.* AT Verlag 2012

Mutter, Dr. med. Joachim: *Amalgam – Risiko für die Menschheit.* Natura Viva 2000

Mutter, Dr. med. Joachim: *Grün essen!* VAK Verlag 2012

Nissim, Rina: *Naturheilkunde in der Gynäkologie.* Orlanda Frauenverlag 2007

Nöcker, Rose-Marie: *Das große Buch der Sprossen und Keime.* Heyne 1992

Pauli, Guido (University of Illinois, Chicago) et al.: *Journal of Natural Products.* doi: 10.1021/np9007415 (Studie zum Progesteron in Walnussblättern) online abgerufen im Januar 2016): http://pubs.acs.org/doi/abs/10.1021/np9007415

Rippe, Olaf et al.: *Paracelsusmedizin. Altes Wissen in der Heilkunst von heute.* AT Verlag 2001

Rhyner, Hans-Heinrich/Frohn, Birgit: *Heilpflanzen im Ayurveda.* AT Verlag 2006

Scheuernstuhl, Dr. med. Annelie/Hild, Anne: *Natürliche Hormontherapie.* Aurum in J. Kamphausen 2014

Schönfelder, Peter und Ingrid: *Der Kosmos-Heilpflanzenführer.* Franckh Kosmos Verlag 2015

Schrott, Ernst: *Die köstliche Küche des Ayurveda.* Goldmann 2004

Stadelmann, Ingeborg: *Die Hebammensprechstunde.* Stadelmann 2005

Storl, Wolf-Dieter: *Pflanzen der Kelten.* AT Verlag 2000

Storl, Wolf-Dieter: *Wandernde Pflanzen.* AT Verlag 2012

Storl, Wolf-Dieter: *In grüner Vorzeit.* In: Spuren, online abgerufen im Januar 2016:

http://spuren.ch/content/magazin/single-ansicht-nachrichten/datum////in-gruener-vorzeit.html

Strassmann, Renato: *Baumheilkunde.* Freya 2013

Strehlow, Wighard: *Die Ernährungstherapie der Hildegard von Bingen.* Knaur MensSana 2009

Strehlow, Wighard: *Hildegard-Heilkunde von A–Z.* Nikol 2012

Tabernaemontanus: *Neuw vollkommentlich Kreuterbuch* (www.kraeuter.ch). Online abgerufen im Januar und Februar 2016

unbekannt: *Rig-Veda.* 2 Teile, Leipzig 1877, [Nachdruck 1990], Teil 2, S. 378-379. Online abgerufen im März 2016: http://www.zeno.org/nid/20009113789

Urbanovsky, Dr. Claudia/ Le Scouëzec, Dr. Gwenc´hlan: *Der Garten der Druiden.* Allegria 2008

Weed, Susun S.: *Brustgesundheit.* Orlanda 2005

Weed, Susun S.: *Naturheilkunde für schwangere Frauen und Säuglinge.* Orlanda 2000

Wohlleben, Peter: *Das geheime Leben der Bäume.* Ludwig Buchverlag 2015

Impressum

Bibliografische Information der Deutschen Nationalbibliothek
Die Deutsche Nationalbibliothek verzeichnet diese Publikation in der Deutschen Nationalbibliografie; detaillierte bibliografische Daten sind im Internet über http://dnb.d-nb.de abrufbar.

Andrea Wichterich
Heilpflanzen-Smoothies für Frauen
Mit 27 Smoothie-Rezepten für Gesundheit, Vitalität und hormonelle Balance
ISBN 978-3-86374-326-0
1. Auflage Oktober 2016

Mankau Verlag GmbH
Postfach 13 22, D-82413 Murnau a. Staffelsee
Im Netz: www.mankau-verlag.de
Internetforum: www.mankau-verlag.de/forum

Lektorat: Redaktionsbüro Diana Napolitano, Augsburg
Endkorrektorat: Susanne Langer M. A., Traunstein
Gestaltung Umschlag: Andrea Barth,
Guter Punkt GmbH & Co. KG, München
Gestaltung Innenteil: Sebastian Herzig,
Mankau Verlag GmbH
Energ. Beratung: Gerhard Albustin,
Raum & Form, Winhöring

Die Zitate in diesem Buch stammen aus folgenden Quellen: S. 7: Wolf-Dieter Storl: http://spuren.ch/content/magazin/single-ansicht-nachrichten/datum////in-gruener- vorzeit.html • S. 9: Hildegard von Bingen: Wisse die Wege – Liber Scivias. Beuroner Kunstverlag, 2012. • S. 24: Paracelsus: aus: Die dritte Defension wegen des Schreibens der neuen Rezepte. In: Septem Defensiones 1538. Werke Bd. 2, Darmstadt 1965, S. 510 • S. 76: Claude Bernard: https://de.wikipedia.org/wiki/Claude_Bernard_(Physiologe) • S. 91: Rig-Veda Teil 2. Lied des Arztes. http://www.zeno.org/Philosophie/M/Anonym/Rig-Veda/Zweiter+Theil/Zehntes+Buch/Achte+Sammlung+(85-191)/X,+97.+%5B923.%5D/A.+Das+Lied+des+Arztes • S. 99: Jakob Dietrich Tabernaemontanus: zit. nach www.kraeuter.ch • S. 101: www.fid-gesundheitswissen/pflanzenheilkunde/borretsch/ • S. 102: Pietro Andrea Mattioli: zit. nach www.zauberpflanzen.de/urtica.htm, abgerufen Juli 2015 • S. 109: Hildegard von Bingen: zit. nach Wighard Strehlow: Die Ernährungstherapie der Hildegard von Bingen, Knaur MensSana 2009, S. 220 • S. 122: Paracelsus: zit. nach Olaf Rippe et al.: Paracelsusmedizin. Altes Wissen in der Heilkunst von heute. AT Verlag 2001, S. 11 • S. 123: angelsächsischer Neunkräutersegen aus dem 9. Jahrhundert, Vers 23, Teil des Manuskripts der Lacnunga (altenglische Sammlung heidnischer Heilmethoden) – hier zit. nach www.Galdorcraft.de/zs_9kraut_ueb.htm
• S. 139: Margret Madejsky: Lexikon der Frauenkräuter, AT Verlag 2008, S. 211 • S. 142: akademie.primaveralife.com/downloads/Pflanzenportrait-sesamoel.pdf • S. 143:

Sebastian Kneipp: www.kraeuter-verzeichnis.de/kraeuter/spitzwegerich.htm

Bilder: Jenifoto - Fotolia.com (1); Colourbox.de (2, 3r, 5, 12/13, 25, 37, 48, 67, 94, 97o, 99, 100u, 101, 102, 103, 113, 116, 122, 124o, 127o, 133o, 134, 136, 137, 138, 139u);fotoknips - Fotolia.com (3l, 3m, 11, 17, 32/33); Sonja Birkelbach - Fotolia.com (6/7); CPN - Fotolia.com (9); Floydine - Fotolia.com (14); groisboeck - Fotolia.com (19); Veronika Telyatnikov - Fotolia.com (20); PhotoSG - Fotolia.com (23); stockphoto-graf - Fotolia.com (27); by-studio - Fotolia.com (29); karandaev - Fotolia.com (31, 90/91); pilipphoto - Fotolia.com (35); Andrea Wichterich (36, 39, 41, 45, 47, 51, 53, 57, 59, 61, 63, 65, 66, 69,70, 73, 75, 76, 78, 81, 82, 87, 88, 96, 97u, 98, 105,108, 109, 111, 114, 118, 119, 128, 131, 141, 142, 143, 144, 145o, 146); by-studio - Fotolia.com (43); Peter Wienerroither - Fotolia.com (49); Valentina R. - Fotolia.com (56); emuck - Fotolia.com (58); Angel Simon - Fotolia.com (74); womue - Fotolia.com (79); Natika - Fotolia.com (83); Smileus - Fotolia.com (84); Björn Wylezich - Fotolia.com (85); M. Schuppich - Fotolia.com (89); emer - Fotolia.com (92, 115); nata_vkusidey - Fotolia.com (95); Axel Gutjahr - Fotolia.com (100o); baibaz - Fotolia.com (104o); Stephan von Mikusch - Fotolia.com (104u); hjschneider - Fotolia.com (106); SemB - Fotolia.com (110); Printemps - Fotolia.com (112o); Lukas Gojda - Fotolia.com (112u); M.studio - Fotolia.com (121); Bydlinska - Fotolia.com (124u); PhotoSG - Fotolia.com (126); Lijuan Guo - Fotolia.com (127u); lembrechtsjonas - Fotolia.com (130); MIMOHE - Fotolia.com (133u); olllinka2 - Fotolia.com (139o); argenlant - Fotolia.com (145); Mara Zemgaliete - Fotolia.com (148o); hansgeel - Fotolia.com (148u); Nicolette Wollentin - Fotolia.com (149)

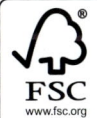

Druck: Westermann Druck Zwickau GmbH, Zwickau/Sachsen

Wichtiger Hinweis des Verlags:
Die Autorin hat bei der Erstellung dieses Buches Informationen und Ratschläge mit Sorgfalt recherchiert und geprüft, dennoch erfolgen alle Angaben ohne Gewähr. Verlag und Autorin können keinerlei Haftung für etwaige Schäden oder Nachteile übernehmen, die sich aus der praktischen Umsetzung der in diesem Buch vorgestellten Anwendungen ergeben. Bitte respektieren Sie die Grenzen der Selbstbehandlung und suchen Sie bei Erkrankungen einen erfahrenen Arzt oder Heilpraktiker auf. Die vorgestellten Therapievorschläge sollen den Besuch beim entsprechenden Facharzt nicht ersetzen, sie können aber die persönliche Gesundheitsvorsorge sinnvoll und ganzheitlich ergänzen.

Sachregister

Abstillen .... 74, 134 f.
Allergien 102, 109
Amalgam .... 44 f.
Aphrodisiakum 97, 107, 125, 136, 148
Arbutin 137
Atemwegs-erkrankungen ... 101, 108
Ausstrahlung, persönliche 84, 144
Ayurveda ... 19, 21 f., 97, 112, 115, 121, 126, 136, 148
Betain 139
Blasenentzündung .... 15, **76 f.**, 92, 100 f., 117, 122, 124, 137, 141 f.
Bromelain 93
Chlorophyll ...... 8 f., 43, 104, 148
Edelsteinwasser .... 28 f.
Eisen ...... 9, 46, **52 f.**, 55, 62, 100, 103 f., 107, 109, 117, 134, 137, 139, 146 ff.
Emmenagogum 123, 136, 138
Entgiftung/Entschlackung .... **42 ff.**, 92 ff., 98, 102, 104, 108 ff., 116, 121, 126, 129, 139, 144
Entspannung ... 89, 127, 129, 141
Erschöpfung .... 68, 88 f., 95, 136
Folsäure 9, 55, 96, 104, 113, 135, 139, 147
Fruchtbarkeits-störungen ... 34, 40 f., 115, 119, 135, 145, 148
Geburt .... **66 ff.**, 105
Gelenkschmerzen 102, 114, 118
Gicht 114
Glutathion 96, 121
Guttationswasser 110
Hildegard von Bingen .... 8 f., 21, 23, 86, 100, 107, 109, 116 f., 135 f., 141

Histamin 102
Hitzewallungen 79
Hormonsystem .... 34 ff.
Immunsystem .... 40 f., 45, 72, 77, 95 ff., 102, 113, 117, 120 f., 124, 136, 145, 148
Kalzium ..... 25, 64, 103, 107, 109, 113 f., 120, 139, 143, 146, 148, 143, 146, 148
Kinderwunsch ..... 40 ff., 105, 126, 136 f., 145
Klimakterium ...... **78 ff.**, 105, 110, 122, 128, 139
Kollagen(bildung) 118
Krebs(erkrankungen) ...... 35, 37, 40, 42, 44, 92 ff., 99, 115, 117, 133, 135, 137, 140
Leber (Organ) 46, 99, 105, 112, 129, 133, 136, 139, 142
Libido .... 85, 97, 104 f., 107, 135
Lignane 128, 143
Magnesium 9, 107, 109, 114, 127, 129, 131, 139, 143, 146
Mangan 94, 109, 114, 117
Menstruation(sbeschwer-den) ...... 35, **48 ff.**, 95, 98, 110 f., 119 ff., 130, 133, 136, 141
Milchbildung ... 72, 101, 105, 107, 117, 133 ff., 140
Myome 52, 116
Ödeme .... 64 f.
Osteoporose .... 80 f., 98 f., 118, 132
Östrogenhaushalt ...... **35 ff.**, 44, 50, 79, 81, 115, 133
Oxalsäure 25, 118, 134, 139
Oxytoxin 67, 72, 120
Papain .... 136 f.
Pflanzen einfrieren .... 18 f.

im Jahreskreis .... 23 ff.
pulverisieren .... 18 f.
sammeln .... 16 ff., 130
trocknen .... 18 f.
Phytoöstrogene 128
Phytotherapie ... 10 ff., 43, 92
Polyphenole 94, 115, 128
Progesteronmangel 36, 38, 44, 50, 58, 62, 81, 110, 136, 141, 147
Psyche .... siehe Seelennahrung
Pyrrolizidinalkaloide .... 24, 98 f., 101
Quecksilber 44, 116
Rekonvaleszenz 117
Rohkost .... 21 ff.
Rückbildung der Gebärmutter 71
Säure-Basen-Haushalt ..... 9, 22, 56 ff., 80 f., 114, 125, 141
Schlafstörungen 60, 79, 89, 96, 127, 136
Schwangerschaft .... 37 f., 40 f., 44 f., 52 f., **54 ff.**, 92, 96, 98 f., 103, 109 f., 115, 117, 120, 123, 131, 136, 138, 141, 148
Seelennahrung .... **86 ff.**, 103, 129, 135 f., 143
Senfölglykoside 120, 124, 142
Serotonin 88, 92, 103, 113, 139
Silymarin 133
Sodbrennen .... 58, 131 f.
Soja 140
Stillen siehe Milchbildung
Stress 60, 81, 89, 97, 101, 123, 141, 145
Superfood .... 14 f., 94, 99, 102
Süßungsmittel 26
Traurigkeit 88
Tryptophan 92, 103, 107
Übelkeit .... 56 ff., 123, 126, 132, 134

Unfruchtbarkeit .... 40f.
Ur-weibliche Kraft .... 82ff.
Verstimmung,
    depressive 88, 122
Verstopfung .... 62, 134f.
Vitamin D 80
Vitamine 9, 21, 46, 52f., 55,
    93ff., 107, 109, 113,
    116, 118, 125, 131f.,
    137, 139, 141ff., 147f.
Wasser 27f., 62
Wechseljahres-
    beschwerden 37
    siehe auch Klimakterium
Wehenschwäche 67, 105, 108
Wochenbett/Stillzeit .... 70ff.
Wochenfluss 120
Yin und Yang 11, 138
Zink ... 107, 117, 137, 144, 148
Zubereitung
    der Smoothies .... 30f.
Zyklusstörungen 35, 51,
    98, 111, 141

Pflanzenregister

Ackerschachtelhalm 44, 77, 92
Ananas .... 46, 77, **92f.**
Apfel .... 56, 58, 62, 65, 77, 79, 83, **93f.**
Apfelbeere 79, 89, **94**
Aprikose ... 30, 50, 67, 72, **95**
Avocado ..... 31, 50, 64f., 71, **95f.**
Baldrian 60, 89, **96**, 128
Basilikum 85, **97**
Beifuß .... 37, 50, 67, **97f.**
Beinwell ...... 25, 80, 93, **98f.**
Berberitze 56, **99**
Bertram 52, **100**
Birke .... 64f., 77, **100f.**
Borretsch 72, 99, **101**
Brennnessel 19, 52, 55, 64f., 72, 77, 80, 83, 85, **102**
Cashewnuss 88, **103**
Chiasamen ... 30, 55, 71, 80, **103**
Chlorella 19, 44f., **104**
Damiana .... 85, **104f.**
Eisenkraut 67, 79, **105**
Engelwurz 83, **106**
Feige .... 71, 85, **106f.**
Fenchel 58, 72, **107**
Fichte 68, **108**
Flohsamen .... 62, **108f.**
Franzosenkraut 52, **109**
Frauenmantel 38, 40, 45, 50, 55f., 71, 80, **110**
Gänseblümchen .... 71, 84, **110f.**
Gänsefingerkraut 50, **111**
Gelbwurz .. 44, 46, 71, 88, **112**
Gerstengras .... 19, 55, **112f.**
Giersch .... 80, **113f.**
Goldrute 15, 77, **114**
Granatapfel .. 37, 40, 79, **115**
Gundelrebe .... 44, **115f.**
Gurke 65
Hafer, grüner ... 60, 89, **116f.**
Haferstroh 92
Hagebutte .... 80, **117f.**
Hanfsamen 55
Hexenkraut 84, **118**
Himbeere 38, 40, 55, **119**
Hirtentäschelkraut .... 71, **119f.**
Holunder 37, 40, **120**
Ingwer 30, 50, 56f., 68, 71, 83, 85, **121**
Johannisbeere,
    schwarze .... 77, **121f.**
Johanniskraut .... 88, **122f.**
Kamille 60, **123**
Kapuzinerkresse 77, **124**, 142
Kardamom .... 50, 67, 85, **124f.**
Kartoffel 31, 58, **125**
Königskerze 31
Koriander 44f., 85, **126**
Kurkuma 30
Lavendel 89, **127**
Lein .... 31, 37f., 40, 55, 60, 67, 79, 88, **127f.**
Linde .... 60, 89, **128f.**
Löwenzahn 17, 44, 46, 50, 64f., 77, 88, **129**
Mädesüß 50, 121, **130**
Malve 31, 58, **131**
Mandel .... 31, 55f., 58, 80, **131f.**
Mango 31, 50, 84, **132**
Mariendistel 46, 72, **133**
Melde ... 25, 37, 62, 77, **133f.**
Minze .... 56, 74, **134f.**
Möhre 30, 72, **135**
Muskatnuss .... 89, **135f.**
Nachtkerzensamen 55
Papaya .... 44f., **136f.**
Preiselbeere 77, 88, **137**
Rose ... 38, 40, 67, 84, **137f.**
Rosmarin 67, 85, **138**
Rote Bete 46, **139**
Rotklee .... 37, 79, **139f.**
Salbei .... 74, 79, **140f.**
Sauerampfer 25
Sauerklee 25
Schafgarbe .. 38, 50, 71, 77, **141**
Schaumkraut,
    behaartes 77, 142
Sesam .... 30, 55, 64, 83, 89, 128, **142f.**
Spitzwegerich .... 80, 83, **143f.**
Stiefmütterchen 84, **144**
Storchenschnabel,
    stinkender 40, **145**
Taubnessel, weiße .... 58, 77, **145f.**
Tulsi 97
Vanille 62, 84f., **146**
Vogelmiere .... 19, 40, 52f., 62, **146f.**
Walnuss 38, **147**
Wegerich 31, 92
Weizengras 19, 40, 52, 68, 85, 88, 113, **148**
Wolfstrapp 79
Zimt .... 67, 83, **148f.**
Zitronenmelisse 37, 60, 72, 83, **149**

Weitere Empfehlungen aus unserem Verlag

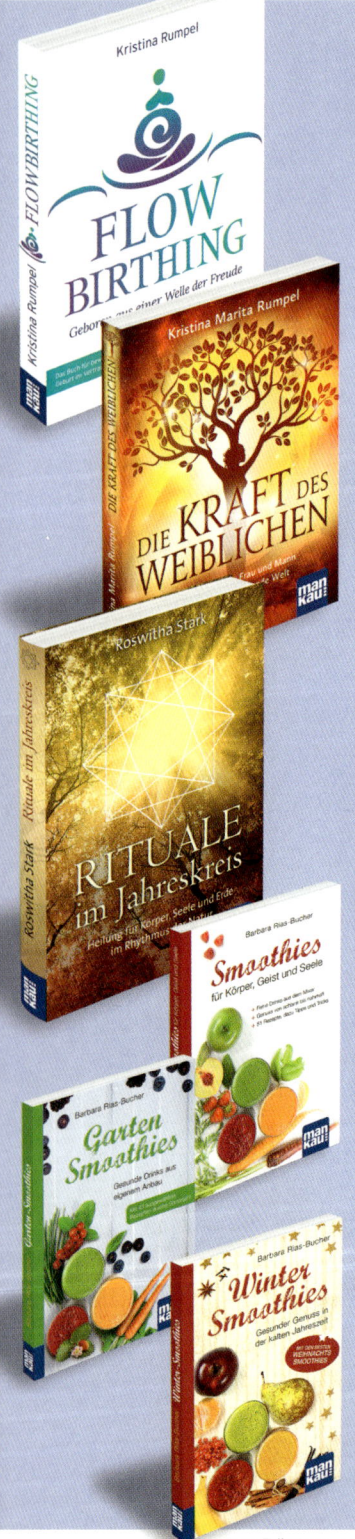

Kristina Marita Rumpel
FLOWBIRTHING – GEBOREN AUS EINER WELLE DER FREUDE
Das Buch für bewusste Schwangerschaft und Geburt im Vertrauen auf die weibliche Urkraft
18,90 € (D) | 19,50 € (A) • ISBN 978-3-86374-234-8 • Klappenbroschur • 160 S.

Kristina Marita Rumpel
DIE KRAFT DES WEIBLICHEN
Der Schlüssel für Frau und Mann in eine lebensbejahende Welt
15,95 € (D) | 16,40 € (A) • ISBN 978-3-86374-302-4 • Klappenbroschur • 158 S.

Roswitha Stark
RITUALE IM JAHRESKREIS
Heilung für Körper, Seele und Erde im Rhythmus der Natur
17,95 € (D) | 18,50 € (A) • ISBN 978-3-86374-168-6 • Hardcover • 223 S.

Barbara Rias-Bucher
SMOOTHIES FÜR KÖRPER, GEIST UND SEELE
Feine Drinks aus dem Mixer – Genuss von schlank bis nahrhaft – 51 Rezepte, dazu Tipps und Tricks
7,99 € (D) | 8,20 € (A) • ISBN 978-3-86374-164-8 • Kompaktratgeber • 95 S.

Barbara Rias-Bucher
GARTEN-SMOOTHIES
Gesunde Drinks aus eigenem Anbau.
Mit 43 ausgewählten Rezepten durchs Gartenjahr
7,99 € (D) | 8,20 € (A) • ISBN 978-3-86374-199-0 • Kompaktratgeber • 95 S.

Barbara Rias-Bucher
WINTER-SMOOTHIES
Gesunder Genuss in der kalten Jahreszeit.
Mit den besten Weihnachts-Smoothies
7,99 € (D) | 8,20 € (A) • ISBN 978-3-86374-181-5 • Kompaktratgeber • 127 S.

Unsere Bücher erhalten Sie bei Ihrem Buchhändler!
Besuchen Sie auch unsere Internetseite mit Bestellmöglichkeit, Internetforum, Leseproben, Veranstaltungstipps und Newsletter: www.mankau-verlag.de

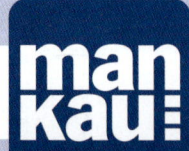